常 见 病 药 食 宜 忌 丛 书

·总主编　孟昭泉　孟靓靓·

妇科常见病药食宜忌

主　编　刘奕平
副主编　王冬梅　方延宁　徐凌波　路　芳
　　　　杨文红　高淑红
编　委　（以姓氏笔画为序）
　　　　王冬梅　方延宁　毕　颖　刘奕平
　　　　米亚南　杨文红　张成书　陈夫银
　　　　孟现伟　孟昭泉　孟靓靓　徐凌波
　　　　高淑红　路　芳

U0307868

中国中医药出版社
·北　京·

图书在版编目（CIP）数据

妇科常见病药食宜忌/刘奕平主编 . —北京：中国中医药出版社，2016.9
（常见病药食宜忌丛书）
ISBN 978 - 7 - 5132 - 3601 - 0

Ⅰ . ①妇…　Ⅱ . ①刘…　Ⅲ . ①妇科病 - 常见病 - 药物 - 禁忌　②妇科病 - 常见病 - 忌口　Ⅳ . ①R711②R155

中国版本图书馆 CIP 数据核字（2016）第 206564 号

中 国 中 医 药 出 版 社 出 版
北京市朝阳区北三环东路 28 号易亨大厦 16 层
邮政编码　100013
传真　010 64405750
北京市泰锐印刷有限责任公司印刷
各地新华书店经销

*

开本 787×1092　1/16　印张 14.5　字数 315 千字
2016 年 9 月第 1 版　2016 年 9 月第 1 次印刷
书　号　ISBN 978 - 7 - 5132 - 3601 - 0

*

定价　36.00 元
网址　www.cptcm.com

前　言

　　随着社会经济的发展和人民生活水平的提高，人们对自身保健的意识愈来愈强。一日三餐提倡膳食平衡，不仅要吃得饱，而且要吃得好，吃得科学，同时更注重饮食搭配方法。当患病以后，更要了解中西药物及食物之间的宜忌等知识。

　　食物或药物宜忌是指食物与食物之间、各种药物之间、药物与食物之间存在着相互拮抗、相互制约的关系。如果搭配不当，可引起不良反应，甚至中毒反应。这种反应大多呈慢性过程，在人体的消化吸收和代谢过程中，降低药物或营养物质的生物利用率，导致营养缺乏，代谢失常而患病。食物或药物宜忌的研究属于正常人体营养学及药理学范畴。其目的在于深入探讨食物或药物之间的各种制约关系，以便于人们在安排膳食中趋利避害。提倡合理配餐，科学膳食，避免食物或药物相克，防止食物或药物中毒，提高食物营养素或药物在人体的生物利用率，对确保身体健康有着极其重要的意义。

　　当患了某种疾病之后，饮食和用药需要注意什么；哪些食物或药物吃了不利于疾病的治疗，甚至加重病情；哪些食物吃了不利于患者所服药物疗效的发挥，甚至降低药效或发生不良反应；哪些药物不能同时服用，需间隔用药……这些都是患者及家属十分关心的问题。

　　因此，我们组织长期从事临床工作的专家，查阅海量文献，针对临床上患者及家属经常问到的问题，编写了《常见病药食宜忌丛书》，旨在帮助患者及家属解惑，指导药物与食物合理应用，以促进疾病康复。

　　患者自身情况各异，疾病往往兼夹出现且有其个体性，各种药食宜忌并非绝对，还需结合临床医生的建议，制定更为个性化方案，以利于疾病向愈。另外，中外专家对药食宜忌的相关研究从未停止，还会有更新的报道出现，我们将及时收录。基于上述原因，本丛书虽经反复推敲，但仍感未臻完善，其中的争议亦在所难免。愿各位读者、同道批评指正，以期共同提高。

　　本丛书在编写过程中，得到了有关专业技术人员的积极配合与大力支持，在此一并表示感谢。

《常见病药食宜忌丛书》编委会

2016 年 7 月

编写说明

　　女性是创造人类文明和推动社会进步的一支强大力量。我们国家称女性为"半边天"，这是因为她们在物质文明和精神文明建设的宏伟事业中占有颇为重要的地位。女性群体是社会中一个特殊的群体，她们在社会和家庭中所起的作用是无法取代的。年轻时，她们要孝敬父母；结婚后，要照顾丈夫、孩子，孝敬老人；年老后，还要为自己的儿女担忧。总之，作为一名女性实在是不易。可以毫不夸张地说，她们的一生都在奉献。因此，女性更应该注意自我保养，使自己健康妩媚，永葆青春的活力！

　　随着社会经济的发展和人民物质生活水平的提高，人们对养生保健的意识愈来愈强。在日常生活中，一日三餐不仅要吃得饱，而且要吃得好；讲究科学饮食，提倡膳食平衡。而科学膳食的主要内容即指注重饮食搭配和食物宜忌。患病后，更需了解中西药间、疾病与药物间，以及食物之间的宜忌。药食宜忌问题已引起社会有关机构的关注，并进行了相关研究。

　　在我国，女性是疾病的高发人群，普及疾病防治知识，关心女性身心健康，对提高我国人口素质和生活质量尤为重要。女性掌握一些常见病的中西医简易防治方法，便可以及时有效地预防和治疗常见疾病，从而做到有病早治、无病早防。在长期的临床工作中，我们常采用中西医结合的方法治疗妇科疾病，不仅效果显著，而且便捷廉价。我们总结出一套治疗妇科常见病的简易方法，并组织编写成《妇科常见病药食宜忌》一书。

　　本书共分六章，详细介绍了月经病、妇科炎性疾病、妇科常见肿瘤、滋养细胞疾病、妇科杂病及乳房疾病。每个疾病按概述、饮食宜忌（包括饮食宜进及饮食禁忌）、药物宜忌（中、西医治疗及药物禁忌）进行阐述。力求做到内容全面、科学实用、医疗保健全程指导，可以作为医护人员的参考用书，也可作为广大女性及家庭的常备医疗科普读物。

　　本书在编写过程中，曾得到有关专业人员的积极配合与大力支持，在此一并表示感谢。本书虽经反复推敲，但仍感未臻完善，疏漏、争议亦在所难免，望同仁及广大读者不吝赐教，以便再版时修订提高。

编者

2016 年 6 月

目　录

第一章　月经病

一、功能失调性子宫出血

【概述】

性腺分泌激素功能失调引起的月经过多或淋沥不尽，除外子宫器质性病变者，称为功能失调性子宫出血，简称功血。患者有不正常的阴道出血，经妇科和全身检查排除器质性病变者，即可诊断为功血。功血可分为排卵性和无排卵性两类，其中约85%的病例属无排卵性功血。功血可发生于月经初潮至围绝经期的任何年龄，其中50%患者发生于绝经前（育龄期占30%、青春期占20%）。

1. 病因

功能失调性子宫出血的原因是促性腺激素或卵巢激素在释放或调节方面的暂时性变化。机体内部和外界许多因素，如精神过度紧张、恐惧、忧伤、环境和气候骤变及全身性疾病，均可通过大脑皮质和中枢神经系统影响下丘脑 – 垂体 – 卵巢轴的功能。此外，营养不良、贫血及代谢紊乱也可影响激素的合成、转运和对靶器官的效应而导致月经失调。

（1）无排卵性功血：主要发生于青春期和围绝经期妇女，但两者的发病机制不完全相同。在青春期，下丘脑和垂体的调节功能尚未成熟，它们与卵巢尚未建立稳定的周期性调节关系，尤其对雌激素的正反馈作用存在缺陷。该时期垂体分泌的卵泡刺激素水平持续偏低，黄体生成素无高峰形成。因此，虽有成批的卵泡生长，却无排卵，卵泡发育到一定程度即发生退行性变，形成闭锁卵泡。而围绝经期妇女，由于卵巢功能衰退，卵泡几乎耗尽，尤其剩余卵泡对垂体促性腺激素的反应性低下，雌激素分泌量锐减，对垂体的负反馈变弱，因此促性腺激素水平升高，但不能形成排卵前高峰，终至发生无排卵性功血。

（2）排卵性功血：排卵性功血较无排卵性功血少见，多发生于育龄期妇女。患者虽有排卵功能，但黄体功能异常。常见以下两种类型。

①黄体功能不足型：月经周期中有卵泡发育及排卵，但黄体期孕激素分泌不足或黄体过早衰退，导致子宫内膜分泌反应不良。

②子宫内膜不规则脱落型：在月经周期中，患者有排卵，黄体发育良好，但萎缩过程延长，导致子宫内膜不规则脱落。

2. 临床表现

（1）无排卵型功血

①多见于青春期及围绝经期妇女。表现为月经周期紊乱，经期长短不一；经量多者表现为血崩，少者则淋沥不断。

②基础体温测定呈单相改变。

（2）排卵型功血

①黄体功能不足：多见于育龄期妇女。表现为月经先期，但仍保持一定规律；经量正常或时多时少；基础体温测定呈双相改变，但上升缓慢；黄体期缩短，一般 10 天左右；阴道细胞涂片检查有周期性变化；宫颈黏液检查有周期性改变；月经期子宫内膜病理检查呈分泌早期改变。

②子宫内膜不规则脱落：即黄体萎缩不全，多见于生育期妇女。多表现为月经周期正常，但经期延长，一般在 8 天以上；经量时多时少，淋沥不尽；基础体温测定呈双相改变，但不典型，体温下降延迟或逐渐下降；阴道细胞涂片有周期性变化；宫颈黏液检查有周期性改变；激素测定无异常。

3. 辅助检查

（1）诊断性刮宫：为排除子宫内膜病变并达到止血的目的，必须进行全面刮宫。诊刮时应注意宫腔大小、形态，宫壁是否平滑，刮出物的性质和量。为确定排卵及黄体功能，应在经前期或月经来潮 6 小时内刮宫；不规则出血者可随时进行刮宫。子宫内膜病理检查可见增生期变化或增生过长，无分泌期出现。

（2）宫腔镜检查：镜下可见子宫内膜增厚或不增厚，表面平滑无组织突起，但有充血。在子宫镜直视下选择病变区进行诊刮，较盲取内膜的诊断价值高，尤其可提高早期内膜病变如子宫内膜息肉、子宫黏膜下肌瘤、子宫内膜癌的诊断率。

（3）超声检查：经阴道 B 型超声检查可了解子宫大小、形状、子宫内膜厚度及宫腔内病变。

（4）基础体温测定：是测定排卵的简易可行方法。基础体温呈单相型，提示无排卵。

（5）宫颈黏液结晶检查：经前出现羊齿植物叶状结晶提示无排卵。

（6）阴道脱落细胞涂片检查：涂片一般表现为中、低度雌激素影响。

（7）激素测定：于月经周期黄体期（第 21 日）测定黄体酮值，若升高提示近期有排卵，但常因出血频繁，难以选择测定孕激素的时间。测定睾酮、催乳素水平及甲状腺功能以排除其他内分泌疾病。

（8）宫颈细胞学检查：排除宫颈癌。

（9）感染病原体检测：对年轻性活跃者，应检测淋病双球菌、解脲支原体、人型支原体和沙眼衣原体。

（10）血常规检查：了解贫血情况。

（11）凝血功能测定：血小板计数、出凝血时间、血浆凝血酶原时间、活化部分凝血酶原时间等。

【饮食宜忌】

1. 饮食宜进

（1）饮食原则

①功能失调性子宫出血属血热者宜进清凉、止血类食物。清凉类食物，如大麦、小米、冰糖、白糖、豆腐、黄瓜、冬瓜、西瓜、藕、百合、荸荠、萝卜、梨、柿子、苋菜、紫菜、竹笋、鹅、鸭、鳖、河蚌、田螺等。止血类食物，如花生衣、木耳、荠菜、金针菜、百合、莲蓬、藕汁、乌贼骨、鱼胶、阿胶、牡蛎、海蜇等。

②功能失调性子宫出血者，血止后宜进平补、清补类食物。平补类食物，如猪肉、鲤鱼、黄豆、小米、扁豆、芝麻、山药、大枣、花生、白果、芡实、莲子等。清补类食物，如龟、鳖、蚌、鸭、鹅、银耳、豆腐、薏米、小麦、绿豆、梨、百合、桑葚、蜂蜜、冰糖等。

③功能失调性子宫出血属于气虚、血虚者，宜进食温补、清补类食物。温补类食物，如牛肉、羊肉、鸡肉、黄鱼、墨鱼、鳝鱼、龙眼肉、荔枝、饴糖等。

④功能失调性子宫出血伴贫血者，宜进食富含蛋白质、铁及维生素的食物，如动物肝脏、鱼、海参、乌鸡肉、黑木耳、黑芝麻、牛奶、豆制品、鸡肉、猪瘦肉、鸡蛋、蛋黄、菠菜、荠菜、西红柿、龙眼肉、花生等。这类食物有养血补肝、健脾益肾填精的作用，有利于造血及体质的恢复。

（2）饮食搭配

①芦笋与黄花菜：芦笋与黄花菜同食，有养血、止血、除烦等功效，对功能失调性子宫出血及各种贫血有辅助治疗作用。

②龙眼肉与莲子、大枣：莲子中含有多种生物碱，能养心安神、补中益气、补肾固精；龙眼肉能养血安神、补脾益胃；大枣亦能补益脾胃、补阴养血。三者搭配，具有补益气血、调经止崩、养心安神之功效，对功能失调性子宫出血有一定治疗作用。

③乌鸡肉与粳米：乌鸡肉有较高的滋补药用价值，特别是富含极高滋补价值的黑色素，具有滋阴补肾、养血益肝、填精补虚、退热之功效；与粳米搭配食用，具有健脾养血、止血固经的作用，对功能失调性子宫出血有一定治疗作用。

④扁豆与大枣：白扁豆与大枣煎汤后加少量白糖或冰糖，吃豆，食枣，饮汤，对功能失调性子宫出血有一定治疗作用。

（3）药膳食疗方

①猪皮、大枣各 60g。将猪皮洗净，切成块，与洗净的大枣一起放入碗中，隔水炖熟即可食用。每日 2 次。用于补脾和血，调理冲任。

②地骨皮 30g，猪瘦肉 200g，食盐少许。将地骨皮用纱布包好，与猪瘦肉一起放入锅中，加适量水，文火煮烂后加食盐即可。吃肉，喝汤，每日 1 次。用于行气补血。

③鸡肉 100g，人参、熟地黄各 10g。将鸡肉洗净，切成块；人参切成片，与熟地黄一起放入碗中，加适量水和佐料，隔水炖 1 小时，再加食盐少许即可食用。每日 1 次。

用于补肾助阳，调经止血。

④将雄乌鸡 1 只，去毛及内脏，洗净，切块，加适量水炖煮至烂，再入糯米 100g、葱白 3 茎、食盐适量，煮至米熟。空腹分顿食用。适用于功能失调性子宫出血导致的暴崩下血或淋沥不尽、血色淡质稀、面色白或浮肿、身倦气短、四肢不温、气短懒言等症。

⑤黄芪 20g，加水 200mL，煎至 100mL，去渣取汁，加粳米 50g，再加水 300mL，煮至米花汤稠为度，食时可加红糖少许，每日早、晚温热各服 1 顿。适用于功能失调性子宫出血，证属脾虚者。

⑥黑鱼 500g，煮汤，任意食用。适用于功能失调性子宫出血，证属脾虚者。

⑦猪肚 1 个洗净，扁豆 100g 纳入肚内，炖熟后切片，同时饮汤吃豆。适用于功能失调性子宫出血，证属脾虚者。

⑧将红枣 10 个去核，糯米 60g 洗净，与桂圆 30g、莲子肉 30g 一起放入锅内，加水适量，急火煮开后，改慢火熬至熟烂，加白糖适量即成。作主食食用，每日 1 剂。适用于功能失调子宫出血，证属脾虚者。

⑨茯苓粉每次 5g，冲服，每日 3 次。适用于功能失调性子宫出血，证属脾虚者。

⑩白扁豆 30g，红枣 10 枚。煎汤后加少量白糖或冰糖调饮，吃豆、枣。日服 2 次。适用于功能失调性子宫出血，证属脾虚者。

⑪猪皮 60g 切成块，红枣 15g 洗净，一起装入碗内，隔水炖熟，服用。每日 2 次，随意食用。适用于功能失调性子宫出血，证属脾虚者。

⑫石榴皮适量，水煎，冲蜜糖服，或取石榴皮及子捣汁饮服。适用于功能失调性子宫出血，证属脾虚者。

⑬将乌鸡 1 只（约 500g）宰杀，去内脏，洗净；将人参 10g，放入乌鸡腹内，放砂锅中，加水适量，烧沸，改用文火煨炖，至鸡肉熟烂，加少许麻油、盐调味即可，吃肉喝汤。每日 2 次。适用于功能失调性子宫出血，证属脾虚者。

⑭生怀山药 120g，煮汁两大碗，以之当茶，徐徐温饮之。适用于功能失调性子宫出血，证属脾虚者。

⑮将海蛎肉 250g、芡实 120g 同煮成稠粥，另将海蛎壳加水 2 碗，放陶瓷罐内，隔水炖 3 小时。上为 2 日量，吃粥喝汤，连服 6 次。适用于脾虚，月经量多、崩漏下血、淋沥不尽者。

⑯先用糯米 100g 煮粥，待粥将熟时，放入捣碎的阿胶 30g 及砂糖少许，边煮边搅匀，稍煮二三沸即可。每日分 2 次服，连服 5 日。适用于肾阴虚型功能失调性子宫出血。

⑰将甲鱼 1 只（500g），剖腹去头及内脏，切块，与冬虫夏草 20g、鲜藕节 50g 同放入砂锅内，加水适量，用小火炖 1 小时，加入调料，饮汤食肉。适用于阴虚血热型崩漏。

⑱将猪肾 2 个，洗净切片，杜仲 30g 放入锅内，加水适量，用急火烧沸，取汁去渣，用药汁煮猪肾和核桃肉 30g，加少许盐即成。适用于肾阳虚型功能失调性子宫

出血。

⑲附片 20g、杜仲 15g、熟地黄 9g 用纱布包好扎紧；羊肉 250g 洗净切成小块，把羊肉块、药包及葱、姜、胡椒粉适量共放入砂锅中，加水适量，大火煮沸后改小火慢炖，至羊肉酥烂时捞去药袋及葱、姜等，食羊肉喝汤。适用于肾阳虚型功能失调性子宫出血。

⑳藕汁 50mL，加水适量，与田七粉 5g、鸡蛋 1 个（去壳）一起调匀煮沸，加调料，即可饮用。每日 1 剂，连服 7 日。适用于功能失调性子宫出血，证属血瘀者。

㉑鲜山楂 10 个，打碎，加红糖 30g，水煎服，或熬成糖浆饮服。适用于功能失调性子宫出血，证属血瘀者。

㉒白茅根 60g，大黄 10g，黄芩 10g，冰糖少许。上 4 味加水共煎汤，去渣取汁。每日 1 剂，于月经前期服 2 剂、月经期连服 3 剂为一疗程。适用于经量多、色鲜红、质黏稠，证属血热瘀滞胞宫者。

㉓马齿苋 30g，益母草 30g，地榆 30g，茜草 12g，生蒲黄 12g，升麻 6g。上 6 味加水共煎汤，去渣取汁，调入适量蜂蜜。上为 1 日量，分早、晚温服，连服 5 日为一疗程。用于功血及其他妇科出血症，证属血热瘀阻者。

㉔椿树皮 40g，炒栀子 25g，地榆炭 25g，侧柏叶 20g，白术 20g。上 5 味加水共煎汤，去渣取汁，可入白糖少许调味。上为 1 日量，分 2 次服，连服 1 周。用于月经非时而下，淋沥不尽，证属血热者。

㉕陈槐花 60g，百草霜 30g。焙干后研为细末备用。每服 6g，每日 3 次，温开水冲服，连服 3 天。适用于功能失调性子宫出血，证属血热者。

㉖取黄花菜 100g 洗净，白茅根 50g 洗净切节。将上 2 味加水适量煎煮 35 分钟，去渣取汁约 300mL。上为 1 日量，分 2 次温服，连服 5 天。适用于血热之崩漏或经行吐血、衄血等症。

㉗将鲜藕 150g、鲜生地 30g、鲜墨旱莲 60g、鲜小蓟 30g 洗净，切碎，压榨取汁，加入白糖 20g，搅匀即成。上、下午分服。适于功能失调性子宫出血，证属血热者。

2. 饮食禁忌

（1）辛辣刺激性食物：辛辣、刺激性食物，如辣椒、胡椒、姜、蒜、葱、蒜苗、韭菜、花椒等均能引起子宫充血，加重出血，尤其是血热型阴道出血，可在原有出血的基础上增其血中之热，从而进一步加重病情。

（2）暴饮暴食及高脂肪食物：由于子宫出血量多，大脑皮质兴奋性降低，胃肠功能紊乱，消化能力也随之降低。暴饮暴食及高脂肪食物可加重胃肠道负担，造成消化不良，引起腹痛、腹胀及腹内压增高等。

（3）寒凉食物：由于子宫大量出血，大脑皮质兴奋性降低，全身各个器官的抵抗力下降，若遇寒冷刺激，如冷水、冷饮、瓜果等寒凉食物，则会引起瘀血内阻，导致腹痛、腹胀，甚至诱发全身性疾病。

（4）破气食物：虚证患者不宜食用破气食物，如白萝卜、大头菜、萝卜干等，因为食用后会加重气虚，进一步损伤其固摄经血的作用，加重子宫出血。

（5）热性食物：血热患者不宜食用热性食物，如牛肉、羊肉、狗肉、公鸡肉、虾、香菜、荔枝、李子、杏等，因为食用后会加重血分之热，不利于身体的康复。

（6）经期食忌：经期禁食雪梨、香蕉、马蹄、石耳、石花、地耳等寒凉食品；肉桂、花椒、丁香、胡椒、辣椒等辛辣刺激的食品；菱角、茭笋、冬瓜、芥蓝、蕨菜、黑木耳、兔肉、火麻仁等损伤脾胃或肾气的食品。

【药物宜忌】

1. 西医治疗

（1）止血

①孕激素：适用于体内有一定雌激素水平的患者。孕激素可将增生期或增生过长的子宫内膜转变为分泌期，停药后使子宫内膜按预定时期脱落。常用的孕激素有炔雌醇、甲地孕酮和甲羟孕酮，剂量按出血多少而定。若出血多，则需大剂量方可止血。炔诺酮 5 ~ 7.5mg，4 ~ 6 小时 1 次，用 3 ~ 4 次；用药后出血停止或明显减少，则改为 8 小时 1 次；以后逐渐减量直至维持量 2.5 ~ 5mg。同时加服己烯雌酚 0.25 ~ 0.5mg，每晚 1 次。

②雌激素：适用于无排卵型青春期功血，内膜呈萎缩型者。己烯雌酚 1 ~ 2mg，每日 3 次，口服，有效者 2 ~ 3 日止血，然后逐渐减量，直至维持量每日 0.5mg；或用补佳乐 1 ~ 2mg，每日 1 次，口服。

③雄激素：用于围绝经期妇女，一般用丙酸睾酮 25 ~ 50mg，每日肌内注射 1 次，共 2 ~ 3 日，以后 5 ~ 7 日 1 次。每月总量不超过 300mg。

④止血药：如卡巴克络、仙鹤草、氨甲苯酸、氨基己酸等，可配合使用。

（2）调整月经周期

①雌 - 孕激素序贯法：己烯雌酚 0.25 ~ 0.5mg，或补佳乐 1mg，每晚 1 次，口服。自月经第 5 日始，连服 21 日，在服药最后 10 日加服甲羟孕酮 4mg，每日 2 次，口服。3 个周期为一疗程，连服 1 ~ 2 个疗程。适用于青春期及育龄妇女。

②雌 - 孕激素合并法：己烯雌酚 0.5mg，或补佳乐 1mg，每日 1 次，与甲羟孕酮 4mg，每日 2 次，同时服用。于月经第 5 日开始，连服 2 日。适用于各种不同年龄的功血。

（3）促排卵：主要用于年轻患者，可用雌激素、绒毛膜促性腺激素、氯米芬、尿促性素等治疗。

（4）排卵型功血的治疗

①黄体发育不健全：替代治疗于经前 8 ~ 12 日开始，肌内注射黄体酮 10 ~ 20mg，每日 1 次，共 5 次；绒毛膜促性腺激素有刺激和维护黄体功能的作用，一般用 1000 ~ 2000IU/L，每日或隔日 1 次，共 5 次。

②黄体萎缩不全：孕激素于经前 8 ~ 10 日开始，每日肌内注射黄体酮 10 ~ 20mg，共 5 日；或口服甲羟孕酮 8 ~ 12mg，每晚 1 次，共 5 次。雌 - 孕激素序贯疗法，用法同

前；还可试用绒毛膜促性腺激素，用法同前。

2. 中医治疗

（1）辨证治疗：中医学认为，功能失调性子宫出血的发病机制主要是冲任损伤，不能制约经血，导致经血妄行。临床上大体分为血热、肾虚、脾虚、血瘀 4 个证型。治疗以"急则治其标，缓则治其本"的原则，分别施以塞流、澄源、复旧的治法。

①血热

主症：经血非时而下，量少淋沥，或量多势急，血色鲜红而质稠，伴见心烦失眠，潮热汗出，小便黄少，大便燥结，舌红，苔薄黄，脉细数。

治法：滋阴清热，止血调经。

方药：生地黄 15g，熟地黄 15g，白芍 15g，山药 15g，续断 15g，黄芩 15g，黄柏 15g，生甘草 9g。

用法：每日 1 剂，水煎服。

加减：出血量多者，可加仙鹤草 15g、生藕节 15g，以加强凉血止血之功；心烦难寐者，可加酸枣仁 15g、生牡蛎 15g，以滋阴安神。

②肾虚

主症：经血非时而下，淋沥不断，色淡质稠，面色晦暗，腰膝无力，畏寒肢冷，小便清长，舌淡，苔薄，脉沉细无力。

治法：温肾固冲，止血调经。

方药：鹿角胶 15g，杜仲 15g，枸杞 20g，菟丝子 15g，熟地黄 15g，山茱萸 15g，山药 15g，肉桂 15g，制附子 10g。

用法：每日 1 剂，水煎服。

加减：出血多者，可去当归，酌加赤石脂 15g、覆盆子 15g，以固肾涩血；兼纳差便溏者，加炒白术 15g、白扁豆 15g，以健脾益气、养胃和中；兼有畏寒肢冷、小腹冷痛者，加炮姜 15g、艾叶 15g，以补命门之火、暖宫止血。

③脾虚

主症：经血非时而下，暴崩之后，经血淋沥，色淡质稠，精神萎靡，气短乏力，语音低微，小腹空坠，食欲缺乏，舌淡苔薄，脉细弱无力。

治法：补气摄血，养血调经。

方药：人参 30g，黄芪 30g，白术 15g，熟地黄 15g，生姜 6g，当归 15g。

用法：每日 1 剂，水煎服。

加减：若出血多者，可加五味子 15g、五倍子 15g、海螵蛸 30g、煅龙骨 15g、煅牡蛎 15g，以收涩止血；面色苍白、心悸失眠等血虚证者，可加何首乌 15g、五味子 15g、酸枣仁 15g，以养血安神；经血淋沥不止者，可加升麻 15g、海螵蛸 15g、荆芥穗 15g，以引血归经；若兼四肢不温、面浮肢肿者，加桂枝 15g、茯苓 15g，以温阳化气、淡渗利尿；若兼腰酸尿频，加菟丝子 15g、鹿角胶 15g，以补肾益气、固冲涩精。

④血瘀

主症：经血非时而下，时下时止，或淋沥不尽，或停闭数日又突然崩中下血，继而淋沥不断，血色紫暗有块，小腹疼痛拒按，舌质紫暗，苔白，脉涩。

治法：活血化瘀，止血调经。

方药：生地黄 15g，当归 10g，桃仁 10g，红花 6g，枳壳 15g，赤芍 15g，柴胡 10g，甘草 6g，桔梗 15g，牛膝 15g。

用法：每日 1 剂，水煎服。

加减：出血量多者，可加茜草 15g、海螵蛸 15g、三七粉 6g，以增强祛瘀止血之力；兼有胁胀、腹满等气滞证者，可加延胡索 15g、香附 15g，以疏肝理气；瘀久兼有化热之象者，可加地榆 15g、仙鹤草 15g、夏枯草 15g，以清热凉血止血。

（2）验方

①党参 15g，白术、益母草、生地黄、黄芩、艾叶炭各 12g，仙鹤草、墨旱莲各 30g，三七粉 3g（冲服），茜草、甘草各 10g。每日 1 剂，水煎服。用于止血养血，调肾安神。

②淫羊藿 15g，巴戟天 12g，龟板 10g，熟地黄 15g，生地黄 12g，山药 10g，川续断 15g，白芍、牡丹皮、当归、甘草各 10g。每日 1 剂，水煎服。用于养血安神，补肝调肾。

③熟地黄 20g，山药 10g，山茱萸 15g，沙参 12g，牡丹皮 10g，女贞子 15g，墨旱莲 20g，白芍、桑叶、麦冬各 10g，石斛 12g，龙骨 30g，甘草 10g。每日 1 剂，水煎服。用于补养肝肾，降火止血。

3. 药物禁忌

（1）卡巴克络、维生素 K_3

①不宜饮酒类：酒精可以抑制凝血因子，对抗止血药物，使药物的止血作用大幅减小。

②不宜食用兔肉：兔肉含卵磷脂较多，卵磷脂有较强的抑制血小板黏附和聚集、防止凝血的作用。应用卡巴克络、维生素 K_3 时食用兔肉，可使卡巴克络、维生素 K_3 的止血作用减弱。

③不宜食用山楂：卡巴克络、维生素 K_3 为止血药，山楂为活血药。山楂中所含的维生素 C 可使卡巴克络、维生素 K_3 分解破坏，故应用卡巴克络、维生素 K_3 时不宜食用山楂，以免减弱卡巴克络、维生素 K_3 的疗效。

④不宜食用黑木耳：卡巴克络、维生素 K_3 具有促凝血作用，而黑木耳中有妨碍血液凝固的成分，可使卡巴克络、维生素 K_3 的凝血作用减弱，甚至完全丧失。

⑤不宜食用富含维生素 C 的食物：富含维生素 C 的食物，如白菜、卷心菜、芥菜、香菜、萝卜等蔬菜及水果中含有丰富的抗坏血酸成分，可降低卡巴克络、维生素 K_3 等止血药的疗效。

⑥卡巴克络不宜与抗组胺、抗胆碱药同用：因抗组胺药（苯海拉明、氯苯那敏、

异丙嗪）和抗胆碱药（阿托品、东莨菪碱等）能扩张小血管、减弱卡巴克络对毛细血管断端的收缩作用，故二者一般不宜合用。若需联用，彼此用药时间需间隔48小时，或将卡巴克络的用量由每次1mL增至2mL（10mg）。

（2）甲睾酮：甲睾酮可引起水、钠潴留，导致水肿，因此甲睾酮不宜长期使用。应用时，需低盐饮食，服药时间一般应在饭后15分钟。

（3）己烯雌酚：功能失调性子宫出血患者若长期大量口服己烯雌酚，可引起子宫内膜过度增厚、腺体变性或肝脏损害。因此，应用己烯雌酚应严格掌握其适应证和用法用量。

（4）活血祛瘀药或其中成药：具有活血祛瘀作用的药物，如蒲黄、川芎、丹参、月季花、泽兰、大黄、王不留行、益母草、毛冬青、血竭、牛膝、红花、桃仁、苏木、姜黄、穿山甲、三棱、水蛭、虻虫、乳香、没药、五灵脂、川郁金等，以及含有上述某种成分的中成药，如益母草膏、当归片、妇科通经丸、痛经丸、通经甘露丸、人参再造丸、活血止痛片、麝香保心丸、骨刺片、大活络丹、小活络丹等均易诱发或加重出血。

（5）破气药：气虚患者应禁用具有破气作用的中药，如枳实、陈皮、青皮、厚朴、大腹皮等，因为服用后会加重气虚，进一步损伤固摄经血的作用，加重子宫出血。

（6）温里补阳药：血热患者应禁用温里补阳药，如红参、附子、肉桂、鹿茸、补骨脂及右归丸、金匮肾气丸、人参鹿茸丸等，因为服用后会加重血分之热，不利于身体的康复。

（7）酚磺乙胺

①右旋糖酐：右旋糖酐可抑制血小板聚集，拮抗酚磺乙胺的凝血作用。

②氨基己酸：酚磺乙胺和氨基己酸均属于止血药物，若混合应用易引起一系列中毒反应，如鼻塞、结膜充血、皮疹、低血压、呕吐等。

（8）抗凝、抗血小板聚集药：具有抗凝血作用的药物，如双香豆素、华法林等，以及具有抑制血小板聚集作用的药物，如阿司匹林等，均会加重子宫出血。

二、痛经

【概述】

凡在月经前后或月经期，出现下腹疼痛、坠胀，伴有腰酸或其他不适，甚至影响生活和工作，称为痛经。分为原发性痛经和继发性痛经。原发性痛经是指生殖器官无器质性病变的痛经，占痛经的90%以上；继发性痛经是由盆腔器质性病变引起的痛经。

1. 病因

（1）原发性痛经：原发性痛经的发生主要与月经时子宫内膜前列腺素（PG）的含量有关。研究证实痛经患者的子宫内膜和经血中的前列腺素含量，尤其前列腺素 $F_{2\alpha}$ 和前列腺素 E2 的含量较正常妇女明显升高，且内膜中前列腺素浓度越高，痛经也越严重。前列腺素 $F_{2\alpha}$ 和前列腺素 E2 是花生四烯酸脂肪酸的衍生物，前列腺素急剧大量的产生必须子宫内膜顺序地先接受雌激素，然后再接受黄体酮的刺激，分泌期子宫内膜前列腺素浓度较增生期内膜为高。经期由于溶酶体不稳定，释放酶而摧毁胞膜，使子宫内膜细胞溶解，并释放前列腺素 $F_{2\alpha}$ 和前列腺素 E2。前列腺素诱发子宫平滑肌收缩，产生分娩样宫腔痉挛性绞痛，具有痛经特征。子宫平滑肌过度收缩历时稍长，可使子宫压力升至 8kPa 以上，造成子宫供血不足，当子宫压力超过平均动脉压即可引起子宫缺血，导致厌氧代谢物积蓄，刺激疼痛神经元而发生痛经。前列腺素的刺激还可以使子宫收缩图形与正常妇女不同，痛经者子宫静止时张力升高，子宫收缩强度及频率增加，且收缩不协调或呈非节律性，异常的子宫收缩使子宫缺血缺氧，引起痛经。原发性痛经的发生还受精神、神经因素影响。内在或外来的应激可使痛阈降低；思想焦虑、恐惧以及生化代谢物质均可通过中枢神经系统刺激盆腔疼痛纤维。

（2）继发性痛经：多见于生育后及中年妇女。因盆腔炎症、肿瘤或子宫内膜异位症引起。

2. 临床表现

（1）原发性痛经在青少年时期常见，多在初潮后 6～12 个月发病。此时排卵周期多已建立，在孕激素的作用下，分泌期子宫内膜剥脱时经血前列腺素含量显著高于增生期内膜经血中浓度。

（2）疼痛多自月经来潮后开始，最早出现在经前 12 小时；行经第 1 日疼痛最剧，持续 2～3 日缓解；疼痛程度不一，重者呈痉挛性，部位在耻骨上，可放射至腰骶部或大腿内侧。

（3）有时痛经伴发恶心、呕吐、腹泻、头晕、乏力等症状，严重时面色苍白、出冷汗。这与临床应用前列腺素时引起的胃肠道和心血管系统平滑肌过强收缩的不良反应相似。

（4）妇科检查时，原发性痛经一般无阳性体征；继发性痛经会有盆腔炎症、内膜异位触痛性结节或卵巢的固定性囊肿、子宫增大压痛等。

3. 辅助检查

（1）B 超检查：盆腔正常或发现子宫增大；卵巢巧克力囊肿。

（2）腹腔镜检查：必要时可行腹腔镜检查以鉴别诊断。

【饮食宜忌】

1. 饮食宜进

（1）饮食原则

①宜进食温性食物：由于痛经不论虚证、实证，皆与"寒"有关，故痛经患者宜进食温性食物，如红糖、大枣、鸡蛋、韭菜、葱、生姜、鲫鱼、虾、黄鳝、羊肉、狗肉等。

②宜进食富含营养、易消化、清淡的食物：痛经患者在月经来潮之前，宜进食富含营养、易消化、清淡的食物，主食以谷类、豆类、麦类、薯类为宜，也可食用禽肉、蛋、奶、鱼、瘦肉等；蔬菜宜多食胡萝卜、菠菜、苋菜、丝瓜、西红柿、扁豆等。

③宜进食富含钙质的食物：在日常饮食中应摄取足够的钙质，以避免由于血钙偏低引起子宫剧烈收缩甚至痉挛而导致痛经。富含钙质的食物包括牛肉、羊肉，鸡肉、带鱼、章鱼、鳗鱼、鳝鱼、红萝卜、菠菜、龙眼肉、核桃等。

④宜进食富含纤维素的食物：痛经患者宜多吃富含纤维素的食物，以防便秘而引起痛经或症状加重。富含纤维素的食物包括菠菜、芹菜、韭菜、青菜、梨、桃、番木瓜等。

⑤宜进食具有理气活血作用的食物：气滞血瘀者宜食用具有理气活血作用的食物，以活血调经、开郁行气，如柿饼、山楂、桃仁、花生、龙眼肉、大枣、核桃等。

⑥宜进食具有温热散寒作用的食物：寒湿凝滞者宜选用茴香、花椒、生姜、荔枝等温热散寒之物，以温中利湿、活血止痛。

（2）饮食搭配

①黑木耳与柑橘：柑橘与具有清热解毒作用的黑木耳搭配食用，对治疗痛经有一定作用。

②槟榔与川楝子：槟榔有杀虫破积、下气行水的作用，与川楝子同食，对痛经有一定治疗作用。

③生姜与大枣、红糖：生姜发表祛寒，祛湿除水，健脾止呕；大枣补脾益阴，调和营卫，补血安中；红糖和中助脾，补血破瘀。三者搭配煮汤，具有滋补脾胃、温中益气之功效。适于寒湿凝滞型痛经。

④韭菜与羊肝：韭菜有温中下气、补肾益阳、健胃提神、调和脏腑、理气降逆、暖胃除湿、散血行瘀及解毒的作用；羊肝维生素 A 含量丰富，有补肝明目的功效。二者搭配食用，具有补益肝肾、调经之功效。适于肝肾不足型痛经。

⑤佛手与山楂：山楂有调经化瘀、活血止血的作用，与佛手、红糖用沸水冲泡，代茶饮。能理气化瘀、调经止痛。适于气滞血瘀型痛经。

⑥黑豆与鸡蛋：黑豆与鸡蛋加适量水煮熟，吃蛋饮汤。具有调中、下气、止痛等功效。适于气血虚弱型痛经。

（3）药膳食疗方

①鲢鱼 500g，干姜 10g，胡椒 5g，肉桂 5g，核桃仁 10g。将鲢鱼洗净，用热油煎至微黄，加入干姜、胡椒、肉桂、核桃仁及水 1000mL，煎煮，煮熟后加适量食盐。食肉喝汤，每日 1 次。功效散寒祛湿，温阳活血。适用于寒湿凝滞性痛经。

②吴茱萸 2g，粳米 50g，生姜 5g，葱白 2 根。将吴茱萸研成末待用，粳米洗净，加适量水煮成粥，米熟后加吴茱萸、生姜、葱白，再煮片刻即可。早晚温服，连服 3～5 日。功效温经散寒，活血止痛。适用于寒凝血瘀性痛经。

③先将熟附片 10g，入锅煎煮 30 分钟，再加入桂枝 15g、当归 10g、川芎 10g、延胡索 15g，煎煮 30 分钟，去渣取汁，调入红糖 30g，待糖溶化即成。可在上、下午分服，经前 1 周开始服用。适于寒湿凝滞型痛经。

④将核桃仁 15g 打碎，与洗净的艾叶 10g 同入锅中，加适量水，煎煮 40 分钟，去

渣取汁，加入淘洗干净的粳米 60g，煮成稠粥，调入红糖 30g，待糖溶化即成。上、下午分服，经前 1 周开始连续服用。适于寒湿凝滞型痛经。

⑤将桂皮 6g、山楂肉 10g，加水 500mL 同煮，取汁后加红糖 30g 调服。于月经来潮当日温服，早、晚各 1 次，连服 3 日。适用于寒湿凝滞型痛经，症见月经来潮后数小时或经前 1~2 日开始下腹疼痛，轻者隐隐作痛；重者绞痛，面色苍白，冷汗淋漓，疼痛可向腰骶、肛门、会阴部放射，得温痛减。

⑥红糖 50g，大枣 10 枚，吴茱萸 3g。上 3 味同煎，煮沸 20 分钟，放入生姜 20g，再煎 5 分钟即可饮服。每日 2 次，连服 5 日。补脾胃，温中益气。适用于寒湿凝滞型痛经。

⑦艾叶 20g，红糖 15g。加水 400mL 同煎，代茶饮。连服 3~5 日，经后可止。适用于凝滞型痛经，症见小腹冷痛或绞痛，得热痛减，经血色暗，夹有血块，月经涩滞不畅。

⑧将鲥鱼（或鲢鱼）500g 洗净，以热油煎至鱼身两面微黄时加入干姜 8g、胡椒 10 粒、肉桂 5g、核桃仁 10g 及清汤 1000mL，再以中火煎煮 20 分钟，熟后加少量盐，撒上香菜适量即可。食肉饮汤。适用于寒湿凝滞型痛经。

⑨将附子 10g、肉桂 12g、当归 15g、延胡索 10g，洗净用纱布包好，扎紧袋口，放入白酒 500mL，浸泡 10 天，取出药袋后即可饮用。经前或经期每日 1 次，每次 10mL。适用于寒湿凝滞型痛经。

⑩生姜 10g 切片，白胡椒 7 粒打碎，加水 300mL，煮沸 3 分钟后加入红糖适量调服。经前每日 2 次，服至经净。适用于寒湿凝滞型痛经，症见月经来潮后数小时或经前 1~2 日开始下腹疼痛，隐隐作痛或绞痛，面色苍白，冷汗淋漓，疼痛可向腰骶、肛门、会阴部放射，得温痛减，伴下腹坠胀不适，食欲不佳。

⑪制首乌 500g，洗净焖软，切片；胡核桃仁 500g 洗净；晒干生地黄 150g，淘洗后切成薄片，晾干。同入白酒 1000mL 坛中，封闭浸泡，每隔 3 天搅拌 1 次，10~15 天后即可开坛，滤去药渣饮用。适用于肝肾不足型痛经。

⑫将羊肝 200g 切成小片，与韭菜 150g 一起于铁锅内急火炒熟后，佐膳食用。每日 1 剂，1 周为一疗程，经行前 5 日开始服食。适用于肝肾不足型痛经。

⑬将胡桃肉 300g、板栗仁 150g、粳米适量，入锅先煎，枸杞 150g 后下，共煮成粥。经期随意食用。用于经净腰酸、小腹隐痛等属肝肾不足者。

⑭将鲜桑葚 100g 洗净，用干净纱布包好绞取汁液；再将红糖少许加水，熬化后与桑葚汁搅匀即可食用。每日 2 次。适用于肝肾不足型痛经，症见月经后期或经净后下腹疼痛，痛势隐隐，喜按，腰膝酸痛，头晕健忘。

⑮红糖 500g 放入锅内，加水适量，用小火煮至浓稠；将炒熟的核桃仁 250g、黑芝麻 250g 倒入糖锅内，稍熬片刻，再倒入涂有熟菜油少许的搪瓷盘内，稍凉后，用小刀切成条块，即成。适于肝肾不足型痛经，并有通便作用。

⑯将葱白 3 根、红枣 6 枚、益母草 20g 加水煎汤，去渣取汁，冲入黄酒 30g 即可。

每日 1 剂, 于经前 2 日开始服, 连服 1 周。适用于经行不畅、经期腹痛等, 证属气滞血瘀者。

⑰香附、乌药、延胡索各 10g, 肉桂 3g。共研细末, 以沸水冲泡, 代茶饮, 每日 1 剂, 连服 5 日。适用于气滞血瘀型痛经。

⑱莲子 30g, 以温水浸泡, 剥去外皮; 芡实仁 30g, 用水浸泡半天, 与糯米 100g 一起入锅, 常法熬煮, 至莲子、芡实酥烂时, 再加荷叶 30g, 煮熟, 加冰糖适量, 溶化后即可食用。适用于气滞血瘀型痛经。

⑲佛手、山楂各 10g, 红糖适量。用沸水冲泡代茶饮, 经前 2 日或行经期间饮用。适用于气滞血瘀型痛经。

⑳将鸡血藤 30g、河蟹 250g 洗净放入陶罐内, 加水 1 碗半, 以文火炖熟后, 加入米酒适量, 再炖片刻即成。上为 1 日量, 趁热吃蟹饮汤, 经前连服 3 ~ 5 日。适用于气滞血瘀、经脉不利之经期腹痛。

㉑将葱白 15g、丹参 20g、核桃仁 20g 加水煎煮, 煎沸 20 分钟, 去渣留汁, 放入粳米 100g, 将熟时加少许冰糖, 粥成后即可食用。适用于气滞血瘀型痛经。

㉒将三棱 30g、莪术 30g、五灵脂 30g、肉桂 10g 分别拣去杂质, 洗净, 晒干或烘干, 切碎或切成片, 共研服用。每日 2 次, 每次 5g, 用蜂蜜 10mL 调服。适用于气滞血瘀型痛经。

㉓先以粳米 50g 煮粥, 2 沸后加牡丹花 15g(干品为 6g)再煮, 粥熟后加入白糖适量搅匀即可。空腹温服, 每日 1 剂, 分 2 次佐餐食, 经前连服 1 周。适用于气滞血瘀型痛经。

㉔将山楂 20g、蒲黄 15g、五灵脂 12g、青皮 10g 分别拣去杂质, 洗净, 同放入锅中, 加水浓煎, 取汁, 加入红糖 50g 搅匀, 煮沸即成。可在月经前 3 天左右温服, 每日 1 次, 连服 5 天, 3 个月经周期为一疗程。适用于气滞血瘀型痛经; 对膜样痛经, 证属血瘀型, 症见月经淋沥不畅, 有膜片状组织排出者尤为适宜。

2. 饮食禁忌

(1) 酸性食物: 中医学认为, 一般酸性食物具有收敛、固涩的功效。食用酸性食物易使血管收缩、血液涩滞, 不利于经血的畅行和排出, 从而造成经血瘀阻, 引起痛经。故痛经患者不宜食用酸性食物, 如米醋及以醋为调料的酸辣菜、泡菜, 以及石榴、青梅、杨梅、阳桃、樱桃、酸枣、芒果、杏、苹果、李子、柠檬、橘子、橄榄、桑葚等。

(2) 生冷食品: 中医学认为"寒主收引","血得寒则凝"。各种冰镇饮料、冰镇酒类和生拌黄瓜、拌海蜇、拌凉粉、拌萝卜等食物, 均会因其低温的物理特性而使血管收缩, 血液凝滞, 从而使经血瘀阻, 排泄不畅而致痛经。故寒温型痛经患者经期及行经前后应禁食生冷食品。

(3) 寒性食物: 螃蟹、田螺、河蚌、蛏子、海蜇等水产品其性寒凉; 梨、香蕉、柿子、西瓜、黄瓜、柚子、橙子、雪梨、马蹄、石耳、石花、地耳、油菜、茭白、苋菜、荸荠、海带等蔬菜水果亦属凉性。经期前后食用这些食物会遏阻血液运行，使经血不畅而致腹痛，故寒湿型痛经患者不宜食用寒性食物。

（4）辛辣肥腻食物：对于湿热蕴结型痛经，食用辣椒、胡椒、大蒜、姜、葱、韭菜、肉桂、丁香及辣腐乳、麻辣豆腐等辛辣之物会加重盆腔的炎症、充血，从而加重痛经。故湿热蕴结型痛经患者不宜食用辛辣食物及调味品。若痰湿盛，应忌食肥腻食物（如肥肉、油炸食品等），以免诱发痛经。

（5）损伤脾胃或肾气的食物：痛经患者多脾胃虚弱、肾气不足，如果食用损伤脾胃或肾气的食物，会加重病情，不利于疾病的康复。故痛经患者应忌食菱角、茭白、冬瓜、芥蓝、蕨菜、黑木耳、兔肉、火麻仁等损伤脾胃或肾气的食物。

【药食宜忌】

1. 西医治疗

（1）解痉镇痛：阿托品 0.3mg，每日 3 次，口服；异丙嗪 25mg，每日 3 次，口服。疼痛严重者，予可待因 30mg，口服；或哌替啶注射液 50mg，肌内注射。

（2）内分泌药物治疗

①子宫发育不良者，予补佳乐 1mg，每日 1 次，于月经第 5 日开始，连服 21 日，连用 3~4 个月经周期。

②月经量较多的痛经，可给甲睾酮 5mg，每日 2 次，于月经第 10~14 日开始，连服 10 日。

③膜样痛经者，为减轻子宫痉挛，可给黄体酮 10~20mg，每日 1 次，于经前 6~10 日开始，肌内注射，共 5 次；或用甲羟孕酮 2~4mg，每日 3 次，连服 5~7 日。

2. 中医治疗

（1）辨证治疗：痛经的辨证应根据疼痛发生的时间、部位、性质、程度，并结合月经情况、全身症状、舌脉等辨明其虚实寒热。一般痛在经前多属实证；经后始痛多属虚证；疼痛剧烈、拒按多属实；隐隐作痛、喜揉喜按多属虚；冷痛，得热痛甚者多为热；痛甚于胀，块下痛减者多为血瘀；胀甚于痛、时瘥时止多为气滞；痛在两侧小腹，病多在肝；痛连腰际，病多在肾。治疗原则是根据"通则不痛"的原理，以通调气血为主，根据寒、热、虚、实的不同，分别予以温、清、补、通，使气血充沛，气顺血和，则经行通畅，自无疼痛之患。

①寒凝血瘀

主症：经前或经期小腹冷痛，喜温拒按，得热痛减，甚或四肢厥冷，月经量少，色暗，有血块，舌苔白腻，脉沉紧。

治法：散寒除湿，化瘀止痛。

方药：小茴香 15g，干姜 15g，延胡索 15g，没药 10g，当归 12g，肉桂 6g，赤芍 15g，蒲黄 12g，五灵脂 12g。

用法：每日 1 剂，水煎服。

加减：小腹冷痛较重，甚则晕厥，带下清稀者，可加制附子 12g、艾叶 10g、吴茱蓣 12g，以增暖宫散寒之力。

②气滞血瘀

主症：经前或经期小腹胀痛或刺痛拒按，经行不畅或月经量少，色紫暗有块，块下痛减，伴胸胁乳房胀痛，舌苔紫暗，脉弦。

治法：理气化瘀，行气止痛。

方药：当归 15g，赤芍 15g，桃仁 10g，红花 9g，延胡索 15g，牡丹皮 6g，乌药 12g，香附 12g，甘草 6g。

用法：每日 1 剂，水煎服。

加减：口苦、苔黄、经质黏稠、肝郁化热者，加栀子 12g、夏枯草 15g，以清肝泻火；兼见胸闷食少、太息短气等肝郁证者，酌加陈皮 12g、砂仁 10g、茯苓 15g，以理气健脾；肝气犯胃，出现恶心呕吐者，可加吴茱萸 12g、生姜 12g，以降逆止呕。

③湿热蕴结

主症：经期数日，或经期下腹灼痛拒按，有灼热感，月经色暗，质稠有块，伴腰骶胀痛、低热起伏，舌红，苔黄腻，脉弦数。

治法：清热除湿，化瘀止痛。

方药：牡丹皮 10g，黄连 6g，生地黄 15g，当归 15g，白芍 15g，桃仁 12g，红花 9g，延胡索 15g，莪术 6g，香附 12g。

用法：每日 1 剂，水煎服。

加减：月经过多者，加地榆 15g、槐花 12g，以凉血止血；若带下黄稠、量多者，可加苍术 12g、黄柏 15g、薏苡仁 15g、龙胆草 15g，加强清热利湿之力。

④肝肾不足

主症：经后数日，下腹隐隐而痛，腰骶酸痛，喜按喜揉，按之痛减，月经量少，色淡暗，质稀，伴腰骶酸痛、头晕耳鸣、潮热失眠，舌淡苔少，脉沉细。

治法：养肝益肾，滋补气血。

方药：当归 15g，白芍 30g，山茱萸 12g，阿胶 12g，山药 30g，甘草 6g，黄芪 30g，熟地黄 20g。

用法：每日 1 剂，水煎服。

加减：疼痛不解者，加延胡索 15g，以行气止痛；腰骶酸痛重者，可加杜仲 15g、川续断 12g，强腰补肾；兼见小腹两侧或两胁胀痛者，可加郁金 12g、橘核 12g，以开郁行气止痛。

⑤气血虚弱

主症：经期、经后小腹隐隐作痛或小腹坠痛，喜按喜揉，按之痛减，月经量少，色淡质稀，伴神疲乏力、头晕耳鸣、面色萎黄，舌淡，脉细弱。

治法：补气养血，和气止痛。

方药：黄芪 30g，白芍 30g，桂枝 12g，炙甘草 6g，生姜 12g，大枣 12g，饴糖 30g。

用法：每日 1 剂，水煎服。

加减：头晕心悸、失眠少寐等心神失养证者，酌加鸡血藤20g、酸枣仁20g、龙眼肉12g，以养血安神；小腹空坠、疼痛较重者，可加升麻12g、柴胡12g，以升提中气。

（2）验方

①当归、延胡索各12g，细辛5g，赤芍20g，丹参12g，陈皮、甘草各10g。每日1剂，水煎服，连用3~5日。功效活血止痛，通阳散寒。

②太子参、熟地黄、山药各20g，酸枣仁12g，菟丝子20g，淫羊藿、醋炒艾叶各10g，巴戟天12g。每日1剂，水煎服，连用3~5日。功效调补气血，温经止痛。

③柴胡4.5g，当归、白芍、三棱、莪术、延胡索、山楂肉各9g，失笑散12g，川芎、枳壳各4.5g。水煎服，每日1剂，连服3~5日。

（3）中药灌肠：当归12g，川芎、赤芍各10g，生地黄12g，香附、延胡索、木香各10g，川楝子12g，乌药、吴茱萸、甘草各10g。水煎后去渣留汁，当温度降至35℃时每次灌肠100mL，保留3~4小时。每日2次，经前3日开始。

3. 药物禁忌

（1）苯巴比妥

①不宜饮茶：茶叶所含鞣酸、咖啡因及茶碱等成分对中枢神经有兴奋作用，可减弱苯巴比妥的镇静作用。

②不宜饮酒或含有酒精的饮料：苯巴比妥等镇静药对乙醇和其他中枢神经抑制药有协同作用，如果在服用镇静药期间饮酒或含酒精的饮料，会增加乙醇对机体的毒害，引起乙醇中毒，甚至昏迷或呼吸抑制等严重反应。

③不宜服用中药药酒：含乙醇的药酒，如舒筋活络酒、胡蜂酒、虎骨酒、国公酒等均是药酶诱导剂，可使肝药酶活性增强，药物代谢加速，使苯巴比妥、戊巴比妥半衰期缩短，疗效降低。另外，乙醇有抑制中枢神经、扩张血管的作用，能使苯巴比妥等中枢抑制作用增强而引起昏睡。

④催眠药：苯巴比妥与氯丙嗪、奋乃静、地西泮、氯氮䓬、甲丙氨酯、溴化钾、溴化钠、溴化铵、格鲁米特、司可巴比妥、戊巴比妥、甲喹酮等伍用，可使其镇静催眠作用增强。故二者合用时应减量慎用。

⑤单胺氧化酶抑制剂及药酶抑制剂：单胺氧化酶抑制药（如呋喃唑酮、优降宁、异烟肼等）和药酶抑制药（如西咪替丁）均可使苯巴比妥代谢减慢，作用增强。因此二者合用时应适当减量。

⑥灰黄霉素：苯巴比妥为酶促药物，能使灰黄霉素的代谢增强，血药浓度降低，药效减弱。此外，苯巴比妥有促进胆汁分泌的作用，胆汁可使肠蠕动加快，使灰黄霉素在肠道吸收部位（十二指肠）滞留时间缩短，从而降低灰黄霉素的吸收和疗效（血药浓度下降35%）。因此，如必须同服，两药应间隔3~4小时服用，或适当增加灰黄霉素的剂量。

⑦洋地黄：苯巴比妥是一种较强的酶促药物，可以增强洋地黄的代谢速度，从而降低其疗效。

⑧利他林：利他林有拮抗苯巴比妥对中枢神经的抑制作用，并可抑制肝微粒体酶对苯巴比妥的代谢，因此二者不宜同服。但如服用苯巴比妥剂量过大引起中毒时，可用利他林解救。

⑨复方氢氧化铝：苯巴比妥与复方氢氧化铝两药合用，可妨碍或延缓抗酸药物复方氢氧化铝在胃肠道的重吸收，使其作用减弱。

⑩碳酸氢钠：碳酸氢钠碱化尿液，可减少弱酸性药物苯巴比妥的重吸收，促进排泄，降低疗效。碳酸氢钠可用于解救苯巴比妥中毒。

⑪氢氯噻嗪：苯巴比妥与氢氯噻嗪两药相互作用，能增加直立性低血压的发生率。

⑫口服避孕药：苯巴比妥能加快口服避孕药的代谢，导致血浆中避孕药的浓度降低，使避孕失败。此外，苯巴比妥有可能引起月经期大出血。

⑬苯妥英钠：苯巴比妥诱导肝微粒体酶系统，可加速苯妥英钠的代谢，使血药浓度和效力显著降低。如果两药长期合用，还可因两药都具有酶诱导作用，使体内维生素 D 的代谢加速，从而引起维生素 D 缺乏。

⑭活性炭：活性炭的吸附作用会影响苯巴比妥的吸收，使其疗效降低。二者如需合用，则应在服苯巴比妥 2 ~ 3 小时后再服用活性炭。

⑮叶酸：大剂量的叶酸可拮抗苯巴比妥的抗癫痫作用，并可使敏感儿童的癫痫发作次数增多。

⑯鹿茸：苯巴比妥、水合氯醛等镇静药与中药鹿茸合用可发生拮抗作用，降低疗效。

⑰牛黄：中药牛黄有清心开窍、豁痰定惊的作用，但牛黄与苯巴比妥等同服，可发生拮抗作用。

⑱含硼砂的中成药：含硼砂的中成药，如痧气散、红灵散、行军散、通窍散等，可减少苯巴比妥的吸收率，降低其疗效。

⑲卡马西平：苯巴比妥可使卡马西平代谢加速，血药浓度降低，疗效减弱。

（2）氯氮䓬

①不宜饮茶：茶叶中所含的咖啡因、茶碱和可可碱等具有兴奋中枢神经、强心利尿的作用，与氯氮䓬有相反的作用。

②不宜饮酒及含酒精的饮料：酒精对人的中枢神经系统有抑制作用。由于大脑受抑制的先后不同，初期可出现语言增多、不眠等兴奋症状；后期则出现抑制症状。氯氮䓬等镇静催眠药对大脑也有抑制作用，若服用氯氮䓬等药物时饮酒或含酒精的饮料，会使人反应迟钝、昏昏欲睡、身体不协调；重则使抑制加重、呼吸困难、血压下降；饮酒量过大，还可因呼吸中枢麻痹而死亡。

③避孕药：氯氮䓬可兴奋肝脏微粒体，使酶的活性增高，药物代谢率加快，从而导致血浆中的避孕药浓度降低，易于受孕。故在服用避孕药期间，应禁服氯氮䓬。

（3）阿托品

①不宜饭后服用：阿托品对腺体分泌有抑制作用，饭后服用会影响食物的消化。

②不宜服用蜂王浆：蜂王浆中含有两种类似乙酰胆碱的物质，其产生的作用可被抗胆碱药物阿托品所对抗，若与抗胆碱药物同时使用，则会明显降低抗胆碱类药物的疗效。

③不宜饮茶或食用富含鞣酸的食物：核桃仁、柿子、茶叶等食物中含有大量鞣酸，而鞣酸易使阿托品失去活性或产生沉淀，从而降低其疗效。

（4）山莨菪碱

①螃蟹：能解山莨菪碱类药物的毒性，但也可减轻山莨菪碱类药物的治疗作用。故服山莨菪碱类药者不宜食用螃蟹。

②拟胆碱药：如毛果芸香碱、毒扁豆碱、新斯的明等，可拮抗山莨菪碱的抗胆碱作用，故二者不能同时服用。

（5）布洛芬

①依诺沙星：在小鼠实验中观察到，大剂量布洛芬与依诺沙星并用时可诱发惊厥。因此，布洛芬与依诺沙星合用时应慎重。

②甲苯磺丁脲、华法林：大鼠实验表明，布洛芬可使甲苯磺丁脲的降血糖作用及华法林的抗凝血作用增强。因此，布洛芬与甲苯磺丁脲、华法林合用时须慎重。

③降血压药物、呋塞米：布洛芬可使各种降血压药物的降血压作用及呋塞米的利尿作用减弱，故布洛芬一般不宜与降血压药物及呋塞米合用。如果必须合用应适当增加降压药物及呋塞米的用量。

④含大量有机酸的中药：含大量有机酸的中药，如乌梅、蒲公英、五味子、山楂等，会增加布洛芬在肾脏的重吸收而增加其毒性。

⑤止痛片：临床研究表明，痛经患者在行经期间服用止痛片，其癌症的患病率要比一般人高 6.5 倍。

⑥止血药物：若在行经期使用促凝药、止血药，如维生素 K_3、维生素 K_4、氨甲苯酸、卡巴克络、酚磺乙胺，以及中药紫草、仙鹤草、白及、棕榈炭、花生衣、藕节、大蓟、小蓟、侧柏叶、血余炭等，会加重血液凝滞、瘀阻，不利于经血畅行，引起或加重痛经。

⑦具有收涩作用的中药：痛经患者经期不宜使用具有收敛固涩作用的中药，如五味子、山茱萸、五倍子、酸枣仁、煅龙骨、煅牡蛎等，以免加重病情；寒湿型痛经患者不宜使用寒性中药，如犀角、生地黄、玄参、牡丹皮、赤芍、金银花、大青叶、板蓝根等，以免加重经血瘀滞；而湿热型痛经患者则应忌用性味温热之中药，如附子、肉桂、干姜、小茴香、吴茱萸、高良姜、红参等，以免加剧盆腔充血，加重痛经症状。

三、多囊卵巢综合征

【概述】

多囊卵巢综合征是一种生殖功能障碍与糖代谢异常并存的内分泌紊乱综合征。持续性无排卵、雄激素过多和胰岛素抵抗为其重要特征。本病是生育期妇女月经紊乱最常见的原因，其病因至今尚未阐明。

1. 病因

（1）雄激素过多和持续无排卵：由于卵巢间质、卵泡膜细胞及颗粒细胞皆参与雄激素产生，且对促黄体激素释放因子反应敏感，故睾酮水平增加主要来源于卵巢；卵巢内高雄激素浓度抑制卵泡成熟，引起发育中卵泡闭锁，不能形成优势卵泡，以致雌激素的正常分泌模式中断，很多小卵泡分泌雌激素，故多囊卵巢综合征患者兼有高雄激素水平和高雌激素状态，但以雄激素过多占优势。下丘脑－垂体功能的紊乱在多囊卵巢综合征发病中起重要作用，由于下丘脑弓状核脉冲分泌幅度增加，使黄体生成素水平上升，但卵泡刺激素并不与黄体生成素同步增加，由于黄体生成素水平上升又促进卵巢及肾上腺分秘雄激素，遂进一步形成雄激素过多－持续无排卵的恶性循环。

（2）与高胰岛素血症和胰岛素抵抗有关：研究证明，胰岛素和 IGF－1 受体存在于卵巢中，而胰岛素和 IGF－1 对卵巢间质和卵泡皆有影响，可引起卵巢分泌雄激素，阻碍正常卵泡发育。严重的胰岛素抵抗患者有时可发生雄激素过多、胰岛素抵抗和黑棘皮症，其中黑棘皮症是胰岛素抵抗的标志。胰岛素抵抗和代偿性高胰岛素血症与肥胖相关，多囊卵巢综合征肥胖患者中 20% 有葡萄糖不耐受或明显的糖尿病。

2. 临床表现

（1）月经失调：主要表现是闭经，绝大多数为继发闭经，闭经前常有月经稀发或过少；偶见闭经与月经过多相间出现。

（2）不孕：通常在初潮后发病，婚后伴有不孕，主要由月经失调和无排卵所致。

（3）多毛：可出现不同程度的多毛，亚洲妇女多毛不及欧美患者显著。体毛丰盛，尤其是阴毛，分布常呈男性型；油脂性皮肤及痤疮常见，系体内雄激素积聚所致。

（4）肥胖：为多囊卵巢综合征的重要特征，但其脂肪分布及体态并无特异性。肥胖是由于雄激素过多和未结合睾酮比例增加引起，亦与雌激素的长期刺激有关。

（5）黑棘皮症：雄激素过多的另一表现为黑棘皮症，常在阴唇、颈背部、腋下、乳房下和腹股沟等处皮肤出现灰褐色色素沉着，呈对称性，皮肤增厚，轻抚软如天鹅绒。

（6）双侧卵巢增大：比正常卵巢大 2~3 倍，且包膜厚，质坚韧。

3. 辅助检查

（1）基础体温测定：表现为单相改变，月经周期后半期体温无升高。

（2）B 超检查：可在短时间内做出诊断。声像图显示子宫小于正常，双侧卵巢均匀性增大，包膜回声增强，轮廓较光滑，内部回声强弱不均，可见多个大小不等的无回声区围绕卵巢边缘，有时散在分布于卵巢内。

（3）诊断性刮宫：于月经前数日或月经来潮 6 小时内行诊断性刮宫，子宫内膜呈增生期或增生过长，无分泌期变化。

（4）腹腔镜检查：见卵巢增大，包膜回声增厚，表面光滑，呈灰白色，有新生血管。包膜下显露多个卵泡，无排卵征象，无排卵孔，无血体，无黄体。镜下取卵巢活组织检查可确诊。

（5）激素测定：①血清卵泡刺激素值偏低而黄体生成素值升高，黄体生成素/卵泡刺激素＞2～3。②检测血清雄激素、睾酮水平通常不超过正常范围上限2倍。双氢睾酮、雄烯二酮浓度正常或轻度升高。③尿17－酮皮质激素正常或轻度升高。正常时提示雄激素来源于卵巢；升高时提示肾上腺功能亢进。④雌酮升高；雌二醇正常或轻度升高，并恒定于早卵泡期水平；雌酮/雌二醇＞1，高于正常周期。⑤多囊卵巢综合征患者，尤其肥胖患者，应测定空腹血糖及口服葡萄糖耐量试验（OGTT）；有条件者，则测定空腹胰岛素水平及葡萄糖负荷后血清胰岛素。

【饮食宜忌】

1. 饮食宜进

（1）饮食原则

①注意饮食定时定量，提倡平衡食谱；形体肥胖之痰湿者饮食宜清淡。

②该病月经失调多有贫血的表现，所以应多进富含蛋白质、铁、维生素C的食物，如动物肝脏、鱼、海参及菠菜、荠菜、西红柿、木耳、龙眼肉、花生等蔬菜和水果。该类食物多有养血补肝、健脾益肾填精的作用，日常服用有利于体质的恢复。疼痛性月经病食补当选有通利作用的食物，动物类如蛇，性平或凉，善于走窜，通经活络，有利于瘀血的消散。水果类如桃，味辛、酸、甘，性温，活血消积，可加速血液循环，有利于痛经的缓解。蔬菜各有属性，归经不同，平素进食时应根据体质、脏腑虚实、食物属性，选择不同的食补方法。

（2）药膳食疗方

①粳米50g，莱菔子15g，白糖适量。加水600mL煮粥，将熟时放入莱菔子，粥成时加入白糖，搅匀即成。温热服食，每日1次。适用于脾虚气滞型功血。

②水发腐竹100g，植物油50mL，苋菜200g，葱丝、食盐、白糖、葛根淀粉各适量。将水发腐竹切段，炒锅内加植物油，待热后放入葱丝炒出香味，放入腐竹段煸炒至7成熟，再加入苋菜翻炒，调加食盐、白糖至熟透，葛根淀粉勾芡，汤汁明亮即可。佐餐食用，经常服食。适用于血虚型功血。

③木耳15g，藕节30g，冰糖15g，猪肉100g，同放入砂锅中，加水炖熟。适用于功血肝肾阴虚型，症见阴道不规则出血、量少色红、腰膝酸软、五心烦热。

④人参6g，黑豆30g，红糖30g。将党参洗净，用纱布包好，与黑豆、红糖一起放入锅内，加水适量，同煮至豆烂，去药袋即成，饮汤吃豆。本汤具有益气摄血的作用。适用于气虚不能摄血之出血性月经失调，症见出血类月经失调、短气、乏力、面色萎黄者。

⑤乌鸡1只，去毛和内脏，洗净；当归、熟地黄、龙眼肉、白芍各5g，炙草10g，洗净后塞入鸡内，一起放入砂锅中强火蒸煮1～2小时，食肉喝汤。适用于功血表现为月经周期缩短、量多、色淡、质稀、倦怠、惊悸、小腹下坠感者。

⑥益母草50～60g，香附15g，鸡蛋2个。加水适量同煮，熟后剥去蛋壳，取蛋再

煮片刻，去药渣，吃蛋饮汤。用于阴道流血，淋沥不断，伴有小腹阵痛，或行经小腹坠胀痛，夹有血块，或经下不畅者。

⑦羊肉500g，党参、黄芪、当归各25g，生姜50g，黄酒20g，食盐、味精、大葱各适量。将羊肉、生姜洗净切块，党参、黄芪、当归洗净后用纱布包好，大葱切成2cm的段。然后，在砂锅内加清水适量，放入羊肉、药袋、生姜、葱段，先用武火煮沸，改用文火煮至羊肉烂熟，去药袋，加黄酒、食盐、味精调味，再煮沸1～2次即可，吃肉饮汤。用于治疗气血两虚所致的月经后期、量少、闭经，症见经少色淡，或数月未行、形体消瘦、神疲乏力等。

⑧枸杞60g，当归30g，白酒50g，乌鸡1只，姜、盐、味精各适量。将乌鸡去毛及内脏，洗净，在沸水中焯去血水；当归切片，和枸杞一起装入纱布袋中，封口；生姜拍破。用一半白酒浸泡药袋6～8小时，另一半白酒与盐拌匀后擦抹乌鸡内外，直至表皮潮湿。再把枸杞、当归、姜放入鸡腹，置于容器内，上笼用武火蒸1小时，再用文火蒸2小时后取出。去药袋、姜，把乌鸡剁块装盘，汤汁用武火煮沸，加味精调味，浇在鸡块上即可。本方具有滋补肝肾，养血调经的功能。适于闭经、月经过少、肝肾亏虚型痛经，伴有头晕耳鸣、手足心热、烦躁不安、腰膝酸软等表现。

⑨当归6g，熟地黄9g，白芍6g，川芎9g，大枣15枚，黑木耳10g，红糖30g。把当归、熟地黄、白芍、川芎分别洗净、切片后，用纱布袋包装；木耳水发后除去杂质；大枣去核。把药袋和黑木耳一起放入锅中，加清水1000mL，用文火煮1小时，去药袋，再加入枣肉，用旺火煮沸后改用小火煮1小时，加红糖调味，煮沸即可。本方具有补血活血，调经止血的功能。适于女性月经不调，月经过多或过少，经色暗淡，闭经，痛经，头目昏沉，心悸等症。

⑩小茴香15g，粳米50g，大枣15枚。同放锅内，加水适量，煮粥，粥成加入红糖即可。适于寒凝痛经，表现为小腹冷痛，得热则舒，喜温熨，大便时溏。

⑪郁金10g，山楂10g，金针菜9g，嫩鸭半只（约500g）。先将嫩鸭洗净后剁成五六块，用料酒、盐、胡椒粉适量涂擦，然后静置2小时；郁金浸软、洗净。把腌渍的鸭入锅，上放郁金、山楂、金针菜，并加盐少量及清汤，旺火蒸约90分钟，鸭熟时调味食用。适用于湿热痛经，症见痛经有灼热感、带下量多色黄、小便黄短、大便不爽。

⑫当归12g，生姜10g，桂皮6g，羊肉300g。将羊肉洗净，切成小块；将当归、桂皮用纱布包好，一起放入锅内，再加生姜、盐、料酒适量，烧沸后，改用文火焖肉熟烂，去除纱布，即可服用。用于虚寒性痛经、闭经，症见畏寒肢冷、小腹冷痛、小便清长、腰酸乏力。

2. 饮食禁忌

辛辣、寒凉食物：月经失调者应注意少吃辛辣、寒凉食物，经期尤当注意。辛辣之物，性燥而温，可燥伤阴血，助热动血，使出血者不易止血，更因其燥烈之性使阴血更虚，延长病程，降低对药物的敏感性，故出血或闭经患者应忌食辛辣之物，如辣椒、姜、蒜等；寒性食物，其性凝滞，多食则会影响月经排泄，使瘀血内留，加重痛经或闭经，所以冷饮、凉粉、河蚌应当少食；热性食物可以助阳，心肝郁火或虚热体质应当忌口，热性食物如羊肉、狗肉、酒、咖啡等过食会引起流血量多、经行头痛或经行失眠。

【药物宜忌】

1. 西医治疗

保持心情舒畅，避免忧思郁怒，损伤肝脾。促排卵药物应用不宜过多、过频，以防诱发卵巢癌；长期无排卵者，应预防子宫内膜过度增生，并预防子宫内膜癌的发生。

（1）一般治疗：肥胖者，应加强锻炼，限制高糖、高脂饮食以减轻体重。因脂肪堆积过多可加剧高胰岛素和高雄激素的程度，也是导致无排卵的重要因素之一。体重下降可减少胰岛素用量，降低睾酮水平3.5%，并有可能恢复排卵。

（2）药物治疗

①抗雄激素

a. 口服避孕药：用短效避孕药或炔雌醇环丙孕酮片，周期性服用。周期疗法是一种简单且相对安全的方法。用药6~12周期可抑制毛发生长和治疗痤疮，约2/3患者有效。其他的避孕药如妈富隆，含炔雌醇30μg、去氧孕烯150μg，后者雄激素活性低，极少有增加体重的不良反应。周期性子宫内膜剥落也可预防子宫内膜癌。

b. 醋酸环内孕酮：为合成17－羟孕酮衍生物，具有较强的抗雄激素作用，与睾酮和双氧睾酮竞争受体，并诱导肝酶加速血浆雄激素的代谢廓清，从而降低雄激素的生物效应。目前多用达英－35（每片含醋环丙孕酮2mg、炔雌醇35μg），做周期疗法，于月经第5日起，每日1片，连服21日，停药7日后重复用药，持续3~6个月。可对抗雄激素过多症状，且能调整月经周期。

c. 螺内酯：是人工合成的17－螺内酯甾类化合物。近年来发现其除利尿作用外，尚具有抑制卵巢和肾上腺合成雄激素的功能，并在毛囊竞争雄激素受体。抗雄激素剂量为每日40~200mg，治疗多毛需要用药6~9个月。出现月经不规则者可与口服避孕药联合应用。

d. 促性腺激素释放激素激动剂：用大剂量抑制法使促性腺激素减少，从而减少卵巢合成激素。可用曲普瑞林3.75mg，月经周期第2日肌内注射，每28日1次，共6个月。

e. 糖皮质类固醇：适用于多囊卵巢综合征雄激素过多为肾上腺来源或混合性来源者。常用地塞米松，每日0.25mg，口服，即可有效抑制脱氢表雄酮硫酸盐浓度。剂量不宜超过每日0.5mg，以免过度抑制垂体－肾上腺轴功能。

②诱发排卵：对有生育要求的患者在生活方式调整、抗雄激素和改善胰岛素抵抗等基础治疗后，进行促排卵治疗。诱发排卵时易发生卵巢过度刺激综合征，因而需严密监测，加强预防措施。

（3）手术治疗

①腹腔镜手术：适用于严重多囊卵巢综合征促排卵药物治疗无效者。在腹腔镜下

对多囊卵巢采用电凝或激光技术穿刺打孔。每侧卵巢打孔 4 个为宜，既能获得 90% 排卵率和 70% 妊娠率，又能减少粘连形成。

②卵巢楔形切除术：剖腹探查时先确定诊断，然后将双侧卵巢楔形切除 1/3 组织，以降低雄激素水平，从而减轻多毛症状，提高妊娠率。但术后卵巢周围粘连发生率高，现已少用。

2. 中医治疗

（1）辨证治疗

①肾虚

主症：月经初潮晚，月经期延后，经量少，色淡，质稀，渐至闭经，偶有月经先后无定期或经期紊乱，乳房平坦，婚久不孕，伴头晕耳鸣，腰膝酸软，精神不振，或形寒肢冷，小便清长，大便不实，性欲淡漠，或形体肥胖多毛。

治法：补肾壮阳，化湿除痰。

方药：熟地黄 15g，山药 15g，山茱萸 12g，枸杞 15g，鹿角霜 30g，菟丝子 15g，杜仲 15g，当归 10g，肉桂 10g，制附子 15g。

用法：每日 1 剂，水煎服。

加减：青春期患者或伴子宫发育不良者，酌加紫河车、覆盆子、何首乌、肉苁蓉、紫石英、淫羊藿，以增滋肾补肾之功；有水肿、纳差、便溏者，酌加炒白术、茯苓、砂仁、莲子肉、炮姜等健脾止泻。

②痰湿

主症：月经量少，经行延后甚或闭经，婚后不孕，或带下量多，头晕头重，胸闷泛恶，四肢倦怠，或喉间多痰，纳差便溏，形体肥胖，多毛，舌苔白腻或薄腻，脉弦滑。

治法：健脾燥湿化痰。

方药：苍术 15g，香附 10g，陈皮 6g，法半夏 15g，茯苓 15g，胆南星 15g，枳壳 10g，神曲 15g，生姜 10g，甘草 6g。

用法：每日 1 剂，水煎服。

加减：月经量少、延后或闭经者，酌加当归、泽兰、牛膝，以活血通经；痰多、形体肥胖、多毛明显者，酌加山慈菇、皂角刺等，以化痰活络。

③肝郁化火

主症：月经稀发、量少，或闭经，或月经先后无定期，或月经频发，经量增多，或经行无期，婚久不孕，形体壮实，毛发浓密，面部痤疮，经前乳房胸胁胀痛，或有溢乳，性情急躁，口干喜冷饮，大便秘结，舌红或边尖红，苔薄黄，脉弦数。

治法：疏肝解郁，清热泻火。

方药：牡丹皮 15g，栀子 12g，当归 10g，白芍 15g，柴胡 10g，白术 15g，茯苓 15g，炙甘草 6g，煨姜 6g，薄荷 10g。

用法：每日 1 剂，水煎服。

加减：溢乳者，酌加炒麦芽、鸡内金，以回乳；乳房、胸胁胀满甚者，酌加夏枯草、郁金、路路通，以清肝通络散结；大便秘结明显者，酌加大黄、桃仁，以清热泻火通便；胸闷有痰者，加枳实、瓜蒌，以行气化痰。

④气滞血瘀

主症：月经延后，或量少不畅，经行腹痛拒按，伴有血块，块出痛减，甚者闭经不行，偶有崩漏，或月经量多，婚后不孕，精神抑郁，胸胁胀满，舌质暗紫，或边尖瘀点，脉沉弦或沉涩。

治法：理气活血，化瘀调经。

方药：当归10g，赤芍15g，桃仁15g，红花12g，枳壳10g，延胡索15g，五灵脂15g，牡丹皮15g，乌药10g，香附10g，甘草6g。

用法：每日1剂，水煎服。

加减：经前胸胁、乳房、小腹胀痛，心烦易怒者，酌加青皮、木香、柴胡，以疏肝解郁，行气止痛。

（2）验方

①月季花12朵，当归12g，三棱6g，莪术6g，红糖适量。月季花、当归、三棱、莪术加水煎汤，去渣取汁，入红糖调味。上为1日量，分次代茶饮，连服10日为一疗程。

②卷柏30g，瓦松25g，当归20g，热黄酒适量。卷柏、瓦松、当归研成细末备用。每日空腹9g，用热黄酒送下，连服3～5日。

③当归100g，川红花100g，米酒2000mL。当归、川红花洗净，晒干备用。把米酒放入玻璃或瓷瓶，加入当归、红花，加盖密封浸泡1周，摇匀过滤即可。每次10mL，每日1～3次，口服。

（3）中成药

①右归丸：温肾填精，养血调经。适用于肾虚者。水蜜丸，每次9g，每日3次，口服。

②血府逐瘀丸：活血化瘀，理气止痛。适用于气滞血瘀型。每次1丸，每日2次，口服。

3. 药物禁忌

（1）凉血止血、收涩止血药：出血性月经失调治疗多强调迅速止血，但患者长期流血体内多有离经之血，即瘀血，治疗应在辨证施治的基础上，适当加入活血止血之品，防止止血留瘀。如果过用凉血止血的药物如地榆、仙鹤草、大小蓟，则会凉血留瘀；如果过用收涩止血的药物如赤石脂、诃子、煅龙骨、煅牡蛎、棕榈炭等又会收涩留瘀，最终使体内瘀血不能排出，而有增加趋势，则出血有反复发作之虞。因此，止血时不宜过多使用凉血止血和收涩止血的药物。

（2）出血性月经失调大出血，使用激素药物止血时，青春期不宜大剂量使用孕激素，止血效果不理想，因为青春期功血由体内雌激素水平低引起；而更年期大出血又不宜使用大量雌激素，因此时患者体内有一定水平的雌激素，而应该使用大量孕激素，使子宫内膜转变为分泌期以止血。

（3）服用避孕药以及抑制子宫内膜异位症的药物，如丹那唑、内美通以及中药制剂雷公藤等，均可抑制正常的月经周期；再如一些镇静剂如氯氮䓬（利眠宁）等亦可导致月经异常；减肥药芬美林等可导致闭经，使用这些药时应格外注意。

四、经前期综合征

【概述】

经前期综合征是指妇女在黄体期周期性出现的躯体、精神及行为方面的一系列改变和不适症状。大多数患者症状较轻，不影响日常生活和工作；少数症状严重者影响工作及生活质量。其患病率为 30%～40%，严重者占 5%～10%。

1. 病因

（1）雌、孕激素比例失调：由于孕激素水平不足，雌激素水平相对过高引起；也可由于组织对孕激素敏感性失常所致。孕激素促进远端肾小管钠和水的排泄；雌激素则通过肾素－血管紧张素Ⅱ－醛固酮系统使水钠潴留，从而出现体重增加等症状。

（2）神经类阿片肽异常：研究证明，神经类阿片肽随月经周期而变化，经前期综合征妇女在黄体后期循环中类阿片肽浓度异常下降，表现为内源性类阿片肽撤退症状，影响精神、神经及行为方面的变化，从而引起经前期综合征。

（3）精神因素与经前期综合征的严重程度有动态关系，部分患者精神症状突出，且情绪紧张时常使原有症状加重。提示社会环境与患者生理因素间的相互作用，参与经前期综合征的发生。

2. 临床表现 周期性发生的系列异常征象。多见于 25～45 岁妇女，常因家庭不和睦或工作紧张激发。症状出现于月经前 1～2 周，月经来潮后迅速减轻甚至消失。主要症状可归纳为 3 类。

（1）躯体症状：表现为头痛、乳房胀痛、腹部胀满、肢体水肿、体重增加、运动协调功能减退。

（2）精神症状：易怒、焦虑、抑郁、情绪不稳定、疲乏，以及饮食、睡眠、性欲改变。

（3）行为改变：思想不集中、工作效率低、意外事故倾向、易有犯罪行为或自杀意图。

3. 辅助检查

（1）妇科检查：内生殖器官多无异常改变。

（2）实验室检查与其他检查：内分泌激素检查可能提示雌激素、催乳素水平增高，孕激素水平降低。

（3）基础体温测定：了解症状出现与卵巢功能的关系。

【饮食宜忌】

1. 饮食宜进

（1）饮食原则

①宜进食清淡、利水、低盐食物：由于经前期综合征患者多有不同程度的水肿，故宜进食清淡、利水、低盐食物，如粥类、百合汤、绿豆汤、赤豆汤、瓜类等，以调节自主神经功能。

②宜多吃糖类食物：经前期综合征患者宜多吃糖类食物，如粗制面粉、藕粉、山药、绿色蔬菜、水果等，以保持血糖稳定。

③宜多吃小麦粥（带皮）加大枣：小麦粥加大枣具有调节神经的作用，对烦躁、焦虑患者有显著的疗效。因此，经前期综合征患者宜多吃。

④宜进食富含无机盐及维生素的食物：经前期综合征患者宜选用富含钙质，如牛肉、羊肉、鸡肉、带鱼、章鱼、鳗鱼、鳝鱼、红萝卜、菠菜、龙眼肉、核桃等；富含镁，如大豆及其制品、紫菜、蘑菇、干小虾、芝麻、豆类、花生、葵花子、西瓜子等；以及含维生素 A、维生素 E、维生素 B_6 丰富的食物，以利于疾病的康复。

（2）饮食搭配

①金橘与萝卜：金橘有理气解郁、化痰开胃等功效；萝卜有顺气消食、止咳化痰、散瘀解毒、利尿补虚的功效。二者搭配食用，具有疏肝理气、解郁消胀的作用，对经前期紧张综合征有一定治疗作用。

②枸杞、龙眼肉、大枣与黑芝麻：龙眼肉生津润燥、补心养血；枸杞滋补肝肾、益精明目；大枣健脾和胃、益气养血；黑芝麻滋养肝肾、养血乌发、明目壮骨、延年益寿。加水适量煎煮成粥食用，具有养血益阴柔肝的作用，对经前期综合征有一定治疗作用。

（3）药膳食疗方

①莲子 30g，益智仁 20g，粳米 100g，白糖 20g。将莲子洗净，放入温水中浸泡 1 小时；益智仁拣去杂质洗净，放入砂锅，加水浓煎 2 次，每次 30 分钟，提取浓缩液 60mL。将粳米淘洗干净，与莲子同放入砂锅，加适量水，用小火煨煮 1 小时，待莲子熟烂，粥黏稠时，调入益智仁浓缩液与白糖，拌匀，再煨煮至沸即成。早晚分食。适用于脾肾亏虚引起的经前水肿。

②冬瓜 200g，鸡脯肉 200g，党参 5g，黄芪 5g，食盐、黄酒、香油各适量。将冬瓜去皮，洗净，切成片；将鸡脯肉洗净后切丝，与洗净的党参、黄芪一同放入砂锅内，加清水 500mL，小火炖至 9 成熟，加入冬瓜片、食盐、黄酒，待冬瓜熟透时淋入香油适量即成。佐餐食用。温肾健脾，适用于脾肾亏虚引起的经前水肿。

③将党参 30g 洗净，切成片，盛入碗中，备用；将鲫鱼 500g 宰杀后洗净，把党参片塞入鲫鱼腹中，待用。炒锅置火上，加植物油适量，中火烧至六七成热时加入葱花、姜末适量煸炒出香味，放入鲫鱼煸至两面呈淡黄色，烹入黄酒适量，加适量清汤（或清水），改用小火煨炖 40 分钟，待鲫鱼熟烂，加精盐、五香粉适量，再煨至沸，淋入麻油适量即成。可当汤佐餐，随意食用。适于脾肾亏虚引起的经前浮肿。

④将黄牛肉 250g 洗净，切成薄片，与生姜片 15g，肉桂 2g，小茴香 2g，精盐，黄酒适量同放入砂锅，加适量水，先用大火煮沸，改用小火炖煮至牛肉熟烂，趁热调入胡椒粉，调拌均匀即成。可当菜佐餐，随意服食。适于脾肾亏虚引起的经前浮肿。

⑤将山药 200g 洗净，刨去外皮，切碎，剁成山药糜糊，备用。将枸杞 15g 洗净，放入砂锅，加适量水，中火煨煮 30 分钟，调入山药糜糊，改用小火煨煮片刻。鲜牛奶 200mL，用另一锅煮沸，沸后即离火，缓缓调入枸杞、山药糊中，搅拌均匀即成。早、晚分食。适于脾肾亏虚引起的经前浮肿。

⑥将白术 15g、巴戟天 15g、茯苓 30g、人参 6g，加水先煎汤，取汁入薏米 60g 煮成粥，米熟为度。上为 1 日量，分早、晚佐餐食，经前，经期连服 10 天。用于经行腹泻属脾虚失运者。

⑦将鲜橘皮 30g 洗净，切成丝或切成碎末，备用。将白扁豆 50g 洗净，放入砂锅，加适量水，大火煮沸，改用小火煨煮 40 分钟，待白扁豆熟烂，加入淘洗过的粳米 50g 及橘皮丝（或橘皮碎末），继续用小火煨煮成稠粥即成。早、晚分食。适于脾气虚弱引起的经前泄泻。

⑧将芡实 50g，用温开水浸泡 2 小时（新鲜芡实无须浸泡），与洗净的糯米 100g，大红枣 10 枚同入锅中，加适量水煮成稀粥。早、晚分食。适于脾气虚弱引起的经前泄泻。

⑨柴胡 10g、枳壳 10g 入锅，加适量水，用小火煎煮 30 分钟，取汁，待温后调入蜂蜜 20mL 即成。上、下午分服。适于肝郁气滞引起的经前乳胀。

⑩将金橘 5 个，洗净后去籽，捣烂；萝卜半个洗净，切丝，榨汁。将金橘泥、萝卜汁混匀，放入蜂蜜适量，调匀即成。上、下午分服，宜温服。经前连服 7 天。适于肝郁气滞引起的经前乳胀。

⑪橘子叶 60g，丹参 60g，王不留行 50g，川楝子 50g，地龙 40g，皂角刺 40g。焙干共研细粉，备用。每次服 6g，每日 3 次，用黄酒送服，于经前连服 10 天为一疗程。适用于经前乳房胀痛或乳腺增生，证属肝郁气滞者。

⑫将黑芝麻 30g，拣去杂质，淘洗干净，晾干或晒干，用微火炒熟，趁热研成细末，备用。将黄豆 40g，淘洗干净，用清水浸泡 8 小时，用家用粉碎机研磨成浆，用洁净纱布过滤，将所取浆汁放入砂锅，大火煮沸后，改用小火煨煮 15 分钟（以不溢出为度），加入红糖 30g，并调入黑芝麻细末，搅拌均匀，即成。可作饮料，随意食用。适于肝血不足引起的经前眩晕。

2. 饮食禁忌

（1）忌水、盐摄入过多：本病部分患者可发生不同程度的水肿，若水、盐摄入过多，导致体内水钠潴留，则可加重水肿症状。因此经前期应尽量限制水、盐的摄入量；平时也要注意饮食调理。

（2）生冷、寒凉、辛燥之品：经前、经期忌过食生冷、寒凉、辛燥之品，如雪梨、香蕉、马蹄、白菜等寒凉食品，肉桂、花椒、丁香、胡椒、辣椒等辛辣刺激食品，菱角、菱笋、冬瓜、芥蓝、蕨菜、黑木耳、兔肉、火麻仁等损伤脾胃或肾气的食品。

（3）含咖啡因的食物：在经期开始前3天要少饮含咖啡因的饮料，以减少或避免此症的发生。

（4）辛辣刺激性食物：如辣椒、胡椒、大蒜、姜、葱、韭菜、肉桂、丁香；以辛辣调味品为佐料的食物，如辣腐乳、麻辣豆腐等，可增强神经的兴奋性，使病情加重。

（5）酸性食物：中医学认为，经前期紧张综合征系心肝火旺，扰乱神明所致。酸性食物，如米醋、以醋为调料的酸辣菜和多种水果（如石榴、青梅、杨梅、阳桃、樱桃、酸枣、芒果、杏、苹果、李子、柠檬、橘子、橄榄、桑葚等）均可助长肝火，加重病情。

（6）损伤脾胃或肾气的食物：经前期紧张综合征患者多脾胃虚弱、肾气不足，如果食用损伤脾胃或肾气的食物就会加重病情，不利于疾病的康复。故经前期紧张综合征患者应忌食菱角、茭白、冬瓜，芥蓝、蕨菜、黑木耳、兔肉、火麻仁等损伤脾胃或肾气的食物。

【药物宜忌】

1. 西医治疗

（1）首先应予心理安慰与疏导，使精神松弛，重新控制生活。适当应用镇静药解除忧虑，如在黄体后期口服艾司唑仑（舒乐安定）1mg，每日2次；或口服苯巴比妥30mg，每日3次。

（2）氟西汀是一种抗抑郁药，可选择性抑制中枢神经系统5－羟色胺的再摄取。剂量20mg，每日1~2次，口服，于黄体期用药，不超过3个周期。可明显缓解精神症状及行为改变，但对躯体症状疗效不佳。

（3）利尿药适用于月经前体重增加明显者。为解除经前期综合征患者水钠潴留，月经周期后半期宜低盐饮食。螺内酯20mg，每日3次，口服。可拮抗醛固酮而利尿。

（4）激素治疗可用孕激素做替代治疗。自周期第16日开始，每日口服甲羟孕酮6mg，共10日。

（5）对乳房胀痛伴高催乳激素血症者，在后半周期给予溴隐亭1.25~2.5mg，口服，每日2次。可使90%患者的症状消失。

（6）维生素B_6可调节自主神经系统与下丘脑－垂体－卵巢轴的关系，还可抑制催乳素的合成，每日口服100mg，以改善症状。

2. 中医治疗

（1）辨证治疗

1）经行乳房胀痛

①肝气郁结

主症：经前或经行乳房痒痛，或乳头痒痛，甚者不可触衣，经行不畅，色暗，小腹胀痛，胸胁胀满，精神抑郁，善叹气，舌淡红苔薄，脉弦。

治法：疏肝理气，和胃通络。

方药：柴胡10g，枳壳12g，炙甘草10g，白芍20g，香附10g，陈皮6g。

用法：每日 1 剂，水煎服。

②肝肾亏虚

主症：经行或经后两乳作胀，乳房按之柔软无块，月经量少，色淡，两目干涩，咽干口燥，五心烦热，舌淡或舌红少苔，脉细数。

治法：滋肾养肝，和胃通络。

方药：沙参 15g，麦冬 15g，当归 10g，生地黄 15g，枸杞 15g。

用法：每日 1 剂，水煎服。

2）经行头痛

①血虚

主症：经期或经后，头晕头痛，月经量少，色淡质稀，心悸气短，神疲体倦，面色苍白，舌淡苔薄，脉虚细。

治法：养血益气。

方药：党参 15g，白术 15g，茯苓 20g，炙甘草 10g，熟地黄 20g，白芍 15g，当归 15g。

用法：每日 1 剂，水煎服。

②肝火上炎

主症：经行头痛，头晕目眩，月经色红质稠，烦躁易怒，口苦咽干，舌红苔薄黄，脉弦细数。

治法：养阴清热，柔肝息风。

方药：熟地黄 20g，山茱萸 15g，山药 20g，泽泻 20g，茯苓 20g，牡丹皮 12g，枸杞 15g，菊花 12g。

用法：每日 1 剂，水煎服。

③血瘀

主症：经前或经期头痛剧烈，经色瘀暗有块，小腹疼痛拒按，胸闷不舒，舌暗或有瘀点，脉弦涩。

治法：活血化瘀止痛。

方药：赤芍 15g，桃仁 15g，红花 3g，老葱 6g，麝香 1.5g，大枣 15g。

用法：每日 1 剂，水煎服。

3）经行泄泻

①脾虚

主症：月经前后，或经期大便溏泻，月经量多，色淡质稀，脘腹胀满，神疲肢倦，舌淡胖，苔白腻，脉濡缓。

治法：健脾益气，化湿调经。

方药：党参 15g，白术 15g，茯苓 20g，扁豆 20g，甘草 6g，山药 20g，莲子肉 15g，桔梗 12g，薏苡仁 20g。

用法：每日 1 剂，水煎服。

②肾虚

主症：经行或经后，大便溏泻，五更或晨起尤甚，月经色淡质稀，腰酸腿软，头晕耳鸣，畏寒肢冷，舌淡苔白，脉沉迟。

治法：温肾扶阳，暖土固肠。

方药：党参15g，白术15g，茯苓20g，薏苡仁20g，补骨脂15g，吴茱萸10g，肉豆蔻15g，五味子10g，生姜10g，大枣15g。

用法：每日1剂，水煎服。

4）经行水肿

①脾肾阳虚

主症：经行面浮肢肿，按之没指，晨起头面肿甚，月经推迟，月经量多，色淡质稀，腹胀纳减，腰膝酸软，大便溏泻，舌淡苔白薄，脉沉缓。

治法：温肾健脾，化气行水。

方药：茯苓20g，桂枝10g，白术15g，炙甘草10g。

用法：每日1剂，水煎服。

②气滞血瘀

主症：经行肢体肿胀，按之随手而起，月经量少，色暗或有血块，胸胁、小腹胀满，善叹息，舌紫暗，苔白腻，脉弦涩。

治法：理气行滞，养血调经。

方药：当归15g，赤芍15g，延胡索15g，木香6g，槟榔10g。

用法：每日1剂，水煎服。

5）经行情志异常

①心血不足

主症：经前或经期精神恍惚，心神不宁，心悸失眠，无故悲伤，月经量少、色淡，舌淡苔薄白，脉细弱。

治法：补血养心，安神定志。

方药：甘草12g，茯苓20g，小麦15g，大枣15g，黄芪20g，当归15g，柏子仁15g，五味子10g，党参15g，酸枣仁15g，肉桂3g，远志10g。

用法：每日1剂，水煎服。

②肝经郁热

主症：经前或经期，烦躁易怒，或抑郁不乐，头晕目眩，口苦咽干，胸胁胀满，月经量多，色深红，舌红苔黄，脉弦数。

治法：清肝泄热，解郁安神。

方药；牡丹皮12g，栀子12g，当归12g，白芍20g，柴胡12g，白术15g，茯苓15g，炙甘草10g。

用法：每日1剂，水煎服。

③痰火上扰

主症：经前或经期，精神躁狂，语无伦次，头痛失眠，心烦胸闷，舌红，苔黄腻，脉滑数有力。

治法：豁痰开窍，清心安神。

方药：法半夏 12g，竹茹 12g，枳实 15g，陈皮 6g，甘草 6g，茯苓 20g，生姜 6g，大枣 15g。

用法：每日 1 剂，水煎服。

（2）验方

①山药 200g，鲜牛奶 200mL，枸杞 15g。将山药洗净，削去外皮，切碎，剁成山药糜糊。将枸杞洗净，放入砂锅，加适量水，中火煨煮 30 分钟，调入山药糜糊，改用小火煨煮片刻。鲜牛奶用另一锅煮沸，沸后即离火，缓缓调入枸杞、山药糊中，搅拌均匀即成。早晚分食。

②白术 15g，巴戟天 15g，茯苓 30g，人参 6g，薏苡仁 60g。将白术、巴戟天、茯苓、人参加水先煎汤，取汁入薏苡仁煮成粥，米熟为度。上为 1 日量，早晚佐食。经前、经期连服 10 日。

③莲子 20 枚，桂圆肉 10 枚，大枣 10 枚，糯米 100g。将莲子洗净，用温开水浸泡 4 小时，与洗净的桂圆肉、大枣、糯米同放入砂锅，加适量水，大火煮沸，改用小火煨煮成稠粥。早晚分食。

3. 药物禁忌

（1）苯巴比妥

①忌饮茶：因茶叶所含鞣酸、咖啡及茶碱等成分对中枢神经有兴奋作用，可减弱苯巴比妥的镇静作用，故服药期间应避免饮茶。

②忌饮酒：因苯巴比妥等镇静药对乙醇和其他中枢神经抑制剂有协同作用，如果在服用镇静剂期间饮酒，会增加乙醇对机体的毒害，可能引起乙醇中毒，甚至昏迷或呼吸抑制等严重不良反应，故服镇静剂期间忌饮酒。

（2）利尿剂

①服安体舒通（螺内酯）应避免高盐食品：高盐食品可使本品疗效降低。

②服保钾利尿药不宜食用含钾高的食品：保钾利尿药如安体舒通等与含钾高的食品如蘑菇、大豆、菠菜、榨菜、川冬菜等合用，易致高血钾症。

③服排钾利尿剂期间不宜吃味精：味精的主要成分为谷氨酸钠，在服用本品期间若过食味精，既可加重钠水潴留，又可协同排钾，增加低血钾的发生率，故应少食味精。

④服排钾利尿剂忌同时服用酒及酒制品：排钾利尿剂可导致体内钾减少，而酒及酒制品（药酒、含醇饮料等）亦可使钾减少。若两者合用则可加重体内的低血钾症状。

⑤服双氢克尿噻（氢氯噻嗪）不宜高盐饮食：用药期间若食用咸菜、腌鱼、腌肉等高盐食物，可降低本品利尿效果。

⑥与氯化钾合用：保钾利尿药（螺内酯、氨苯蝶啶等）有排钠贮钾的作用，若与氯化钾合用易致高钾血症；严重者可引起心率缓慢、传导阻滞等心律失常，尤其对肾功能不全的患者更应注意。

⑦与阿米洛利合用：保钾利尿药与阿米洛利合用易致高钾血症。

⑧与阿司匹林合用：保钾利尿药（螺内酯）与阿司匹林合用可使其利尿作用减弱，若须合用应适当增加螺内酯的用量。

⑨与含钾高的中药合用：保钾利尿药与泽泻、白茅根、夏枯草、金钱草、牛膝、丝瓜络等含钾高的中药合用，易引起高钾血症等不良反应。

（3）氯硝西泮

①与浓茶、咖啡合用：浓茶、咖啡对中枢神经系统有兴奋作用，可拮抗氯硝西泮等药物的药效，影响治疗效果。故服用氯硝西泮时，不宜喝浓茶、咖啡。

②与巴比妥类、扑米酮合用：氯硝西泮与苯巴比妥、戊巴比妥、扑米酮合用，易引起嗜睡、行为紊乱等不良反应。

③与含氰苷的中药合用：氯硝西泮与含氰苷的中药（如枇杷仁、桃仁、苦杏仁等）同服，可能造成呼吸中枢抑制，进而损害肝功能，甚至导致呼吸衰竭而死亡。

④与抗癫灵合用：氯硝西泮与抗癫灵合用，可使氯硝西泮的血药浓度升高，易引起中毒。故氯硝西泮一般不宜与抗癫灵合用，若须合用应适当减少氯硝西泮的用量。

（4）经前期紧张综合征患者多有不同程度的水肿，而糖皮质激素，如可的松、泼尼松、甲泼尼龙等可导致水钠潴留，加重水肿症状。

五、高泌乳素血症

【概述】

各种原因导致的血清催乳素（PRL）异常增高（>1.14mmol/L），称为高催乳素血症。

1. 病因

（1）下丘脑疾患：颅咽管瘤、炎症等病变影响催乳素抑制因子（PIF）的分泌，导致催乳素升高。

（2）垂体疾患：是引起高催乳素血症最常见的原因。其中以垂体催乳激素瘤最常见，1/3以上为垂体微腺瘤；空泡蝶鞍综合征也可使催乳素升高。

（3）原发性甲状腺功能减退症：可使促甲状腺激素释放激素增多，刺激垂体催乳素分泌。

（4）特发性高催乳素血症：血清催乳素升高，多为2.73~4.55mmol/L，但未发现垂体或中枢神经系统疾病。部分患者数年后发现垂体微腺瘤。

（5）其他：多囊卵巢综合征、长期服用抗精神病药和抗抑郁症药均可引起血清催乳素升高。

2. 临床表现

（1）月经紊乱及不育：85%以上患者有月经紊乱；生育年龄患者可不排卵或黄体期缩短，表现为月经少、稀发甚至闭经；青春期或青春期早期妇女可出现原发性闭经；生育期后多表现为闭经，甚至无排卵而导致不孕。

（2）泌乳：是本病的特征之一。乳溢－闭经综合征患者中约 2/3 存在高催乳素血症；1/3 患垂体微腺瘤。溢乳通常表现为双乳流出或可挤出非血性乳白色或透明液体。

（3）头痛、眼花及视觉障碍：垂体微腺瘤增大明显时，由于脑脊液回流障碍及周围脑组织和视神经受压，可出现头痛、眼花、呕吐、视野缺损及动眼神经麻痹等症状。

（4）性功能改变：由于垂体黄体生成素与卵泡刺激素分泌受抑制，出现低雌激素状态，表现为阴道壁变薄或萎缩、分泌物减少、性欲减退。

3. 辅助检查

（1）血清学检查：血清催乳素 >1.14mmol/L，可确诊为高催乳素血症。检测最好在上午 9～12 时进行。

（2）影像学检查：当血清催乳素 >4.55mmol/L 时，应行垂体磁共振检查，明确是否存在垂体微腺瘤及腺瘤。

（3）眼底检查：由于垂体微腺瘤可侵犯和压迫视交叉，引起视盘水肿；也可因肿瘤压迫视交叉使视野缺损，因而眼底、视野检查有助于确定垂体腺瘤的大小及部位，尤其适用于孕妇。

【饮食宜忌】

1. 饮食宜进

（1）饮食原则

①宜足量进食钠盐：本症患者由于疾病引起醛固酮分泌不足，在摄钠减少时，尿钠如常，致使体内钠离子不足，临床表现为全身乏力、直立性低血压等。因此，本症患者的饮食宜多钠盐、少钾盐，每日摄食盐量 8～10g，以维持电解质平衡。

②宜食富含优质蛋白质的食物：蛋白质摄入不足，可加重消瘦、虚弱，并可降低机体抵抗力，不利于患者的恢复。

③宜食富含维生素及无机盐的食物：谷类、豆类及新鲜蔬菜含有丰富的维生素 E、维生素 C、B 族维生素及微量元素锌、锡、铜等，有利于疾病的恢复。

④宜食适量的糖类食物：因患者皮质醇缺乏而引起的糖异生作用减弱，肝糖原消耗，可发生空腹低血糖。机体靠葡萄糖供给能量，过分限制糖类的摄取，不利于肾上腺皮质功能减退症的恢复，故应进食适量富含糖类的食物。

⑤宜食富含低脂肪的食物：由于患者消化功能低下，食欲较差，胃酸分泌减少，胃排空时间延长，食高脂肪的食物不易消化、吸收。因此，患者宜选择低脂肪、易消化的清淡膳食。

（2）饮食搭配

①萝卜与羊肉：萝卜能降低胆固醇，减少高血压和冠心病的发生，且有顺气消食、

化痰止喘、利尿补虚及抗癌等作用。羊肉性味甘温，能助元阳、补精血、益虚劳，是良好的滋补壮阳食物。二者同食，补而不滞，有助阳、补精、顺气、消食之功效。

②蘑菇与扁豆：蘑菇可健胃理气、润燥化痰。扁豆亦能增强机体的免疫力，并有明目、润肤、抗衰的功效。二者搭配，有补脾益气、润燥化痰等功效，可增强机体的抗病能力。

（3）药膳食疗方

①甲鱼1只，枸杞30g，熟地黄15g。将甲鱼放入沸水锅烫死，取出后剁去头、爪，揭去甲壳，掏去内脏，洗净，切成小块，然后将甲鱼块放入锅中，加入洗净的枸杞、熟地黄，加水600mL，用文火炖熟透即可。每日服1次。适用于高泌乳素血症，证属肝肾阴虚。

②新鲜牛肉250g，当归20g，党参30g，大枣6枚。将牛肉洗净、切块；当归、党参、大枣6枚（去核）洗净。把全部用料放入锅中，清水适量，武火煮沸后，改文火煲1~2小时，调味食用。适用于高泌乳素血症，证属气血两虚。

③墨鱼1条，核桃仁6g。将墨鱼洗净、去内脏，与核桃仁加水400mL同煮至鱼熟。食鱼喝汤，每日1次。适用于高泌乳素血症，证属肝肾阴虚。

④将猪瘦肉250g洗净、切片；当归12g、黄芪30g洗净。把全部用料放入锅中，加清水适量，武火煮沸后，文火煲约2小时，调味供用。适用于高泌乳素血症，证属气血虚弱，症见面色苍白、眩晕心悸、月经不调、经色淡红而量少、渐至闭经、体倦气短、饮食减少。

⑤鲜嫩牛肉250g洗净、切块；当归12g、黄精30g、陈皮3g洗净。把全部用料放入锅中，加清水适量，武火煮沸后，文火煲2~3小时，调味供用。适用于高泌乳素血症，证属气血虚弱，症见月经量少或闭经或不孕、溢乳清稀色淡、言语无力、疲倦少动、面色萎黄、神疲乏力、心悸眩晕。

⑥将雄乌鸡500g洗净后切块，与陈皮、高良姜各3g，胡椒6g，苹果2个同时入锅，加适量葱、醋、酱，加水没过鸡肉炖熟。连汤服食，每日1~2次。适用于高泌乳素血症，证属气血虚弱，症见月经量少或闭经或不孕、溢乳清稀色淡、面色不华、言语无力、疲倦少动。

⑦生山楂50g，炒麦芽30g，或单味炒麦芽60g。共煎水代茶饮，每日1剂。适用于各种溢乳症，包括高泌乳素血症、产后回乳、人工流产后回乳等。

⑧将墨鱼1条洗净、去内脏，与核桃仁6g，加水400mL同煮至鱼熟。食鱼喝汤，每日1次。适用于高泌乳素血症，证属血瘀，症见月经失调或月经提前、月经过多或崩漏不止或闭经、不孕、溢乳、胸胁胀痛、烦躁易怒、经前乳房或下腹疼痛拒按、腰酸痛、经血色暗红多血块。

⑨将红花15g、山楂30g，放入白酒250mL中浸泡1周。每次饮15~30mL，每日2次。根据酒量大小，以不醉为度，经前连用3个月。适用于高泌乳素血症，证属血瘀，症见月经失调或月经提前、月经过多或崩漏不止或闭经、不孕、溢乳、烦躁易怒、经

前乳房或下腹疼痛拒按、腰膝酸痛、耳鸣头晕、经血色暗红多血块。

⑩益母草 30g，乌豆 60g，加水 500mL 水煎取汁，加红糖、黄酒适量，每日 2 次。适用于高泌乳素血症，证属气滞血瘀，症见月经失调或月经提前、月经过多或崩漏不止或闭经、不孕、溢乳、胸胁胀痛、烦躁易怒、经前乳房或下腹疼痛拒按、腰酸痛、经血色暗红多血块。

⑪将干燥月季花 10 朵烧灰存性，黄酒适量送服。适用于高泌乳素血症，证属气滞血瘀，症见月经失调或月经提前、月经过多或崩漏不止或闭经、不孕、溢乳、胸胁胀痛、烦躁易怒、经前乳房或下腹疼痛拒按、腰酸痛、经血色暗红多血块。

2. 饮食禁忌

（1）少吃油炸食品、动物脂肪、甜食及过多进补食品。

（2）忌肥甘厚味等生痰之品及煎炸之品。

（3）辛辣、刺激性食物：因会刺激胃黏膜，增加胃液的酸度，加重消化不良。

（4）胀气食物：进食胀气食物，会造成胃肠扩张而加重病情。

（5）含钾高的食物：含钾高的食物，如蘑菇、菠菜、川冬菜等，易致高钾血症。

（6）摄碘过少或过多：当膳食中长期缺碘时，就会引起甲状腺激素合成不足，在单纯性地方性甲状腺肿的基础上发生甲状腺功能减退。长期摄入碘化物（有机碘或无机碘）过多，亦可导致甲状腺功能减退，尤其是原有甲状腺炎的患者，更易患病。

（7）含硫氰酸盐的食物：此类食物主要有黄豆、卷心菜、萝卜等，过食这类食物，会引起甲状腺肿或甲状腺功能减退。

【药物宜忌】

1. 西医治疗

根据原发病因确定高泌乳素血症的治疗方案

（1）垂体瘤：垂体泌乳素瘤多为良性肿瘤，恶性者极为罕见。绝大多数催乳素微腺瘤不再继续增大，只有约 7% 的微腺瘤会继续生长；部分催乳素微腺瘤还会自然消退。催乳素大腺瘤一般不会自然消失，如果不给予治疗往往会增大。催乳素微腺瘤的治疗原则是根据患者的年龄及生理情况选择多巴胺受体激动剂、雌孕激素治疗或随访观察；年轻有生育要求者首选多巴胺受体激动剂治疗；年轻无生育要求者，建议选择多巴胺受体激动剂治疗；如患者不希望使用多巴胺受体激动剂，可采用雌、孕激素治疗。年龄较大者，可以不给予多巴胺受体激动剂治疗；绝经后妇女一般定期随访即可。雌、孕激素治疗的目的是补充雌激素，以免过早出现骨质丢失。目前临床上使用的多巴胺受体激动剂有溴隐亭和卡麦角林。

（2）年轻的特发性高泌乳素血症：患者一般给予多巴胺受体激动剂治疗，治疗时间一般维持在 1 年以上。年龄较大的患者可以不做任何治疗，随访观察即可。如果患者有低雌激素血症，也可给予雌、孕激素治疗。

（3）原发性甲状腺功能减退：补充甲状腺素以后，即可自行缓解。

（4）药物引起的高催乳素血症：停药后可自行缓解。

2. 中医治疗

（1）辨证治疗

①肝气郁结

主症：闭经或月经稀少，乳汁自溢或挤压而出，精神抑郁，喜叹气，胸胁、乳房胀满疼痛，或小腹胀满，舌苔薄白，脉弦。

治法：疏肝解郁，理气调经。

方药：柴胡 12g，枳壳 15g，白芍 15g，香附 10g，陈皮 6g，炙甘草 6g。

用法：每日 1 剂，水煎服。

加减：乳房胀痛有结块者，加青皮 10g、夏枯草 15g、荔枝核 30g、橘核 30g，以理气散结；肝郁化火、心烦易怒、口渴咽干者，宜用丹栀逍遥散加减，以清肝泄热。

②肝肾亏损

主症：月经稀发或闭经，伴有溢乳，不孕，头晕耳鸣，精神不振，腰膝酸软，舌红苔少，脉细。

治法：滋养肝肾，调补冲任。

方药：菟丝子 15g，杜仲 15g，枸杞 15g，山茱萸 15g，当归 12g，熟地黄 15g，山药 20g，茯苓 20g。

用法：每日 1 剂，水煎服。

加减：若五心烦热、咽干口燥，则去当归、熟地黄、杜仲，加生地黄 15g、女贞子 15g、墨旱莲 15g、龟板 20g、地骨皮 15g，以滋阴清热。

③脾虚痰阻

主症：形体肥胖，月经稀发或闭经、不孕，乳汁自出或挤压而出，胸闷腹胀，纳呆便溏，舌淡胖，苔薄白或白腻，脉滑或缓滑。

治法：健脾燥湿，豁痰调经。

方药：苍术 15g，香附 10g，法半夏 12g，茯苓 20g，陈皮 6g，胆南星 15g，枳壳 12g，神曲 15g，生姜 6g，甘草 6g。

用法：每日 1 剂，水煎服。

加减：闭经，加当归 10g、鸡血藤 30g，以养血活血。

（2）验方

①生山楂 50g，炒麦芽 30g（或单味炒麦芽 60g）。共煎，代茶饮，每日 1 剂。

②红花 15g，山楂 30g，白酒 250mL。将红花、山楂放入白酒中浸泡 1 周。每次饮 15～30mL，每日 2 次。根据酒量大小，以不醉为度，经前连用 3 个月。

3. 药物禁忌

（1）甲状腺素

①含钙、磷低的食物：因甲状腺素可促进钙、磷的排泄，易致骨质疏松。

②绿色蔬菜：大豆、豌豆、芦笋、卷心菜、菠菜等含有致甲状腺肿的物质，可使甲状腺素不足的患者病情加重。

③抗甲状腺药物过量：常用的抗甲状腺药物有甲硫氧嘧啶、丙硫氧嘧啶、他巴唑、甲亢平等，这类药物过量可导致甲减发生。

④抑制甲状腺素合成的药物：过氯酸钾、硫氰酸盐、雷琐辛、对氨基水杨酸钠、保泰松、碘胺类药物、碳酸锂等，能阻碍碘化物进入甲状腺，抑制甲状腺素合成。

⑤降血脂药（消胆胺）：消胆胺可妨碍甲状腺素吸收，降低本品疗效。

⑥丙咪嗪：合用可能引起心律失常。

⑦苯妥英钠、阿司匹林：合用可使甲状腺素的作用增强，不良反应加重。

⑧双香豆素：甲状腺素可使抗凝血药双香豆素抗凝作用及其毒性反应均增强，故合用时必须减量。

⑨强心苷及口服降血糖药：甲状腺素可使地高辛、氯磺丙脲、优降糖等作用增强、不良反应增加。

⑩胰岛素：甲状腺激素类药物可抑制胰腺分泌胰岛素，使用胰岛素后可加速甲状腺素的代谢，从而使病情加重。

（2）持续放射性碘治疗：放射性碘治疗适用于甲亢患者，如碘治疗剂量过大，一旦出现甲状腺激素分泌不足症候群，如体温低、怕冷、食欲减退、反应迟钝、动作缓慢、心率减慢等症状，应立刻停止放射性碘治疗。

（3）皮质激素：本病需长期应用皮质激素替代补充，不能任意撤减，更不能随意中断治疗。如果中断用药，可诱发肾上腺危象，产生严重后果。

（4）维生素 C：长期使用大剂量维生素 C，可使黑色素沉着减退。

六、闭经

【概述】

闭经是妇科疾病中常见的症状，分为原发性闭经、继发性闭经和生理性闭经。原发性闭经是指 16 岁第二性征已发育，但月经还未来潮者；继发性闭经是指月经建立以后又停止，持续时间相当于 3 个月经周期以上或月经停止 6 个月以上者；青春期前、妊娠期、哺乳期及绝经前后的月经停闭不行均属生理现象，不属于本节讨论范围。

1. 病因

月经是指随子宫内膜周期性变化出现的周期性子宫出血。正常月经的建立和维持有赖于下丘脑－垂体－卵巢轴的神经内分泌调节，以及靶器官子宫内膜对性激素的周期性反应，其中任何一个环节发生障碍就会出现月经失调，甚至导致闭经。

（1）原发性闭经：较为少见，往往由于遗传原因或先天发育缺陷引起。

1）米勒管发育不全综合征：约 20% 的青春期原发性闭经伴有子宫阴道发育不全。表现为始基子宫或无子宫、无阴道，而外生殖器、输卵管、卵巢发育正常，女性第二性征正常。其中 30% 患者伴肾畸形，12% 患者伴骨骼畸形。这是由于副中肾管发育障碍引起的先天性畸形，可能系基因突变所致。

2）性腺发育不全：占原发性闭经的 35%，分为染色体正常或异常两类。

①特纳综合征：因性染色体异常引起，缺少一个 X 染色体或其分化不完全。核型为 X 染色体单体（45，XO）或嵌合体（45，XO/46，XX，45，XO/47，XXX）。表现为卵巢不发育、原发性闭经及第二性征发育不良。患者身材矮小，常有蹼颈、盾胸、后发际低、肘外翻、腭高耳低、鱼样嘴等临床特征，可伴主动脉缩窄及肾、骨骼畸形。

②单纯性腺发育不全

a.46，XX 条索状性腺。体格发育无异常，卵巢呈条索状无功能实体，内无生殖细胞和卵泡，子宫发育不良，外生殖器女型，第二性征发育差，人工周期治疗可有撤药性出血。

b.46，XY 条索状性腺，又称 Swyer 综合征。体格发育无异常，主要表现为条索状性腺及原发性闭经。由于 Y 染色体存在，患者在 10～20 岁时发生性腺母细胞瘤或无性细胞瘤的危险增高，诊断确定后应切除条索状性腺。

③对抗性卵巢综合征：由于卵巢的胞膜受体缺陷，不能对促性腺激素产生反应，于是不能分泌激素，不能负反馈抑制垂体。临床特征是卵巢形态饱满，内有多数始基卵泡及少数初级卵泡，第二性征不发育，出现闭经及促性腺激素升高。

④雄激素不敏感综合征：又称睾丸女性化完全型。为男性假两性畸形，染色体核型为 46，XY，性腺为睾丸，但未下降而位于腹腔或腹股沟内。睾酮水平虽在男性范围，由于胞质缺乏睾酮受体，故睾酮不发挥生物学效应，但睾酮仍能通过芳香化酶转化为雌激素，故表型为女型，至青春期虽乳房隆起丰满，但乳头发育不良，乳晕苍白，阴毛、腋毛稀少。睾丸又能分泌米勒管抑制因子，故阴道呈凹陷状，子宫及输卵管缺如。

⑤低促性腺激素性性腺功能减退：是由于下丘脑促性腺激素释放激素分泌缺乏或不足引起。临床以低促性腺激素、低性激素为特征，主要表现为青春期延迟、无月经来潮、无性征发育，而女性内生殖器分化正常，常伴有嗅觉障碍及先天性耳聋。

（2）继发性闭经：发生率较原发性闭经高约 10 倍。其病因复杂，根据控制正常月经周期的 4 个主要环节，以下丘脑性闭经最常见，依次为垂体、卵巢及子宫性闭经，分别占继发性闭经的 55%、20%、20% 和 5%。

1）下丘脑性闭经：是最常见的一类闭经，以功能性原因为主。下丘脑弓状核含有传导神经内分泌的神经元，接受多处脑区的神经冲动，汇合成信号促使脉冲式释放促性腺激素释放激素。在卵泡期为维持正常卵泡功能，约每 90 分钟有 1 次促性腺激素释放激素脉冲。若脉冲式分泌模式异常，包括频率、幅度及量的变化，将导致卵泡发育障碍而导致闭经。

①紧张应激：精神创伤、环境变化等因素均可使机体处于紧张的应激状态，扰乱中枢神经与下丘脑之间的联系，从而影响下丘脑－垂体－卵巢轴而闭经。多见于年轻未婚妇女，从事紧张脑力劳动者。盼子心切或畏惧妊娠等强烈的精神因素也可干扰内分泌功能而发生假孕性闭经。此类闭经多为一时性，通常很快自行恢复，也有持续时间较长者。

②体重下降和营养缺乏：中枢神经对体重急剧下降极为敏感，而体重又与月经联系紧密，不论单纯性体重下降或真正的神经性厌食均可诱发闭经。单纯性体重下降系指体重减轻标准体重的15%~25%。神经性厌食通常由于内在情感的剧烈矛盾或为保持体型而强迫节食引起的下丘脑功能失调，其特征性表现为精神性厌食、严重消瘦和闭经。促性腺激素释放激素浓度降至青春期前水平，以致促性腺激素和雌激素水平低下而发生闭经。

③剧烈运动：剧烈运动（如长跑）易致闭经，原因是多方面的。初潮发生和月经的维持有赖于一定比例的机体脂肪，若运动员肌肉/脂肪比率增加或总体脂肪减少可使月经异常。另外，运动剧增后促性腺激素释放激素的释放受到抑制可引起闭经。

④药物：除垂体腺瘤可引起闭经溢乳综合征外，长期应用某些药物，如吩噻嗪衍生物（奋乃静、氯丙嗪）、利舍平及甾体类避孕药，偶尔也可出现闭经和异常乳汁分泌。此种药物性抑制常是可逆的，一般在停药后3~6个月月经自然恢复。

⑤颅咽管瘤：位于蝶鞍上的垂体柄漏斗部前方可发生颅咽管瘤是垂体、下丘脑性闭经的罕见原因。瘤体增大压迫下丘脑和垂体柄时，可引起闭经、生殖器官萎缩、肥胖、颅内压增高、视力障碍等症状，称为肥胖生殖无能营养不良症。

2）垂体性闭经：主要病变在垂体。腺垂体器质性病变或功能失调可影响促性腺激素的分泌，继而影响卵巢功能而引起闭经。

①垂体梗死：常见的为席汉综合征。由于产后大出血休克，使垂体缺血坏死，尤以腺垂体最为敏感，促性腺激素分泌细胞发生坏死，也可累及促甲状腺激素、促肾上腺皮质激素分泌细胞。于是出现闭经、无乳、性欲减退、毛发脱落等症状，第二性征衰退，生殖器官萎缩，还可出现畏寒、嗜睡、低血压及基础代谢率降低。

②垂体肿瘤：位于蝶鞍内的腺垂体各种腺细胞可发生催乳激素腺瘤、生长激素腺瘤、促甲状腺激素腺瘤、促肾上腺皮质激素腺瘤及无功能的垂体腺瘤。不同类型的肿瘤可出现不同症状，但都有闭经表现，这是因为肿瘤压迫分泌细胞，使促性腺激素分泌减少所致。

③空蝶鞍综合征：因鞍膈不全或某种病变，蝶鞍内出现空隙，脑脊液流向蝶鞍的垂体窝，垂体受压缩小，而蝶鞍扩大，压迫垂体发生高催乳激素血症，其常见症状为闭经，有时泌乳。X线检查仅见蝶鞍稍增大；CT或磁共振检查则精确显示，在扩大的垂体窝中，可见萎缩的垂体和低密度的脑脊液。

3）卵巢性闭经：闭经的原因在卵巢。卵巢分泌的性激素水平低下，子宫内膜不发生周期性变化而导致闭经。

①卵巢早衰：40岁前绝经者称卵巢早衰。表现为继发性闭经，常伴更年期症状，具低雌激素及高促性腺激素特征。卵巢内无卵母细胞或虽有原始卵泡，但对促性腺激素无反应。病因以特发性即无明确诱因的卵巢萎缩及过早绝经最常见。另外，自体免疫病亦可引起本病，循环中存在多种器官特异性自身免疫抗体，卵巢活检可见有淋巴细胞浸润。

②卵巢切除或组织破坏：双侧卵巢已手术切除或经放疗破坏卵巢组织，导致闭经。严重的卵巢炎也可破坏卵巢组织而导致闭经。

③卵巢功能性肿瘤：产生雄激素的睾丸母细胞瘤、卵巢门细胞瘤等，由于过量的雄激素抑制下丘脑－垂体－卵巢轴功能而闭经。分泌雌激素的颗粒－卵泡膜细胞瘤，因持续分泌雌激素抑制了排卵，使子宫内膜增生过长而短暂闭经。

④多囊卵巢综合征：以长期无排卵及高雄激素血症为特征。表现为闭经、不孕、多毛和肥胖，且双侧卵巢增大，持续无排卵。

4）子宫性闭经：闭经的原因在子宫。此时月经调节功能正常，第二性征发育也往往正常，但子宫内膜受到破坏或对卵巢激素不能产生正常的反应，从而引起闭经。

①Asherman 综合征：是子宫性闭经中最常见的原因。因人工流产刮宫过度或产后、流产后出血刮宫损伤引起，尤其当伴有子宫内膜炎时更易导致宫腔粘连或闭锁而闭经。颈管粘连者有月经产生，但不能流出；宫腔完全粘连者则无月经。

②子宫内膜炎：结核性子宫内膜炎时，子宫内膜遭受破坏易致闭经；流产或产后感染所致的子宫内膜炎，严重时也可造成闭经。

③子宫切除后或宫腔放射治疗后：手术切除子宫或放疗破坏子宫内膜而导致闭经。

5）其他内分泌功能异常闭经：甲状腺、肾上腺、胰腺等功能紊乱也可引起闭经。常见的疾病为甲状腺功能减退或亢进、肾上腺皮质功能亢进、肾上腺皮质肿瘤等。

2. 临床表现

表现为无月经或月经停止。

3. 辅助检查

（1）药物撤退试验

①孕激素试验：为评估内源性雌激素水平的简单、快速方法。用黄体酮注射液，每日肌内注射 20mg，连续 5 日；或口服甲羟孕酮，每日 10mg，连用 5 日。停药后 3~7 日出现撤药出血（阳性反应），提示子宫内膜已受一定水平的雌激素影响，但无排卵，外源性孕激素使其发生分泌期变化，停药后内膜剥脱而出血。若孕激素试验无撤药出血（阴性反应），说明患者体内雌激素水平低下，以致对孕激素无反应，应进一步做雌、孕激素序贯试验。

②雌、孕激素序贯试验：嘱患者每晚睡前服己烯雌酚 1mg 或妊马雌酮 1.25mg，连续 20 日。为使停药后子宫内膜脱落完全，最后 5 日加用甲羟孕酮，每日口服 10mg，停药后 3~7 日发生撤药出血为阳性，提示子宫内膜功能正常，对甾体激素有反应，闭经是由于患者体内雌激素水平低落所致，应进一步寻找原因；无撤药出血为阴性，则应重复一次试验；若仍无出血，提示子宫内膜有缺陷或被破坏，可诊断为子宫性闭经。

（2）子宫功能检查

①诊断性刮宫：适用于已婚妇女，用以了解宫腔深度和宽度、宫颈管或宫腔有无粘连。刮取子宫内膜，做病理学检查，可了解子宫内膜对卵巢激素的反应，还可确定子宫内膜结核的诊断。

②子宫输卵管碘油造影：了解子宫腔形态、大小及输卵管情况，用以诊断生殖系统发育不良、畸形、结核及宫腔粘连等病变。

（3）卵巢功能检查

①基础体温测定：黄体酮通过体温调节中枢使体温轻度升高，致使基础体温在正常月经周期中显示为双相型。即月经周期后半期的基础体温较前半期上升 0.3℃ ~ 0.6℃，提示卵巢有排卵或黄体形成。

②B 型超声监测：从周期第 10 日开始用 B 型超声动态监测卵泡发育及排卵情况最简便可靠。卵泡直径达 18 ~ 20mm 时为成熟卵泡，约在 72 小时内排卵。确定排卵的特征为卵泡突然消失或明显缩小；卵泡边缘模糊，卵泡内呈稀疏光点；直肠子宫陷凹可能出现游离液体。

③宫颈黏液结晶检查：雌激素使宫颈黏液稀薄，拉丝度延长，并出现羊齿植物叶状结晶。羊齿植物叶状结晶越明显、越粗，提示雌激素作用越显著。若涂片上见成排的椭圆体，提示在雌激素作用的基础上已受孕激素影响。

④阴道脱落细胞检查：观察表、中、底层细胞的百分比。表层细胞的百分率越高反映雌激素水平也越高。卵巢早衰者的涂片可出现不同程度的雌激素低落或持续雌激素轻度影响。

⑤血甾体激素测定：雌二醇、黄体酮及睾酮的放射免疫测定。血黄体酮水平高，提示排卵；若雌激素浓度低，提示卵巢功能不正常或衰竭；若睾酮值高，提示有多囊卵巢综合征、卵巢男性化肿瘤或睾丸女性化等疾病可能。

⑥卵巢兴奋试验：又称尿促性素（HMG）刺激试验。每日用尿促性素 75 ~ 150U，肌内注射，连用 4 日。自开始注射第 6 日起，用上述方法了解卵巢能否产生雌激素。若卵巢对垂体激素无反应，提示病变在卵巢；若卵巢有反应，则病变在垂体或垂体以上。

（4）垂体功能检查：雌、孕激素序贯试验阳性提示患者体内雌激素水平低落。为确定原发病因在卵巢、垂体或下丘脑，需做以下检查。

①血催乳激素及垂体促性腺激素测定：血催乳激素 > 25μg/L 时称高催乳激素血症。血催乳激素升高时应进一步做头颅 X 线摄片或 CT 检查，排除垂体肿瘤。月经周期中卵泡刺激素正常值为 5 ~ 20μg/L，黄体生成素为 5 ~ 25μg/L。若卵泡刺激素 > 40μg/L，提示卵巢功能衰竭；若黄体生成素 > 25μg/L，高度怀疑为多囊卵巢；若卵泡刺激素、黄体生成素均 < 5μg/L，提示垂体功能减退，病变可能在垂体或下丘脑。必要时需测定促甲状腺激素、促肾上腺皮质激素水平。

②垂体兴奋试验：又称促性腺激素释放激素刺激试验，可了解垂体对促性腺激素释放激素的反应性。将促黄体生成素释放激素 100mg 溶于生理盐水 5mL 中，30 秒内静脉注射完毕，注射前及注射后 15、30、60、120 分钟分别测定黄体生成素含量。若注射后 15 ~ 60 分钟黄体生成素值较注射前升高 2 ~ 4 倍，说明垂体功能正常，病变在下丘脑；若经多次重复试验，黄体生成素值仍无升高或升高不显著，提示病变在垂体。

③影像学检查：疑有垂体肿瘤时应做蝶鞍 X 线摄片；肿瘤较大者应做头颅侧位平片辨认；阴性时需再做 CT 或 MRI 检查，以早期发现垂体微腺瘤（直径 < 1cm）。疑有子宫畸形、多囊卵巢、肾上腺皮质增生或肿瘤时可做 B 超检查。

④其他检查：疑有先天性畸形者，应进行染色体核型分析及分带检查。考虑闭经与甲状腺功能异常有关时测定 T_3、T_4、TSH。闭经与肾上腺功能有关时可做 17 - 羟类固醇或血皮质醇测定。

【饮食宜忌】

1. 饮食宜进

（1）饮食原则

①宜进食富含蛋白质、无机盐及维生素的食物：闭经患者饮食需营养丰富，宜多食富含蛋白质、铁、维生素 B_1、维生素 B_2、叶酸及铜的食物，如牛奶、鸡蛋、豆浆、羊肉、瘦肉、动物肝脏、大枣、龙眼肉、金橘饼、红糖、桃、金针菇等。

②宜进食具有养血调经及平补、温补作用的食物：原发性闭经与气血两虚型闭经，宜进食具有养血调经及平补、温补作用的食物，以益气养血、调补冲任。养血调经食物，如核桃仁、山楂、甲鱼、荔枝核、马蹄、莲藕、黑木耳、墨鱼、当归、艾叶、益母草等；平补食物，如猪肉、鲤鱼、黄豆、小米、扁豆、芝麻、山药、大枣、花生、白果、莲子等；温补食物，如牛肉、狗肉、羊肉、鸡肉、鳝鱼、龙眼肉、荔枝、红糖、饴糖等。此外，乌鸡、鸽肉、猪肝、猪血、青蛙肉等皆可适当食用。

③宜进食具有活血理气作用的食物：气滞血瘀型闭经，宜进食具有活血理气作用的食物，如山楂、龙眼肉、桃仁（去皮、尖，炒食或浸泡去毒后盐水拌食）、金橘、枸杞、鸡肫、香橼、橙子、萝卜、油菜、茄子等，以疏肝理气、下通冲任。

④宜进食具有补血作用的食物：若辨证为血亏者，除应注意加强营养外，宜多食具有补血作用的食物，如蛋类、奶类、豆类及其制品、瘦肉、新鲜绿叶蔬菜、水果、黑色食品（如香血糯、黑木耳、黑芝麻）等。

（2）饮食搭配

①莲藕与桃仁：莲藕性温味甘，是祛瘀生新之品，有止血散瘀的功效；桃仁性平味苦、甘，具有破血行瘀、润燥滑肠等功效。二者搭配，有活血化瘀的作用。适于闭经及妇女产后恶露排出不畅等症。

②黑豆与红糖：黑豆与红糖搭配食用，能滋补肝肾、活血行经、美容乌发，并对血虚气滞闭经有一定的疗效。

③鳖肉与白鸽肉：鳖肉与白鸽肉搭配食用，具有滋肾益气、散结通经、润肤养颜等功效，对身体虚弱引起的闭经有一定疗效。

④大枣与龙眼肉：龙眼肉具有养血安神的功效；大枣亦有补血养血的作用。二者搭配食用，能为机体提供丰富的营养，对闭经患者有一定的治疗作用。

⑤山楂与红糖：山楂有活血化瘀的功效，有助于解除局部瘀血状况，若与红糖搭配食用，对血瘀实证闭经有一定疗效。

（3）药膳食疗方

①白鸽1只，鳖甲50g。将白鸽去毛和内脏，将鳖甲打碎，放在白鸽的腹中，加水煮烂，加适量调料即可。食肉喝汤，每日1次。用于补肾养肝调经。

②陈皮10g，法半夏（布包）15g，桃仁10g，粳米200g。以上材料淘洗干净后，加适量水煮成粥，再加适量糖调味即可。喝粥，每日2次。用于化痰利湿，活血通经。

③将桑椹子200g、黄精150g、熟地黄50g分别洗净，晒干或烘干；桑椹子切碎，黄精、熟地黄切成片，一同放入广口玻璃瓶，加入米酒2000mL，加盖，摇匀，每天摇1次，连续浸泡15天即可开始饮用。每日2次，每次15mL，冬季温服。适于肾气不足（肾阴虚）型闭经及月经延后、月经量少。

④将带皮牛尾1000g去皮，洗净，剁成段，与熟火腿30g同入砂锅，加花椒、葱段、生姜片、黄酒、精盐及鸡汤适量，用小火煨炖4小时，至牛尾熟烂即成。佐餐食用。适于肾气不足（肾阳虚）型闭经。

⑤将鸭舌12个撕去膜，汤锅上火，加入清水烧开，倒入鸭舌焯透，捞出备用。将黄瓜50g改刀切成3cm长的条。将枸杞25g用水洗净，然后用温水泡透。炒锅上火，放入葱、姜、油30mL烧热，下精盐3g、酱油15mL、黄酒15mL，用湿淀粉15g勾芡，待汁芡黏稠时下鸭舌和黄瓜条，颠炒均匀，加入蒜片25g和枸杞，淋上麻油5mL出锅即成。佐餐食用。适于肾气不足（肾阴虚）型闭经及月经延后、月经量少。

⑥将羊肉100g洗净，切成块，与洗净的川牛膝10g、当归10g、枸杞10g、生姜适量一同放入砂锅内，加适量清水，用大火烧开，再改用小火慢炖2小时左右，待羊肉熟烂，加入精盐适量调味即成。可当汤佐餐，吃肉饮汤。适于肾气不足（肾阳虚）型闭经。

⑦将枸杞子30g洗净，放入蒸锅内。将乳鸽1只宰杀，去毛及内脏，洗净，入沸水锅中焯透，捞出，清水中过凉，切成若干块，放入蒸锅内，加适量清水（或清汤），并加葱花、姜末、黄酒、糖适量，隔水蒸1.5小时，待鸽肉熟烂如酥，取出，加精盐适量，拌和均匀，即成。可当菜佐餐，随意服食。适于肾气不足（肾阴虚）型闭经及月经延后、月经量少。

⑧将胎盘1具微火烘干，与烘干的白参20g共研成细末，装入空心胶囊（每个胶囊中约装0.25g），瓶装，备用。每日2次，每次5粒，温开水送服。适于肾气不足（肾阳虚）型闭经。

⑨将核桃仁150g、川芎100g分别洗净，晒干或烘干，共研成细粉，瓶装，备用。每日2次，每次10g，蜂蜜水或温开水送服。适于气滞血瘀型闭经、月经延后、月经量少及痛经。

⑩将乳鸽1只去毛及内脏，洗净，放入炖盅，再将黄芪30g、枸杞30g洗净放入炖盅，加水适量，隔水炖熟。吃肉饮汤，每日2次，宜常服。适用于气血虚弱型闭经，症见月经不能按时来潮、形体瘦弱、面色苍白无华、疲倦乏力、懒言声低、喜卧少动、动则气促、食欲欠佳、小便多、大便溏或先硬后溏。

⑪将当归 15g，用温水浸泡片刻，加水 200mL，先煎浓汁约 100mL，去渣取汁，入粳米 50g、红枣 10 枚、红糖适量，再加水 300mL 左右，煮至米开汤稠为度。可在早、晚空腹温热服，10 天一疗程。用于气血虚弱之闭经。

⑫将山药 90g、鸡内金 30g 烘干，共研为细末。每次服 12g，每日 2 次，用糯米酒或黄酒适量送服。气血虚弱型闭经，症见月经不能按时来潮、形体瘦弱、面色苍白无华、疲倦乏力、懒言声低、下腹空坠感、动则气促、食欲欠佳、小便多、大便溏或先硬后溏。

⑬将莲子肉 50g、桂圆肉 50g、红枣 20 枚用水洗净，与糯米 100g 共放入锅内，加适量水，用小火煨煮至成稠粥即成。可在早、晚分食。适于气血虚弱型闭经。

⑭将核桃仁 10～15g 捣烂如泥，与红花 6～10g 一起放入砂锅内煎煮，去渣取汁，同粳米 50～100g 一起放入锅内，加水适量，用小火煮成稀粥，加红糖适量调味，出锅即成。适于气滞血瘀型经闭、月经不调等症。

⑮将鸡内金 15g 洗净，切成小块；生山药 45g 去皮，切成小块；糯米 50g 淘洗干净。锅上火，加入水适量，放入鸡内金，用小火烧煮 1 小时，再放入糯米、山药块继续煮至肉烂粥稠。适于气滞血瘀所致的闭经。

⑯将王不留行 30g，茜草、红牛膝各 15g，分别清洗干净，用纱布包好，与猪蹄 250g 同放入砂锅，炖至猪蹄烂熟，去药包，服汤食肉。每日 2 次，每疗程 5 剂。适用于气滞血瘀型继发性闭经，症见月经不能按时来潮（推迟超过 3 个月）、乳房胀痛、下腹胀满不适、烦躁失眠或胸胁胀满不适、喜叹气、情绪抑郁、口干口苦。

⑰将川芎 6g、艾叶 9g、生姜 9g 同鸡蛋 2 个放入砂锅内，加水共煮，鸡蛋熟后去壳取蛋，放入锅内再煮 10 分钟，去药渣，加红糖适量调味，吃蛋喝汤。每日 1 次，连服 7 日。适于气滞血瘀之闭经。

⑱取麦芽 60g，去杂质炒黄；山楂 20g 炒黄，与川芎 20g 入锅加水煎汤，去渣取汁，入红糖 10g 溶化即可服用。上为 1 日量，分 2 服用，连服 20 日为一疗程。适于闭经或兼有泌乳、头晕厌食等症，证属痰湿阻滞者。

⑲将鲜荷叶 50g 洗净、切碎，与淘净大米适量同入锅煮粥，加盐调味服。每日 2 次，每疗程 7 日。适于痰湿阻滞型闭经，症见形体肥胖多毛、年逾 18 周岁而月经未来潮或原有月经来潮又停止来潮达 3 个月、乳房胀痛或下腔胀痛、渴不欲饮水。

⑳鲜橘皮 30g，荸荠 100g，大蒜 6g。洗净，加水洗净，加水煎汤，去渣取汁，加入红糖 20g，搅匀即成。上、下午分服。适于痰湿阻滞型闭经、月经延后、月经量少。

㉑薏苡仁 30g，炒扁豆 10g，山楂 15g。洗净，放入砂锅内，加水同煮粥，粥熟后放入红糖适量食之。每日 1 次，连服 7 天。适用于痰湿阻滞之闭经。

2. 饮食禁忌

（1）不利营养精血的食物：如大蒜、大头菜、茶叶、白萝卜、咸菜、榨菜、冬瓜等，多食会造成精血生成受损，从而使经血乏源而致闭经。

（2）肥腻食物：如皮蛋黄、鸡蛋黄、鸭蛋黄、猪脑、猪肝、猪肾、猪油、猪肥肉、猪肠、猪心、羊肉、羊肝、鳗鱼、墨鱼、青鱼、草鱼、虾、带鱼、蛤蜊、蟹、奶油、巧克力等含有较高的蛋白质、胆固醇、脂肪，多食后极易造成体内营养过剩，进一步增加脂肪堆积，加重肥胖，阻塞经络，使经血不能正常运行。

（3）高糖食物：因为有些闭经是由于体胖痰湿内阻引起，故闭经患者应禁食巧克力、糖果、甜点心等高糖食物，以免加重肥胖，造成痰湿内阻，经血不能正常运行而引起闭经，或加重闭经症状。

（4）酸性食物：中医学认为，一般酸性食物具有收敛固涩的特性，食用酸性食物后易使血管收缩、血液涩滞，不利于经血的畅行和排出，从而造成经血瘀阻，引起闭经或加重闭经症状。故闭经患者不宜食用酸性食物，如米醋、以醋为调料的泡菜和多种水果（如石榴、青梅、杨梅、阳桃、樱桃、酸枣、芒果、杏、苹果、李子、柠檬、橘子、橄榄、桑葚等）。

（5）生冷食物：中医学认为"寒主收引"，"血得寒则凝"。各种冰镇饮料、冰镇酒类和生拌冷菜（如拌黄瓜、拌海蜇、拌凉粉、拌萝卜等食物）均会因其低温而使血管收缩、血液凝滞，使经血闭而不行而致闭经。

（6）寒凉食物：螃蟹、田螺、河蚌、蛏子、海蜇等水产品性质十分寒凉；梨、香蕉、柿子、西瓜、黄瓜、柚子、雪梨、石耳、石花、地耳、油菜、茭白、苋菜、荸荠、海带等蔬菜水果亦属凉性，食用这些食物会使阴寒内盛，凝滞气血，从而遏阻血液运行而致闭经。

（7）辛辣刺激性食物：如辣椒、胡椒、大蒜、姜、葱、韭菜、肉桂、丁香及以辛辣调味品为佐料的食物（如辣腐乳、麻辣豆腐等），可使内分泌功能失调，从而引起闭经或加重闭经症状。

（8）胡萝卜：胡萝卜虽含有较丰富的营养，但有引起闭经和抑制排卵的功能，欲生育的妇女多食则不容易怀孕。

（9）避免过分节食（减肥）造成营养不良而诱发本病。经行之际忌食寒凉酸冷之物，以免阴寒内盛，凝滞气血。

【药物宜忌】

1. 西医治疗

（1）全身治疗：积极治疗全身性疾病，提高机体抵抗力，供给足够营养，保持标准体重，消除紧张情绪。

（2）激素治疗

①激素替代治疗：目的是维持女性全身健康及生殖健康，维持性征和月经。雌激素替代治疗，适用于无子宫者。妊马雌酮0.625mg，每日1次，连用21日，停药1周后重复给药。雌、孕激素人工周期疗法，适用于低雌激素性腺功能减退者。上述雌激素连服21日，最后10日同时给予甲羟孕酮2~6mg，每日2次。孕激素疗法，适用于体内有一定内源性雌激素水平的I度闭经患者，可每隔1~2个月，于月经周期后半期，每日口服甲羟孕酮10mg，共10日。

②促排卵治疗：氯米芬适用于有一定内源性雌激素水平的无排卵者，于月经第 5 日服药 50 ~ 150mg，每日 1 次，连用 5 日。氯米芬加绒毛膜促性腺激素联合治疗，适用于有生育要求者，在用氯米芬治疗后，B 超检查卵泡发育成熟，即肌内注射绒毛膜促性腺激素 5000 ~ 10000U。绒毛膜促性腺激素加尿促性素，在月经第 3 ~ 5 日开始，肌内注射尿促性素 75 ~ 150U，连用 7 ~ 10 日；卵泡成熟后，停用尿促性素，肌内注射绒毛膜促性腺激素 5000 ~ 10000U，B 超检查排卵。

③溴隐亭：适用于高泌乳素血症和垂体腺瘤患者。每日 2.5 ~ 5mg，一般服药 5 ~ 6 周，月经恢复。

④其他激素治疗：肾上腺皮质激素，适用于肾上腺皮质增生症所引起的闭经。地塞米松 0.75mg，每日 1 次，口服。甲状腺素，适用于甲状腺功能低下引起的闭经。甲状腺素 30mg，每日 1 次，口服。

（3）手术治疗：有生殖道闭锁者，可手术切开或行成形术；有卵巢肿瘤或垂体肿瘤者，应手术切除。

2. 中医治疗

（1）辨证治疗

①肝肾不足

主症：月经超龄未至，或初潮较迟，量少色淡，渐至闭经，面色晦暗，头昏耳鸣，腰膝酸软，手足心热，舌红或淡红，苔少或薄黄，脉细涩或弦细；阴虚发热者，则颧红盗汗，脉细数。

治法：滋补肝肾，养血调经。

方药：归神丸加减。

熟地黄、杜仲、枸杞、当归各 9g，菟丝子、茯苓各 12g，山茱萸、牛膝各 6g，鸡血藤、龟板各 12g，阿胶 9g（烊化）。

用法：每日 1 剂，水煎服；或用杞菊地黄丸 9g，每日 2 次，口服。

②气血虚弱

主症：月经由后期量少渐至停闭，面色苍白或萎黄，头晕目眩，心悸怔忡，神疲气短，舌淡，苔薄白，脉细弱无力。

治法：益气扶脾，养血调经。

方药：八珍汤加减。

党参、白术、茯苓、当归、熟地黄、白芍各 9g，川芎、甘草各 6g，鸡血藤 15g，山楂 9g，牛膝 6g。

用法：每日 1 剂，水煎服。

加减：心悸怔忡、夜寐不安者，可用归脾丸，每次 1 丸，每日 2 次，口服。

③气滞血瘀

主症：精神抑郁，胸胁胀痛，少腹胀痛拒按，舌质紫暗或有瘀点瘀斑，脉沉弦或沉涩。

治法：理气活血，祛瘀通经。

方药：血府逐瘀汤加减。

党参、当归、红花、牛膝各 9g，桃仁 12g，赤芍、枳壳、川芎各 6g，桔梗 5g，柴胡、甘草各 3g，王不留行 12g，路路通 6g。

用法：每日 1 剂，水煎服。

加减：小腹胀甚者，加香附、乌药各 6g。

④寒湿凝滞

主症：小腹冷痛，四肢不温，带下量多，色白质稀，舌苔薄白或白腻，脉沉紧。

治法：温经散寒，活血通络。

方药：温经汤加减。

党参、当归、川牛膝、莪术各 9g，白芍、牡丹皮各 6g，川芎 5g，桂心、炙甘草各 3g，小茴香 5g。

用法：每日 1 剂，水煎服。

⑤湿痰内阻

主症：形体肥胖，胸闷欲呕，痰多口淡，神疲倦怠，带多色白，舌淡胖，苔白腻，脉沉滑或弦。

治法：行气化痰，健脾燥湿。

方药：苍附导痰丸加减。

苍术、香附各 9g，陈皮、茯苓各 6g，半夏、枳壳、南星、甘草各 5g，生姜 3g。

用法：每日 1 剂，水煎服。

（2）验方

①当归 10g，赤芍 12g，桃仁、红花各 10g，川牛膝、乌药各 12g，三棱 10g，莪术 15g，穿山甲、丹参、川芎各 10g，肉桂 3g。每日 1 剂，水煎服。用于活血化瘀，调气散寒。

②当归、桃仁、红花各 10g，益母草 15g，丹参 25g，白芍 10g，柴胡 12g，香附、牛膝、陈皮各 10g，甘草 6g。每日 1 剂，水煎服。用于活血理气。

3. 药物禁忌

（1）己烯雌酚

①利福平：因利福平能促进己烯雌酚的代谢灭活，从而减弱其效力。

②氨苄西林：因氨苄西林可影响己烯雌酚的吸收而导致其作用降低。

（2）黄体酮

①巴比妥类、苯妥英钠、痛痉宁：因巴比妥类（如苯巴比妥、戊巴比妥）、苯妥英钠、痛痉宁可诱导肝脏微粒体酶，加速黄体酮类化合物灭活，从而降低其疗效。

②氨基比林：黄体酮有抑制肝脏微粒体酶的作用，可减慢氨基比林的代谢灭活，从而增加其作用和毒性。

（3）甲状腺素

①不宜食用绿色蔬菜：绿色蔬菜（如菠菜、卷心菜、芦笋、豌豆、大豆等）中含有致甲状腺肿的物质，可使甲状腺素不足的患者病情加重。

②不宜食用含钙、磷低的食物：甲状腺素可促进钙、磷的排泄，易致骨质疏松，故在服用甲状腺素期间不宜食用含钙、磷低的食物。

③不宜食用豆类：实验研究表明，豆类食物能抑制甲状腺素的产生。

④消胆胺：消胆胺为阴离子型交换树脂，经静电吸附可与甲状腺素形成复合物，妨碍其吸收，降低其疗效。如需合用，二者服药时间应间隔 4 小时以上。

⑤胰岛素：甲状腺素类药物，如甲碘安、甲状腺素等可抑制胰腺分泌胰岛素，使用胰岛素后可加速甲状腺素的代谢，从而使病情加重。

⑥强心苷及口服降糖药：甲状腺素可使强心苷及口服降糖药（如地高辛、氯磺丙脲、格列苯脲等）的作用增强，不良反应增加，故甲状腺素与强心苷及口服降糖药合用应慎重。

⑦丙咪嗪：甲状腺素与丙咪嗪合用可引起心律失常。

⑧苯妥英钠、阿司匹林：甲状腺素与苯妥英钠、阿司匹林合用可使甲状腺素的作用增强，不良反应增加，故甲状腺素与苯妥英钠、阿司匹林合用应慎重。

⑨双香豆素：甲状腺素可与抗凝血药双香豆素竞争结合血浆蛋白，从而使双香豆素在血浆中的游离浓度增加，抗凝作用及其毒性反应均增强，故甲状腺素一般不宜与双香豆素合用；如需合用，双香豆素应适当减量。

（4）凝血及止血药物：闭经患者应禁止使用促凝血药、止血药，如维生素 K_3、维生素 K_4、氨基己酸、氨基苯酸、氨甲环酸、卡巴克络、酚磺乙胺、氯化铵及中药紫草、仙鹤草、白及、棕榈炭、花生衣、藕节炭、大蓟、小蓟、侧柏叶、血余炭等，因为这类药物会加重血液凝滞瘀阻，阻碍经血畅行，引起闭经或加重闭经症状。

（5）具有收涩作用的中药：闭经患者不宜使用具有收敛固涩作用的中药，如五味子、山茱萸、五倍子、酸枣仁、煅龙骨、煅牡蛎等，以免造成经血凝滞，加重病情。

（6）寒性中药：如犀角、生地黄、玄参、牡丹皮、赤芍、金银花、大青叶、板蓝根等，可加重经血瘀滞，不利于经血畅行，从而引起或加重闭经症状。

（7）苦寒中药：虚证患者不宜使用苦寒败胃去脂的中药，如黄芩、黄连、黄柏、龙胆草、苦参、大黄、甘遂、大戟、商陆、芫花、苦楝皮等，因为这些药物会加重身体亏虚，使经血生成障碍而致闭经。

（8）滋补中药：肥胖患者应禁食具有滋补作用的中药，如北沙参、天冬、麦冬、石斛、女贞子、玉竹、熟地黄、阿胶、山茱萸、人参等，以免加重肥胖，阻塞经络，使经血运行不畅，而致闭经症状加重。

（9）盲目用药：闭经的原因是多方面的，对闭经的治疗应尽快找出原因，并根据病情和发病原因、时间、年龄及生育要求，及时妥善处理，切忌盲目用药，延误病情，影响治疗效果。

七、围绝经期综合征

【概述】

围绝经期是指从卵巢功能开始衰退至绝经后 1 年。在这段时间内，由于卵巢功能衰退，内分泌变化可引起一系列躯体、精神和心理症状，一般在 45～55 岁。可干扰妇女正常生活，影响身体健康及工作。正确对待和处理好这一时期的生理变化，对妇女健康的影响和提高妇女后半生的生活质量有着重要意义。

1. 病因

围绝经期的最早变化是卵巢功能衰退，然后才表现为下丘脑和垂体的功能退化。此时期卵巢逐渐停止排卵，雌激素分泌减少，而促性腺激素分泌增多。绝经后，卵巢几乎不能分泌雌激素，但仍分泌雄激素；促性腺激素水平逐渐升高，是由于卵泡刺激素（FSH）升高较黄体生成素（LH）显著。

（1）卵巢的变化：绝经后妇女卵巢体积缩小，其重量仅为性成熟期妇女卵巢的1/3～1/2。卵巢门血管硬化，动脉分支减少。卵巢皮质变薄，原始卵泡几乎耗尽，遗留的少数卵泡对促性腺激素刺激又不敏感，以致卵泡成熟发生障碍，不再排卵。

（2）性激素：围绝经期由于卵巢功能衰退，雌激素分泌逐渐减少，孕激素分泌停止，卵巢间质虽能分泌雄激素，但由于卵巢内缺乏芳香化酶，不能在卵巢内转化为雌激素，因此绝经后妇女体内仅有低水平的雌激素。

（3）促性腺激素：绝经后由于雌激素水平下降，诱导下丘脑弓状核和室旁核脉冲式分泌促性腺激素释放激素至门脉循环，进而刺激垂体释放卵泡刺激素和黄体生成素增加。同时，由于卵泡产生抑制素减少，也使卵泡刺激素和黄体生成素水平升高，其中卵泡刺激素升高较黄体生成素显著，绝经后 2～3 年达最高水平，约持续 10 年，至老年期下降。

（4）催乳激素：由于雌激素具有肾上腺能耗竭剂的功能，可抑制下丘脑分泌催乳激素分泌抑制因子（PIF），从而使催乳激素浓度升高。绝经后雌激素水平下降，下丘脑分泌 PIF 增加，致使催乳激素浓度降低。

（5）促性腺激素释放激素：绝经后促性腺激素释放激素的分泌增加与黄体生成素平行，说明下丘脑和垂体间仍保持良好功能。

（6）抑制素：绝经期妇女抑制素浓度下降，较雌二醇下降早且明显，可能成为反应卵巢功能衰退更敏感的标志。

2. 临床表现

（1）月经紊乱：绝经前半数以上妇女出现月经紊乱，多为月经周期不规则，持续时间长且月经量增加，系无排卵性周期引起，可致生育力低下，但有意外妊娠可能。围绝经期及绝经后妇女出现异常子宫出血，要警惕子宫内膜癌的发生，应取子宫内膜做活检。此外，尚需考虑宫颈癌、子宫息肉或肌瘤的可能。

（2）全身症状

①潮热：为围绝经期最常见症状，表现为面部和颈部皮肤阵阵发红，伴有烘热，继之出汗，一般持续1~3分钟。症状轻者每日发作数次；严重者十余次或更多，夜间或应激状态易促发。

②自主神经失调症状：常出现心悸、眩晕、头痛、失眠、耳鸣等。

③精神神经症状：围绝经期妇女往往感觉注意力不易集中，并且情绪波动大，表现为激动易怒、焦虑不安或情绪低落、抑郁、不能自我控制等情绪症状。记忆力减退也较常见。

④泌尿生殖道症状：主要表现为泌尿生殖道萎缩症状，出现阴道干涩、性交困难、反复阴道感染，及排尿困难、尿痛、尿急等反复发生的尿路感染。

⑤心血管疾病：绝经后妇女易发生动脉粥样硬化、心肌缺血、心肌梗死、高血压和脑卒中。因绝经后雌激素水平低下，使血胆固醇水平升高，各种脂蛋白增加，而高密度脂蛋白/低密度脂蛋白比率降低。

⑥骨质疏松：绝经后妇女骨质吸收速度快于骨质生成，促使骨质丢失而导致疏松。围绝经期过程中约25%的妇女患有骨质疏松症，其发生与雌激素下降有关。

⑦皮肤和毛发的变化：雌激素不足可使皮肤胶原纤维丧失；皮肤皱纹增多、加深；皮肤色素沉着，出现斑点；皮肤营养障碍，易发生围绝经期皮炎、瘙痒、多汗、水肿；暴露区皮肤经常受日光刺激易致皮肤癌。

3. 辅助检查

（1）血清卵泡刺激素及雌二醇测定：应检查血清卵泡刺激素及雌二醇的含量以了解卵巢功能。绝经过渡期血清卵泡刺激素 >10U/L，提示卵巢储备功能下降；闭经后卵泡刺激素 >40U/L，并且雌二醇 <10~20pmol/mL，提示卵巢功能衰竭。

（2）氯米芬兴奋试验：月经第5日，口服氯米芬，每日50mg，共5日，停药第1日测血清卵泡刺激素 >12U/L，提示卵巢储备功能降低。

（3）X线检查：表现出骨质疏松。

【饮食宜忌】

1. 饮食宜进

（1）饮食原则

①宜进食清淡易消化的食物：由于围绝经期综合征患者既有性腺功能减退，又有消化腺功能减退，故应以清淡易消化的食物为宜。

②宜进食富含优质蛋白的食物：围绝经期综合征患者宜进食富含优质蛋白的食物，如鸡蛋、牛奶、猪瘦肉、鱼、大豆及其制品。因为这些食物蛋白质含量高，易于机体吸收利用，以修复组织、提供血液生成的营养成分。

③宜进食富含钙、铁、铜的食物：围绝经期综合征患者宜进食富含钙、铁、铜的食物，如牛奶、豆类、海鲜、海米、虾皮、绿叶蔬菜、水果、干果等，以补充因雌激素不足而引起的缺钙及失血过多而致的贫血。

④宜进食富含 B 族维生素、维生素 C 的食物：因为 B 族维生素具有维持神经健康和促进消化的作用，如调节自主神经、增进食欲、增强机体抵抗力；维生素 C 可促进铁的吸收，降低微血管脆性，除有益于纠正贫血外，还能增强机体的抗病能力。故围绝经期综合征患者宜进食富含 B 族维生素、维生素 C 的食物，如全麦、糙米、豆类、猪瘦肉、新鲜蔬菜和水果等。

⑤宜进食具有降血压、降血脂作用的食物：具有降血压作用的食物，如玉米、绿豆、芹菜、洋葱、莲子、百合、山楂等；具有降血脂作用的食物，如糙米、高粱面、玉米面、多纤维蔬菜、水果、豆类及其制品等。围绝经期综合征患者宜进食上述食物以预防因血压、血脂升高而致的动脉硬化及冠心病等。

⑥宜进食具有补肾作用的食物：中医学认为，围绝经期综合征是肾气渐衰，天癸将竭，阴阳失衡所致。故围绝经期综合征患者宜进食具有补肾作用的食物，如猪肾、核桃仁、黑芝麻、山药、桑葚、甲鱼等。

⑦宜进食具有抗衰老作用的食物：蜂乳、花粉、大豆及其制品、花生、黑芝麻、核桃仁、牛奶、银耳、香菇、新鲜蔬菜、水果、鱼类及瘦肉等能增强人体免疫功能，且具有延缓衰老的作用。

⑧宜进食富含微量元素硼的食物：因为骨骼是由钙、磷构成的，如果饮食中缺少含硼的食物，钙质就会大量消耗，加重骨质疏松。研究表明，给绝经的妇女额外补充少量硼，其体内的雌激素水平明显增加，骨骼里钙的流失量也明显减少，而且体内的镁、磷也得到了相应的保存。多食含硼的食物可减慢阴道萎缩的进程，亦可减轻围绝经期综合征的症状。故围绝经期综合征患者应注意多食富含微量元素硼的食物，如苹果、花生等。

⑨更年期妇女出现肝肾阴虚、内热偏旺的证候时，宜服食芝麻、何首乌、海参、鳗鲡、蛤蜊、猪肾、猪心、蜂王浆、马奶、西洋参、沙参、当归、藕、食用菌、各种内河鱼、新鲜蔬菜水果以及植物油等。若兼有肝热偏重者，还宜吃些菊花脑、芹菜、马兰头、黄瓜、丝瓜、绿豆、荷叶、番茄、菠菜、胡萝卜、菊花、决明子等。

⑩对于停经前月经频繁，经血量过多，并引起贫血，出现面色苍白、气短、头晕眼花、全身乏力等症状的妇女，最好采用生理价值高的动物性蛋白质，如牛奶、鸡蛋、动物内脏和瘦的牛、羊、猪肉等。木耳加红糖炖服可治疗妇女月经过多，此外还宜多食苹果、梨、香蕉、橘子、山楂、鲜枣以及菠菜、油菜、甘蓝、太古菜、西红柿、胡萝卜等。食欲较差者可用红枣、桂圆加红糖做成红枣桂圆汤，或用红枣、赤小豆、糯米做成红枣小豆粥，亦可用红枣、莲子、糯米煮粥食用，均可收到健脾、益气、补血的效益。

⑪有浮肿、血压升高、头晕心慌、失眠等大脑皮层和自主神经功能失调现象的更年期女性，应多吃粗粮（小米、玉米、麦片等）、蕈类（蘑菇、香菇）、动物的肝脏、瘦肉、牛奶、绿叶蔬菜和水果等；宜低盐饮食，有条件者可服用安神降压食品，如猪心、芹菜叶、红枣汤、红果制品、酸枣、桑葚等。

⑫有的女性停经后发胖、血胆固醇增高，并有动脉硬化现象，故应控制体重。最好多吃鱼和豆制品，烹调要用植物油。植物油不仅能促进胆固醇的代谢，还能供给人体多种不饱和脂肪酸，如亚油酸、亚麻油酸、花生四烯酸等。植物油中以葵花籽油、豆油、芝麻油、玉米油、花生油较好。

（2）饮食搭配

①百合与冰糖、粳米：百合与冰糖、粳米搭配熬成百合粥，有润肺调中、镇静止咳、清热养阴的功效，对神经衰弱、慢性支气管炎、围绝经期综合征等有辅助治疗作用。

②黑木耳与大枣：黑木耳与大枣都有补气养血的功效，搭配食用能滋阴活血、补气养血。适于贫血、肺结核、月经不调、围绝经期综合征等患者食用。

③莲子与龙眼肉：莲子能养心安神、补中益气、补肾固精；龙眼肉亦是传统的滋补佳品，能养血安神、补脾益胃。二者搭配食用，其补中益气、养心安神功效增强，对围绝经期综合征有一定治疗作用。

④银耳与大枣：银耳性平、味甘，能滋阴润肺、养胃生津、补肾益精、强心健脑；大枣含有植物甾醇、皂苷，有镇静催眠、养血安神功效。二者搭配食用，具有滋阴降火、补脾养心之功效，对围绝经期综合征有一定治疗作用。

（3）药膳食疗方

①酸枣仁、生地黄各30g，粳米100g。将酸枣仁加水研碎，取汁100mL；生地黄煎汁100mL；粳米煮成粥后加酸枣汁和生地黄汁即可。趁热食粥，每日1次。补阴清热，安神除烦。

②沙参20g，冬虫夏草10g，乌鸡1只。将乌鸡去内脏，加水适量，与前2味一起煎汤。饮汤食肉，每日1次。滋肾潜阳。

③将羊肾1对，剖开洗净；淫羊藿20g，洗净后切片，与羊肾一同放入锅内，加适量清水，先用旺火烧开，再用小火炖煮30分钟，待羊肾熟烂后，去淫羊藿，加入精盐和胡椒粉适量调味，淋上麻油即成。温补脾肾。

④先将党参15g，红枣10枚洗净，入锅，加适量水，煎煮30分钟，再加入肉桂3g，煎煮5分钟，去渣取汁，趁热加入红糖10g即成。上、下午分服。温补脾肾。

⑤将新鲜羊肉200g洗净，切成小块，与淘洗干净的粳米100g、葱3根、生姜2片、精盐适量一同放入砂锅中，加水1000mL，用大火烧开后转用小火煎煮，至肉烂粥稠时即成。早、晚分食。温补脾肾。

⑥将金橘5个，洗净后去籽、捣烂；萝卜半个洗净，切丝榨汁。将金橘泥、萝卜汁混匀，放入蜂蜜，调匀即成。上、下午分服。疏肝解郁，理气化痰。

⑦将羊肉250g洗净后切成约1cm的方丁，放入碗中，加入鸡蛋清1个、湿淀粉、精盐，拌匀。大葱洗净后劈成两半，切成1cm的长段。炒锅放入植物油250mL（实耗约20mL）烧至六成热，先下羊肉丁划散，再放入葱段25g炒匀，迅速倒入漏勺。锅内留适量底油，放入羊肉丁、大葱段、精盐、酱油、黄酒，大火翻炒，用湿淀粉勾芡，

淋上麻油，装盘出锅即成。佐餐随意食用。温补脾肾，适用于围绝经期综合征，证属脾肾阳虚。

⑧将茉莉花 20 朵摘去蒂，漂洗干净；粳米 100g 淘洗干净。取锅放入清水、粳米，煮至粥将成时，加入茉莉花、白糖，再略煮即成。早、晚分食。疏肝解郁，理气化痰。

⑨将代代花 8 朵洗净，与绿茶 3g 一同放入茶杯中，倒入沸水冲泡即成。代茶频饮。一般可连续冲泡 3~5 次。疏肝解郁，理气化痰。

⑩将黑芝麻 20g 拣去杂质，淘洗干净，晒干，入锅，微火炒熟出香，趁热研成细末，备用；将粟米 100g 淘洗干净，放入砂锅，加水煮沸后，改用小火煨煮成稠粥，调入黑芝麻细末，拌和均匀，即成。早、晚分食。滋养肝肾，润肠通便。

⑪将鸭肉 200g 洗净，切成片；海参 50g 用水泡发透，洗净，切片，与鸭肉片一同放入砂锅内，加适量水，先用大火煮沸，再改用小火炖煮 2 小时，至鸭肉熟烂，加精盐，调匀即成。佐餐随意食用。滋补肝肾。

⑫将枸杞 10g、白菊花 3g 拣去杂质，洗净，晒干或烘干，与莲心 1g、苦丁茶 3g 同放入杯中，用沸水冲泡，加盖焖 10 分钟，即可饮用。代茶频饮，一般可冲泡 3~5 次。滋养肝肾，宁心安神。

⑬先将鲜百合 50g 用清水浸 1 昼夜；酸枣仁 15g 水煎，去渣取汁，用药汁把百合煮熟，饮汤吃百合。每日 1 剂，宜睡前服。清心，养阴，安神。适用于证属阴虚火旺，症见虚烦不眠者。

⑭山萸肉 15g、糯米 50g、白糖适量同入砂锅内，加适量水，用小火熬至粥稠即可，调味食用。晨起空腹服，每日 1 剂，可连服 10 日。温补肾气。

⑮先将黄豆 100g 用水泡胀、滤起；将猪蹄 1 只刮洗干净，再加水同炖至猪蹄、黄豆酥烂，打入鸡蛋 1 个，煮熟，连汤分餐食用，每周 1 次。滋阴养血。

⑯先将生地黄、黄精（制）各 30g 水煎，去渣取汁，用药汁加适量水煮粳米 100g 为粥。早、晚分服，每日 1 剂。滋阴补肾。

⑰取燕窝 3g，用 50℃ 温水浸泡至松软，沥干水分，撕成细条待用；用清水约 250mL，将冰糖 30g 溶化，以纱布滤除杂质，然后把冰糖水倒入锅中，下燕窝，再用小火炖熟即成。每日服用 1 次。生津养血，用于证属精血不足，症见口干咽燥、头晕眼花等。

⑱将酸枣仁（捣碎）30g 用纱布袋包，羊肉 60g 切片，与粳米 50g 同入锅中，加水 1000mL 煮粥，粥熟后加适量红糖调味。睡前温服，每日 1 剂。温阳补肾，养心安神。用于证属肾阴阳俱虚，症见虚烦不眠者。

⑲木耳 30g 水发后，撕成小块；红枣 20 枚沸水泡后，取核切丁，加糖渍 20 分钟；木耳与粳米 100g 熬成粥，入红枣丁、冰糖 150g，再煮 20 分钟，即可饮用。健脾化湿，益气补血。用于证属脾虚湿困、气血不足，症见贫血、白带增多者。

⑳将糯米 50g、灵芝 50g、小麦 60g 分别洗净，再将灵芝切成小块用纱布包好；锅上火，放入适量水，烧开，加入糯米、小麦煮粥，再烧开后，放入灵芝包继续烧煮，

用小火煮至糯米、小麦熟透，加入白砂糖 30g 即成。补气益血，养心安神。用于气血不足、身体羸弱者，可调节神经、降血脂、降血压、治疗贫血、提高机体的免疫功能。

㉑熟地黄、何首乌各 30g 洗净；猪瘦肉 250g 洗净，切块；把全部用料放入锅中，加清水适量，武火煮沸后改文火煲 2 小时，调味食用。滋阴补血，乌发养颜。用于血虚之月经过少，症见月经不调、经行量少或数月不行、头晕眼花、腰酸脚软，甚至崩漏；也可用于血虚之头发早白、面色枯槁、皮肤粗糙。

㉒仙灵脾 18g、当归 9g、栀子 9g、紫草 5g、珍珠母 30g 加水煎汤，去渣取汁，加糖适量搅匀。每日 1 剂，分 2 次温服，连服 1 周。温肾益阳，清热平肝。用于表现为上热下寒者。

㉓将酸枣仁（捣碎）30g 用纱布包扎；羊肉 60g 切片，与粳米 50g 同放入锅中，加水 1000mL 煮粥，粥熟后去掉纱布袋，再加红糖适量调匀。温热睡前服用，每日 1 次。用于肾阴阳两虚，症见头晕耳鸣、健忘、乍寒乍热、烘热汗出恶风、腰酸冷痛。

㉔取银耳 50g，用温水泡发，除去蒂头，洗净撕开；红枣 100g 以温水泡发，洗净瓣破；两味药入锅加水适量，煎煮至红枣、银耳熟烂成羹状，放入冰糖溶化搅匀，出锅晾温。上为 1 日量，分顿食用，可连服数周。滋阴降火，补脾养心。用于症见阴虚火旺之潮热、汗出、心烦失眠、乏力心悸。

㉕取菊花 10g、山楂 15g，除去杂质；草决明子 15g 除去杂质捣碎；将 3 味药加水适量，煎煮 40 分钟，去渣取汁，兑入白糖 30g，晾温。上为 1 日量，代茶饮，连服 10 日为一疗程。清肝活血，益阴潜阳。用于高血压、心烦头晕、胸闷不适、大便秘结等围绝经期综合征，证属阴虚阳亢者。

㉖将猪肾 1 对剖开，去臊洗净；人参 3g、防风 10g、薤白 3g 研面入肾内。先将粳米 100g 入锅加水煮粥，粥将熟时入猪肾，勿搅动，慢火久煮，下葱白 3 茎即可。上为 2 日量，空腹喝粥吃肉。益气养血补肾。用于肾气亏虚、乏力腰酸、头晕耳鸣、潮热汗出等症。

㉗取猪肝 100g 除去筋膜，洗净切片，加水适量煎煮至猪肝熟，打入鸡蛋 2 枚，加入豆豉、葱白少许，出锅晾温。上为 1 日量，吃猪肝、鸡蛋，喝汤，经常食用。养血益肝明目。用于视物昏花、目睛干涩等，属肝虚血亏者。

㉘先将淫羊藿 30g、桂圆肉 12g、山药 25g 加水煎汤，去渣取汁，下面条 150g 煮熟，入调料煮沸即可。当主食顿食，连服 7 天为一疗程。补肾壮阳，强筋骨。用于腰膝痿弱、关节酸楚、筋骨拘挛等女性更年期综合征，证属肾阳亏虚。

㉙将茯苓、莲子各 100g，共研成粉。每次 15g，每日 2 次，空腹温开水送服，宜常服。健脾养心安神。用于神疲懒言、食欲不佳、情绪抑郁寡欢。

㉚将益智仁 5g 研为细末，用粳米 50g 煮粥，粥熟后，将益智仁末及盐少许调入，稍煮片刻，待粥稠停火。分早、晚温服，连用 10 天为一疗程。补脾益肾，缩尿固脱。用于绝经前后出现的腹中冷痛、便溏尿频，甚或遗尿等，证属脾肾阳虚。

㉛将海狗肾 60g，焙干后研为细面备用。每次 3g，每日 2 次，用温酒适量送服。温

肾壮阳，补精益髓。用于精神抑郁、情绪低落、乏力腰酸、性冷淡为主，证属肾阳虚，命门火衰。

㉜先把梅参60g浸透，剖洗干净，切片加水煮烂，再与粳米100g，葱、姜适量共煮为稀粥，米熟时入盐调味即可。上为1日量，分顿佐餐经常食用。养血润燥，补肾益精。用于绝经后精血衰少、虚弱乏力、腰酸腿困、潮热汗出、皮肤干燥等症。

㉝粳米60g，核桃仁20g，芡实、莲子各18g，加水1000mL，煮至粥浓稠即成。每晚1次，经常服食。温补肾虚，固肾缩泉。用于证属肾阳虚，症见夜尿偏多。

㉞将宰杀好的童子鸡1只去内脏，剁去鸡爪，洗净把鸡腿放在翅下，在沸水中烫一下，捞出洗净放入瓦盅，再加入干桂圆肉100g、黄酒100mL，葱、姜、盐适量，加4碗水，隔水蒸炖1小时，取出葱、姜即可食用。养心安神，益精髓。用于心悸健忘、失眠多梦、注意力不集中、疲倦、耳鸣。

㉟将党参30g、茯苓15g、酸枣仁10g熬汤，调入砂糖30g。代茶频饮。健脾补气，养心安神，益阴敛汗。用于气阴两虚证，症见心神不宁、口干口渴、少气懒言、烦躁失眠。

㊱将莲子18g，水发后去心，然后将胡桃仁20g、芡实18g分别洗净，同入锅内，加水适量、粳米60g煮粥至烂熟即成。早餐食用，每日1剂。温补脾肾。用于腰膝酸软、神疲乏力、尿频、便溏等。

㊲将新鲜毛豆角500g，洗净放入砂锅中，加入太子参10g、黄芪10g，兑入适量水，用小火炖煮至熟。剥皮吃豆，经常佐餐食用。养气血，补脾肾。用于肾阳虚而出现乏力、气短、少食、面黄肌瘦等症。

㊳先将黄芪30g、夜交藤30g、当归12g、桑叶12g、三七6g、胡麻仁10g放入砂锅内，加水煎熬成汁，去渣取汁；小麦100g淘洗干净；大枣10枚洗净。锅上火，加水适量，放入小麦、大枣烧开，用小火煮粥，煮至将熟时，倒入6味药汁，加入白糖适量，稍煮即成。益气养血，宁心安神。用于表现为精神恍惚、时常悲伤欲哭、不能自持、失眠多梦。

㊴百合、熟地黄各30g洗净；鸡蛋2只，煮熟去壳。把全部用料放入锅中，加清水适量，武火煮沸后，改文火煲1小时，汤成下蜜糖适量调服。养阴清热，宁心安神。用于阴亏内热型，症见乍寒乍热、心神不安、失眠多梦、五心烦热、精神恍惚，或月经先后无定期、经色鲜红、量多或少。

㊵先将鲜百合50g用清水浸泡1夜，取生、熟枣仁各15g水煎去渣，用其汁将百合煮熟，加入白糖少许即可。上为1日量，吃百合喝汤，连服1周。清心安神，养阴润燥。用于心肾不交、阴虚津亏之女性神经官能症、癔症等。

㊶将鲜生地黄30g，洗净后切碎，加水3000mL，煎至2000mL去渣，加洗净、捣烂的百合60g，煮至糊状后，入捣烂的鸡蛋黄3个拌匀，煮沸，加入白糖适量。分2次温服。用于心肾不交型女性失眠、烦躁、易怒。

㊷鲜生地黄30g，加水300mL，煎至200mL后去渣留汁，入百合（捣碎）60g，煮

至糊状后，再入鸡蛋黄 2 个搅匀，加入白糖调味即成。分 2 次温服，每日 1 剂。养心阴，安心神。用于证属心肾不交，症见心烦不寐、头晕健忘、腰酸腿软。

㊸将干合欢花 30g（鲜品用 50g）、粳米 50g 分别洗净后，一起放入锅内，加清水适量，小火煮粥，待粥将熟时，调入红糖适量，继续煮至粥稠即成。每日 2 次，早、晚餐食用。解郁，安神，活血。用于烦躁易怒、虚烦不安、失眠健忘。

㊹草决明 20g、紫地榆 20g、桑枝 20g 加水煎汤，煎 30 分钟，去渣取汁。上为 1 日量，分 2 次代茶饮，连服 10 天为一疗程。疏肝通络，补肾降逆。用于月经停闭、身体不适、头痛头晕、心烦潮热、大便秘结等属肝郁肾虚者。

㊺将桂圆肉 15g、莲子肉 15g、红枣（去核）5 枚、糯米 50g 一起放入砂锅，加水 5 碗，煮至烂熟成粥，加入白糖适量搅匀即可食用。养心宁神，健脾益气。用于心脾两虚，症见心神不宁、心悸健忘、气短懒言、面黄肌瘦、大便溏泄、食欲不佳。

㊻将仙灵脾 15g，仙茅、桂圆肉各 10g 洗净，用纱布包裹；羊肉 250g 洗净，切小块。把全部用料一起放入锅中，加清水适量，武火煮沸后，文火煮 3 小时，去药包，调味即可随意饮用。温肾壮阳。用于肾阳虚型，症见面色晦暗、面目、四肢浮肿、烘热汗出、汗后恶寒、食少便溏、尿意频数、月经先后不定期、经量或多或少、带下清稀等。

2. 饮食禁忌

（1）辛辣食物：如辣椒、咖喱、芥末、花椒、大蒜、葱、姜、韭菜、胡椒等，能刺激大脑皮质兴奋，使本已兴奋的神经进一步亢进，同时又会伤津耗液，从而加重烦躁激动、潮热汗出等症状。

（2）具有提神作用的食物：咖啡、可可、白酒、浓茶、可乐、巧克力等具有刺激神经兴奋的提神作用，食用后会加重失眠。此外，由于体内雌激素水平下降，可导致骨质疏松，过食咖啡、浓茶、可乐等可增加钙从尿中丢失，从而加重骨质疏松。

（3）煎炒食物：围绝经期综合征以阴虚内热型居多。凡是经过油煎炸或高温烤炒的食物，如油条、炸猪排、炸牛排、油炸花生、油炸豆瓣、烤羊肉串、烤鸭、烤鸡、炒花生、炒瓜子、炒香榧子、炒蚕豆、炒黄豆、怪味豆等，食后会损伤阴液，加重内热，使口干咽燥、手足心热等症状更为突出。

（4）热性食物：围绝经期综合征以阴虚内热型居多，如食用狗肉、羊肉及五香牛肉、咖喱牛肉干、虾、鹿肉、公鸡肉、麻雀、香菜、带鱼、龙眼肉、荔枝、杏、李、橘子等热性食物，会加重内热而出现烘热、失眠、口渴等一系列症状，不利于本病的治疗。

（5）过咸食物：由于围绝经期综合征患者既有性腺功能减退，又有消化腺功能减退，故应以清淡易消化的食物为宜，切忌食用过咸食物，如咸菜、咸肉、火腿、香肠、豆酱等，以防水钠潴留而出现水肿。

（6）高糖、高脂肪食物：因为围绝经期综合征患者的胆固醇、三酰甘油和致动脉粥样硬化脂蛋白升高，抗动脉粥样硬化脂蛋白降低，故应少进食白糖、甜点心及含糖饮料等，以防肥胖、糖尿病的发生。同时应禁食肥肉、动物肝脏、各种蛋黄、鱼子、猪脑、牛脑、羊脑等高脂肪、高胆固醇食物，以防动脉硬化及冠心病的发生。

【药物宜忌】

1. 西医治疗

（1）甲丙氨酯（眠尔通），每次 200 ~ 400mg，每日 3 次，口服；羟嗪（安他乐）每次 25 ~ 50mg，每日 3 次，口服。

（2）精神抑郁者，给予哌甲酯（利他林），每次 5mg，每日 2 次，口服；或异卡波肼（闷可乐），每次 10mg，每日 2 次，口服。

（3）谷维素，每次 10 ~ 20mg，每日 3 次，口服；或用更年康治疗。

（4）激素替代疗法要掌握好适应证和禁忌证。雌激素替代适用于具有雌激素水平低下症状或体征，而无禁忌证者。禁忌证有妊娠、不明原因的子宫出血、血栓性静脉炎、胆囊疾病、肝脏疾病、乳腺癌、血栓性疾病。可予倍美力，自月经第 5 日开始服用，每日 1 粒，连服 21 日；尼尔雌醇，每半个月服 1 片；妇炎宁 1 粒，放阴道，每晚 1 次，连用 7 日。

2. 中医治疗

（1）辨证治疗：本病的主要病因在于肾的阴阳失衡，或因肾阴虚不能涵养心肝，致心肝火偏旺；或因阴损及阳，心脾失调所致。治疗当以滋肾为主；偏于阳虚，治以补阳调脾。

①偏阴虚

主症：月经后期量少，或先期量多，色红，质稠，烦躁失眠，五心烦热，头晕耳鸣，腰膝酸软，大便干燥，舌红少苔，脉细数。

治法：滋阴宁神。

方药：左归饮加减。

熟地黄、山药、枸杞、山茱萸各 10g，钩藤、紫贝齿各 15g，炒酸枣仁 12g，莲子心 3g。

用法：每日 1 剂，水煎服。

加减：脾胃不和，兼见胃脘胀痛、大便溏薄、神疲乏力者，去熟地黄，加佛手片 6g、炒白术 10g、茯苓 15g。

②偏阳虚

主症：月经后期，量少，色淡，无血块，心烦少寐，纳差腹胀，大便溏薄，神疲乏力，面浮足肿，形寒肢冷，舌淡，苔薄白，脉沉细无力。

治法：温肾扶阳。

方药：右归丸加减。

干地黄、山茱萸、枸杞、党参、白术、茯苓各 10g，淫羊藿、仙茅、陈皮、炮姜各 6g，钩藤、紫贝齿各 12g，远志 9g。

用法：每日 1 剂，水煎服。

（2）验方

①玄参、丹参、党参、天冬、麦冬各 10g，生地黄 15g，熟地黄 12g，柏子仁、酸枣仁各 10g，远志 5g，当归、茯苓各 10g，浮小麦 15g，白芍 10g，延胡索 6g，牡蛎 15g，五味子、桔梗各 10g。每日 1 剂，水煎服。用于养心安神，益阴镇静。

②夜交藤 30g，炒酸枣仁 15g，茯苓、合欢皮、石菖蒲各 10g，柴胡 12g，生地黄、麦冬、五味子、陈皮、甘草各 10g。每日 1 剂，水煎服。用于滋肾养心，疏肝安神。

3. 药物禁忌

（1）镇静剂

①忌饮茶：因茶叶含有鞣酸、咖啡因及茶碱等成分，镇静剂如安定（地西泮）、利眠宁（氯氮草）等，与茶水同服可降低药效，故服镇静剂期间忌饮茶。

②忌饮酒：有资料表明，嗜酒者左半脑的密度小于不饮酒者，长期饮酒可导致脑组织疏松，大脑的重量下降，甚至出现脑部脱水和脑萎缩，从而诱发和加重本病。此外，在服安定、咪达唑仑、丁螺环酮、佐匹克隆等药物期间饮酒，会增加乙醇对机体的毒性，甚至发生中毒反应。

③氯羟安定不宜与乙胺嘧啶合用：因二者合用可影响肝功能。

④咪达唑仑、丁螺环酮慎与中枢镇静药合用：因咪达唑仑、丁螺环酮与中枢镇静药（如苯巴比妥、氯丙嗪等）合用，有相加的抑制作用，故应慎重。

⑤氯羟安定、咪达唑仑忌与含氰苷的中药同服：氯羟安定、咪达唑仑与含有氰苷的中药如枇杷仁、桃仁、苦杏仁等同服，可能造成呼吸中枢抑制，进而损害肝功能，甚至有些患者会死于呼吸衰竭。

⑥溴化钠不宜与朱砂及其中成药合用：因溴化钠属还原性药物，与朱砂及含朱砂的中成药合用，可生成有毒的溴化汞而导致药源性肠炎。

⑦长期服用安眠药：失眠为神经衰弱患者的主要症状，患者常服用安眠药（安定、利眠宁等）来治疗，但由于安眠药在肝、肾代谢，长期服用可出现肝肾损害，如肝区痛、水肿、黄疸、尿少、血尿、蛋白尿等。另外，安眠药久服，还会出现胃肠道症状，如恶心、腹胀、纳差、便秘等，亦可引起蓄积性中毒，表现为精神不振、记忆力下降、反应迟钝等。最重要的是耐药问题，患者开始服用时，1 片或 2 片可能有效，但长期服用，服大剂量也可能无效，突然停药后，反跳症状更严重。

（2）可乐定

①三环类抗抑郁药：三环类抗抑郁药（如丙米嗪、阿米替林等）具有阻断 α - 受体的药理活性，可对抗可乐定的降血压作用。

②α、β - 受体阻滞药：α、β - 受体阻滞药（如柳胺苄心定）与可乐定合用，可使其降血压作用减弱。

③普萘洛尔：可乐定与普萘洛尔合用可相互增强作用，故对一般高血压患者两药合用应慎重；严重高血压患者亦应短期合用。此外，有二者联用致死的报道，应予以注意。

④镇静和抗组胺药物：可乐定与镇静和抗组胺药物合用，其中枢抑制作用相互增强。因此，可乐定与镇静和抗组胺药物合用应慎重。

（3）维生素 D

①不宜用米汤送服：米汤中含有一种脂肪氧化酶，能溶解和破坏脂溶性维生素，如果在米汤中加入鱼肝油，容易破坏鱼肝油中的维生素 A、维生素 D。

②不宜食用黑木耳：黑木耳中含有多种人体易于吸收的维生素，服用维生素 D 时食用黑木耳可造成药物蓄积。此外，木耳所含的某些化学成分对合成的维生素 D 也有一定的破坏作用。

③液状石蜡：维生素 D 与液状石蜡合用易被溶解于液状石蜡中不被吸收，从而使血药浓度降低，疗效减弱。如必须合用，则可先服维生素 D，2 小时后再服液状石蜡。

④苯巴比妥、苯妥英钠：苯巴比妥和苯妥英钠均具有酶诱导作用，能使维生素 D 代谢率增高，从而影响钙的平衡。

⑤消胆胺：消胆胺是阴离子交换树脂，对维生素 D 有干扰作用。二者合用会使维生素 D 疗效减弱。

⑥新霉素：新霉素可减少维生素 D 的吸收，降低维生素 D 的疗效。

（4）中枢神经兴奋药物：由于围绝经期综合征患者大脑皮质易于兴奋、神经系统偏于亢进，故应避免使用中枢神经兴奋药物，以免加重病情。

（5）长期服用止痛药：神经衰弱患者常服去痛片、阿司匹林等以缓解头痛症状，但长期服用此类药物会出现肝肾功能损害，如肾乳头坏死、血压升高、夜尿多、贫血、白细胞和血小板减少等，有时还会出现胃溃疡。因此，神经衰弱患者忌常服止痛药。

（6）雌激素：围绝经期综合征患者使用己烯雌酚、雌二醇药物的时间不宜过长，剂量不宜过大，否则可引起子宫内膜过度增厚、腺体变形或肝脏损害。服己烯雌酚剂量过大易引起恶心、呕吐、厌食等胃肠道反应，故宜晚上临睡前服用或与维生素 B$_6$ 同服，以减轻胃肠道反应。雌激素可加速绝经前乳腺癌的生长，对同时患有乳腺癌者，应禁用雌激素或含有雌激素的药物。凡合并血栓栓塞（既往有血栓栓塞史或血栓栓塞倾向者）、心血管疾病、高脂血症、肝脏病、卟啉病、原发性高血压等疾病的患者亦应禁用雌激素。

（7）燥热之品：由于围绝经期综合征以阴虚内热型居多，故在用药进补时，应尽量避免燥热之品，如红参、肉桂、附子、附片、干姜、鹿茸及十全大补丸、双龙补膏等，以免加重病情。

（8）麻黄及麻黄类中药：因麻黄含有麻黄碱，有明显的中枢神经兴奋作用，易引起失眠，加重本病症状。

八、子宫内膜异位症与子宫腺肌病

【概述】

子宫内膜异位症（endometriosis，简称内异症）和子宫腺肌病（adenomyosis）都是异位子宫内膜引起的疾病，是指具有生长功能的子宫内膜组织（腺体和间质）出现在子宫腔被覆黏膜以外身体的其他部位而引起的疾病。子宫内膜组织生长在子宫体以外的部位时称为子宫内膜异位症；当子宫内膜腺体及间质侵入子宫肌层时，称为子宫腺肌病。本病一直被认为是妇科临床常见病和多发病之一，多发生于 26～40 岁的育龄妇女。有文献报道，子宫内膜异位症的发病率为 6%～8%，约占妇科门诊总数的 20%，占住院患者总数的 5%。在无症状妇女中，子宫内膜异位症的发病率为 2%～22%；在痛经的妇女中，其发病率为 40%～60%；在不育的妇女中，其发病率为 20%～30%；妇科经腹手术中，有 10%～25% 的患者术后被诊断为子宫内膜异位症。本病发病率在国内外均呈逐年上升趋势。其经治疗后 5 年复发率在 40% 以上，治疗十分棘手，因此内异症被列为妇科疑难病症之一。

子宫腺肌病则多发生于 30～50 岁的经产妇，约 15% 合并盆腔子宫内膜异位症；50% 患者合并子宫肌瘤。

1. 病因

本病属于良性病变，但是具有类似恶性肿瘤远处转移和种植生长的能力。异位子宫内膜可生长在距子宫较远的部位，但绝大多数局限于盆腔内的卵巢、子宫骶骨韧带、子宫后壁浆膜面、子宫直肠陷凹等部位，故称之为盆腔子宫内膜异位症。其中以侵犯卵巢形成囊肿最为常见，称为"子宫内膜异位囊肿"；其他部位如膀胱、输尿管、脐、肾、肺、胸膜、乳腺、淋巴结等也可出现，罕见于手、臂、大腿等处。若子宫内膜生长在子宫肌层而未扩散至子宫浆膜层时，则形成子宫腺肌病。子宫内膜异位症和子宫腺肌病均以子宫内膜生长在异常部位为特征，两者常合并存在，但其组织发生学和临床表现有所不同。

2. 临床表现

本病最典型的症状是继发性、渐进性加剧的经期下腹痛及腰骶部痛经，甚至可放射至阴道、会阴、肛门或大腿内侧，常于月经来潮前 1～2 天发作；经期第 1 天最痛，以后逐渐减轻，多在月经干净时消失；亦可出现月经提前、经量增多、经期延长、经前点滴出血或性交疼痛、不孕等；肠道子宫内膜异位症患者还可出现腹痛、腹泻或便秘，甚至周期性少量便血。

3. 辅助检查

（1）妇科检查：子宫多后倾、活动受限，子宫后壁、子宫骶骨韧带、子宫直肠陷凹处可扪及米粒至蚕豆大小的触痛性结节，质硬；卵巢子宫内膜异位囊肿者可触及一侧或双侧附件的囊性包块，常与子宫相连。子宫腺肌病则子宫均匀增大、质硬、月经期有压痛；如为腺肌瘤，则子宫有局限性隆起。

（2）腹腔镜检查：盆腔腹膜可见散在的紫褐色出血点、色素沉着、结节或棕黄色斑块、火焰状红色灶、白色深浊灶或膜样息肉灶等。此外，还可见卵巢子宫内膜异位囊肿以及盆腔粘连等。腹腔镜或剖腹探查时，在病灶取活组织做病理检查，部分可见内膜腺体、间质或出血灶。

（3）B超：有助于诊断卵巢子宫内膜异位囊肿。

（4）其他辅助检查：卵巢上皮抗原CA125升高有助于诊断。

【饮食宜忌】

1. 饮食宜进

（1）饮食原则

①宜进食富含营养、易消化、清淡的食物：子宫内膜异位症患者在月经来潮之前，宜进食富含营养、易消化、清淡的食物，主食以谷类、豆类、麦类、薯类为宜，也可食用禽类、蛋、奶、鱼、瘦肉等；蔬菜宜多吃胡萝卜、菠菜、苋菜、丝瓜、西红柿、扁豆等。

②宜进食富含钙质的食物：在日常饮食中应摄取足够的钙质，以避免由于血钙偏低而引起子宫收缩剧烈，甚至痉挛而导致经血逆流，病情加重。富含钙质的食物包括牛肉、羊肉、鸡肉、带鱼、章鱼、鳗鱼、鳝鱼、红萝卜、菠菜、龙眼肉、核桃等。

③宜进食富含纤维素的食物：子宫内膜异位症患者宜多吃富含纤维素的食物，如菠菜、芹菜、韭菜、青菜及香蕉、梨、桃、番木瓜等，以防便秘所致的经血逆流、症状加重。

④宜进食具有养血调经及理气作用的食物：中医学认为，子宫内膜异位症是由于经血瘀滞，凝滞胞宫，流注于经脉、脏腑而成。故子宫内膜异位症患者应多进食具有养血调经及理气作用的食物，如核桃仁、山楂、萝卜、菠菜、柠檬、陈皮、番石榴、杏仁、韭菜、茄子、甲鱼、荔枝核、马蹄、莲藕、黑木耳、墨鱼、当归、艾叶、益母草等。

⑤宜进食具有理气止痛、清热化湿、活血化瘀作用的食物：子宫内膜异位症肝郁湿热者宜食用具有理气止痛、清热化湿、活血化瘀作用的食物，如橘饼、橘皮、橘络、橘核、橘叶、紫菜、海带、海藻、牡蛎、全瓜蒌、玫瑰花、绿梅花、佛手、蒲公英、马兰头、马齿苋、枸杞头、绿豆、青萝卜、金银花、连翘、柴胡、垂盆草、大豆等。

⑥宜进食具有活血化瘀、消癥散结作用的食物：子宫内膜异位症气滞血瘀者宜食用具有活血化瘀、消癥散结作用的食物，如陈皮、橘叶、橘核、橘络、核桃仁、红花、丹参、三七、益母草、牡蛎、当归、川芎、鳖甲、三棱、莪术、皂角刺、乳香、没药、王不留行、路路通、蒲黄、五灵脂等。

⑦宜进食具有补肾助阳、活血化瘀作用的食物：子宫内膜异位症阳虚瘀血者宜食用具有补肾助阳、活血化瘀作用的食物，如羊肉、核桃仁、附子、肉桂、仙茅、淫羊藿、鹿角片、鹿茸、乳香、没药、三棱、莪术、皂角刺、赤芍、菟丝子、鹿角霜、土鳖虫等。

⑧肝郁湿热者宜食橘饼、橘皮、橘络、橘核、橘叶、紫菜、海带、海藻、牡蛎、全瓜蒌、玫瑰花、绿梅花、佛手、蒲公英、马兰头、马齿苋、枸杞头、绿豆、青萝卜、金银花、连翘、柴胡、垂盆草、大黄等药食兼用品。

⑨气滞血瘀者宜食陈皮、鲜橘皮、橘叶、橘核、橘络、核桃仁、红花、丹参、三

七、益母草、牡蛎、当归、川芎、鳖甲、三棱、莪术、皂角刺、乳香、没药、王不留行、路路通、蒲黄、五灵脂等药食兼用品。

⑩阳虚血瘀者宜食羊肉、核桃仁、附子、肉桂、仙茅、仙灵脾、鹿角片、鹿茸、乳香、没药、三棱、莪术、皂角刺、赤芍、菟丝子、鹿角霜、淫羊藿、地鳖虫等食物及药食兼用品。

（2）饮食搭配

①山楂与核桃：山楂性温，味甘、酸，具有调经化瘀、活血止血的作用；核桃性热，味甘、温，能补血益精、补气养血。二者搭配，具有补肾活血、润肠止痛的作用，对子宫内膜异位症有一定治疗作用。

②核桃仁与鳖甲：核桃仁与鳖甲晒干或烘干后制成细粉，蜂蜜水冲服，具有活血化瘀、消癥散结、通经止痛的功效，对子宫内膜异位症有一定治疗作用。

（3）药膳食疗方

①将蒲公英30g、延胡索30g、川楝子20g、白芷10g晒干或烘干，切碎或切成碎小段，一同放入砂锅，加水浸泡片刻后，煎煮30分钟，用洁净纱布过滤，收取滤汁放入容器，待其温热时加入蜂蜜30mL，拌匀即成。上、下午分服。适于子宫内膜异位症，证属肝郁湿热，尤其适于伴有大便干结者。

②将柴胡10g、赤芍20g、白芍20g、延胡索30g分别洗净，晾干或晒干，切碎，同放入砂锅，加水浸泡片刻，煎30分钟，用洁净纱布过滤，将滤汁放入容器，稍温后，加入蜂蜜30mL，拌匀即成。上、下午分服。适于子宫内膜异位症，证属肝郁湿热者。

③先将香附10g、丹参30g、红藤15g、败酱草15g、刘寄奴15g分别洗净，晒干或烘干。香附、丹参、红藤切成片或段，与切碎的败酱草、刘寄奴同放入砂锅，加足量的水浸泡，煎30分钟，用洁净纱布过滤，将滤汁放入容器，稍温后，加入蜂蜜30mL，拌匀即成。上、下午分服。适于子宫内膜异位症，证属肝郁湿热者。

④将新鲜马齿苋100g洗净，切成小段；橘皮20g洗净后切成丝；薏苡仁60g、粳米60g洗净，同入砂锅，加适量水，先用大火煮沸，加入橘皮丝、马齿苋小段后，再用小火煨煮成黏稠粥。早、晚分次服。适于子宫内膜异位症，证属肝郁湿热者。

⑤将生大黄10g、三棱15g、莪术15g分别拣去杂质，洗净，晾干或晒干，切碎，同放入砂锅，加适量水，浸泡片刻后浓煎30分钟，用洁净纱布过滤，将滤汁放入容器，待其温热时，加入蜂蜜30mL，拌和均匀即成。上、下午分服。适于子宫内膜异位症，证属肝郁湿热，尤其适于伴有大便干结者。

⑥将土茯苓60g、郁金30g洗净，晒干或烘干，切成片，同放入砂锅，加水浸泡片刻后，浓煎30分钟，用洁净纱布过滤，收取滤汁放入容器，待温后调入蜂蜜30mL，拌匀即成。上、下午分服。适于子宫内膜异位症，证属肝郁湿热，尤其适于伴有大便干结者。

⑦将棉花子100g炒黄去壳，加红糖适量研细末。每服9g，每日2次，用黄酒冲

服，长期服用。用于子宫内膜异位症、痛经，证属阳虚血瘀者。

⑧取核桃仁 150g 洗净，用水略泡，磨成浆状；山楂 50g 用水洗净，用水煎煮 3 次，合并煎液过滤，浓煎 1000mL，兑入白糖 200g 及核桃浆，继续煮沸，出锅晾温。可分次服用，代茶饮，经常喝。用于子宫内膜异位症、经来小腹疼痛、腰酸等，证属阳虚血瘀者。

⑨将鹿茸 6g，用黄酒浸润或湿布包润使其稍软，切片，与乳香 10g、没药 10g 同入低度白酒 1000g 瓶中，加盖密封，每天振摇 1 次，15 天后即可饮用。每日 2 次，每次 15mL。适于子宫内膜异位症，证属阳虚血瘀者。

⑩将藕粉 250g 等分，备用；将人工养殖的鹿角 30g、核桃仁 50g 分别洗净，晾干或晒干，切成片或切碎，同放入砂锅，加适量水，大火煮沸后，改用小火煨煮 40 分钟，用洁净纱布过滤，取滤汁放入容器，再用小火煮沸，分别调拌 2 份藕粉成羹即可。可在早晚随餐服食，当日吃完。适于子宫内膜异位症，证属阳虚血瘀者。

⑪肉桂 3g，熟地黄 15g，延胡索 30g，川楝子 20g，制附片 6g。分别拣去杂质，洗净，晒干或烘干。肉桂、熟地黄、延胡索切成片，川楝子敲碎，同放入碗中，备用；制附片先放入砂锅，加水煎煮 15 分钟，再放入肉桂、熟地黄、延胡索片及敲碎的川楝子，煎煮 20 分钟，用洁净纱布过滤，取滤汁放入容器，待其温热时，加入蜂蜜 30mL，拌匀即成。早、晚分服。适于子宫内膜异位症，证属阳虚血瘀者。

⑫粳米 60g、薤白 10g，加水 1000mL 煮粥。每日晨起服 1 次，经前开始，连服 1 周。适用于子宫内膜异位症，证属气滞血瘀，症见经行腹痛、胀满不适。

⑬丹参 30g，白芍 25g，当归 12g，川芎 9g，乌药 9g，陈皮 12g，延胡索 9g，柴胡 6g。加水煎。上为 1 日量，早晚温服，每次经前至经期连服 7 天，连服 3 周为一疗程。适于痛经较重之子宫内膜异位症，证属气滞血瘀者。

⑭将核桃仁 150g、川芎 100g、鳖甲 200g 分别洗净，晒干或烘干，共研成细粉，瓶装备用。每日 2 次，每次 15g，蜂蜜水冲服。适于子宫内膜异位症，证属气滞血瘀者。

⑮将金橘 200g 外表皮反复洗净，晒干，入锅，用微火焙干，与烘干的凌霄花 100g、皂角刺 100g 共研成细粉末，瓶装备用。每日 2 次，每次 10g，温开水送服。适于子宫内膜异位症，证属气滞血瘀者。

⑯鲜姜黄 21g、鸡蛋 3 个加水同煎，蛋熟后剥皮再煎 20 分钟。可在行经时取鸡蛋加甜酒 1 杯同食，日服 2～3 个。适用于各种原因引起的痛经，证属气滞血瘀者。

⑰乳香 30g，没药 30g，延胡索 50g，五灵脂 30g。研为细面备用。以黄酒适量冲服药面 3～6g，每日 2 次，经前、经期服用。用于子宫内膜异位症或盆腔炎性痛经，证属气滞血瘀者。

⑱将丝瓜络 60g 烧炭；络石藤 90g、益母草 60g、马鞭草 60g、茜草根 6g，煎汤取汁，入红糖少许搅匀。上为 1 日量，以药汁冲服丝瓜络灰，早晚 2 次食，可在经前、经期用。用于子宫内膜异位所致痛经。

⑲公鸡 1 只，去毛及内脏，洗净切块；将乌药 9g、高良姜 6g、陈皮 3g、胡椒 3g，

用布袋包好，与鸡同入锅中，加葱、姜、食盐适量、醋少许及水适量，以小火煨炖，熟烂即可。分顿食用，于月经之前经常服食。适于子宫内膜异位症、经来腹痛、下腹冷气直窜及伴恶心呕吐等病久体虚者。

2. 饮食禁忌

（1）生冷食物：中医学认为，子宫内膜异位症是由于经血瘀滞，凝滞胞宫，流注于经脉、脏腑而成。冷饮、各种冰镇饮料、冰镇酒类和生拌冷菜，如拌黄瓜、拌海蜇、拌凉粉、拌萝卜等生冷食物，均会使血液凝滞，从而使经血瘀阻，排泄不畅而致病情加重。因此，子宫内膜异位症患者经期及行经前后不宜食用生冷食品。

（2）寒凉食物：螃蟹、田螺、河蚌、蛏子、海蜇、梨、香蕉、柿子、西瓜、黄瓜、袖子、橙子、雪梨、马蹄、石耳、石花、地耳、油菜、茭白、苋菜、海带等寒凉食物，经期前后食用会造成寒凝而使血瘀加重，不利于疾病的康复。

（3）辛辣燥香食物及海鲜发物：辛辣燥香之物如辣椒、胡椒、大蒜、姜、葱、韭菜、肉桂、丁香及以辛辣调味品为佐料的食物，如辣腐乳、麻辣豆腐、各种酒类；海鲜发物，如海虾、河虾、带鱼、鳜鱼、黄鱼，黑鱼、蟹、黄鳝、牡蛎、鲍鱼等均会加重内热、盆腔充血，从而加重病情。

（4）酸性食物：参见"闭经"。

【药物宜忌】

1. 西医治疗

内异症的治疗应根据患者年龄、症状、病变部位与范围以及对于生育的要求，选择适当的治疗方法。一般而言，有生育要求的轻度患者，以药物治疗为主；中度或重度且需保留生育能力者，可选择保守性手术加药物治疗；年轻而无生育要求的重度患者，可行保留卵巢功能的半根治手术治疗；症状与病变严重且无生育要求、年龄较大者，可考虑根治性手术。

子宫腺肌病的治疗可参照内异症，但高效孕激素和假孕疗法无明显疗效。

（1）对症治疗：可针对痛经给予止痛药，一般可选择前列腺素合成酶抑制药，如布洛芬、萘普生、吲哚美辛等。定期复查随访。有生育要求者，可进行腹腔镜检查，解除盆腔粘连，促使其尽快受孕。

（2）药物治疗

①高效孕激素周期疗法：用于痛经较明显而病变轻微，未婚或暂无生育要求者，用药物抑制排卵以缓解症状，防止病情继续发展。可选用炔诺酮（妇康片）、甲地孕酮（妇宁片）、甲羟孕酮（安宫黄体酮）或异炔诺酮，月经周期第 6～25 日，每日 4～8mg，连用 3～6 个周期。停药后症状可复发。

②假绝经疗法：用于病变轻至中度，痛经较重或不孕者；也可用于保守性手术前，以缩小病灶，或术后的巩固。主要通过抑制下丘脑－垂体轴而抑制卵巢功能，使子宫内膜萎缩、病灶缩小或消失，症状缓解。

a. 达那唑：达那唑是人工合成的 17α－乙炔睾丸酮的衍生物，能抑制下丘脑 GnRH

的脉冲式释放，抑制垂体促性腺激素的分泌而抑制卵巢功能，并能直接与子宫内膜雌、孕激素受体结合，直接抑制卵巢甾类激素的产生，增加体内雌二醇与孕酮的清除率，造成低雌、孕激素环境，促使子宫内膜萎缩。但垂体 FSH 和 LH 呈低值而非高值，与生理性绝经不同。停药 4～6 周，卵巢功能迅速恢复并出现排卵。

用法：每日剂量 400～800mg，口服（200mg/次，2～4 次/天）。从月经周期第 1 天起，持续 3～18 个月，一般为 6 个月；如术前用药，需给药 12～24 周。一般在用药 2 个月后停经，或仅有少量阴道出血；少数患者仍有周期性月经；药物性闭经者在停药 4～6 周内月经恢复。

疗效：治疗数周后，80%～95% 的患者症状消失；6 个月后，60%～80% 的病例病灶缩小或消失。停药后妊娠率约 50%（与病灶的严重程度相关，轻度的妊娠率可达 83%，中度约 73%，重度仅 37%）。约 30% 病例在治疗结束 1 年内复发。

不良反应：体重增加、水肿、乳房缩小、痤疮、皮脂增加、多毛、声音改变、头痛、烘热、肌肉痉挛、轻至中度肝细胞损害等。

b. 孕三烯酮：孕三烯酮是与达那唑作用相似的 19 - 去甲甾类化合物。

用法：每次 2.5mg，每周 2 次，口服。从月经周期第 1 日起，持续 6～9 个月。

疗效：服药 1 个月后，60% 患者疼痛减轻或消退；4 个月后，90% 患者疼痛减轻或明显好转；服药后 24 个月内妊娠率为 64%。

c. GnRH 类似物：这是一类人工合成的 9 肽或 10 肽物质，已有数十种之多，其作用是与垂体的 GnRH 受体竞争性结合，使垂体不能对 GnRH 发生反应，分泌 FSH、LH 减少，抑制卵巢功能，引起促性腺激素和性激素低下状态。这种性腺抑制被称为药物性卵巢切除。

用法：有鼻黏膜喷雾或皮下注射等方式。鼻黏膜喷雾可选用那法瑞林 200～400μg，每日 2 次，从月经周期第 1～4 日起，持续 6 个月；或布舍瑞林 300μg，每日 3 次，连续 6 个月。皮下注射可选 9 肽 GnRH - α，200～500μg/d，月经周期第 1 日起，连续 6 个月。

疗效：治疗后 3～4 个月，妊娠率 24%。用药后可见阴道分泌物减少、潮热、不规则阴道出血、性欲减退等不良反应。

③假孕疗法：长期口服大量高效孕激素，辅以少量雌激素防止突破性出血，造成类似妊娠的人工闭经，称为假孕疗法。本疗法可使异位内膜产生蜕膜反应，间质水肿，内膜坏死、萎缩。甲地孕酮 30mg/d，口服，连续 6 个月。有突破性出血时加服炔雌醇 0.05mg，每晚 1 次，连续 7 日以止血。

④其他：尚可使用雄激素、他莫昔芬等。

雄激素可对抗雌激素的作用，影响子宫内膜细胞的局部代谢，促使异位内膜退化。用甲睾酮 5～10mg/d，舌下含服，连续 3～6 个月。如妊娠应立即停药，以避免女胎男性化。

他莫昔芬（三苯氧胺）是三苯乙烯化合物，通过竞争雌激素受体而表现为抗雌激素效应。用法为 10mg，每日 2 次，连续 6 个月。治疗期间月经周期正常，有排卵。不良反应为潮热、便秘、疲劳等。

（3）手术治疗：分为保留生育功能、保留卵巢功能和根治性手术 3 种。

2. 中医治疗

本病以胞宫、胞脉血瘀为主要病机。由于病因不同，也有寒热之别、实证与虚证及夹杂证之分，应根据症状与体质分辨寒热虚实，审因施治，并要结合月经周期的不同阶段、疼痛的性质与程度、经量的多少，在治疗上有所侧重。一般而言，经前宜行气活血；经期则以活血祛瘀、行气止痛为主；经后需兼顾正气，在健脾补肾的基础上活血化瘀。

（1）辨证论治

①气滞血瘀

主症：经前、经期少腹胀痛，经行不畅，经色暗红，有血块，块下则痛减。伴见乳房胀痛，肛门坠胀，舌暗或有瘀斑、瘀点，苔薄白，脉弦。

治法：行气散结，活血祛瘀。

方药：膈下逐瘀汤。

当归 15g，川芎 10g，赤芍 15g，桃仁 12g，红花 6g，枳壳 12g，延胡索 15g，五灵脂 15g，牡丹皮 15g，乌药 15g，香附 10g，甘草 6g。

用法：水煎服，每日 1 剂。

加减：胀甚于痛者，以气滞为主，加川楝子 15g、橘核 15g；痛甚于胀者，以血瘀为主，加蒲黄 15g、三七 15g、土鳖虫 15g；月经量多，有血块者，加益母草 15g、炒蒲黄 15g、三七末 6g、云南白药 6g；腹中有瘕块，加三棱 15g、莪术 15g、鳖甲 15g、血竭 10g。

②寒凝血瘀

主症：经前、经期少腹冷痛，得温则舒，经行不畅，经色暗，有血块，块下则痛减，形寒肢冷，恶心呕吐，肛门重坠，大便溏薄，面色苍白，舌淡暗，苔白，脉沉紧或弦紧。

治法：温经散寒，活血祛瘀。

方药：少腹逐瘀汤。

小茴香 6g，干姜 6g，延胡索 158，没药 10g，当归 12g，川芎 12g，赤芍 15g，肉桂 3g，蒲黄 10g，五灵脂 15g。

用法：水煎服，每日 1 剂。

加减：阳虚内寒者，小腹喜揉喜按，神疲气短，加人参 15g、制附子 15g、淫羊藿 15g；体质壮实而寒湿内盛者，腹痛拒按，肢冷汗出，加川椒 15g、制川乌 6g、苍术 10g；胃寒者，呕吐清涎，加吴茱萸 15g、法半夏 15g、砂仁 15g；瘀块明显者，加水蛭 15g、乳香 10g、没药 10g。

此外，可口服田七痛经胶囊，每次 3～6 粒，每日 3 次。

③瘀热蕴结

主症：经前、经期少腹灼热疼痛，拒按，经期或经前后发热，经色深红，有血块，口苦口渴，烦躁，尿黄，便秘，舌红或暗红，或有瘀点、瘀斑，苔黄，脉弦数。

治法：清热理冲，活血祛瘀。

方药：血府逐瘀汤。

生地黄15g，当归10g，桃仁10g，红花6g，枳壳15g，赤芍15g，柴胡10g，甘草6g，桔梗15g，川芎10g，牛膝15g。

用法：每日1剂，水煎服。

加减：热象较明显、面红身热、带下黄稠者，加败酱草15g、蒲公英15g、紫花地丁15g；虚热内盛、午后潮热者，加青蒿15g、地骨皮15g、牡丹皮15g；郁怒烦躁者，加栀子15g、黄芩15g、黄柏15g、知母15g；腹痛甚者，加延胡索15g、香附15g、蒲黄15g、五灵脂15g。

④气虚血瘀

主症：经期或经后少腹隐痛，喜按喜温，经色淡暗或有血块，神疲乏力，口淡纳差，肛门重坠，大便不实，面色无华，舌淡暗、有齿印，苔白，脉细缓或细弦。

治法：补气行气，活血祛瘀。

方药：理冲汤。

黄芪1.5g，党参15g，白术12g，山药15g，天花粉12g，知母12g，三棱10g，莪术10g，生鸡内金15g。

用法：每日1剂，水煎服。

加减：腹痛甚者，加香附10g、乌药10g、小茴香6g；食少恶心者，加山楂15g、麦芽30g、陈皮9g、砂仁6g（后下）；月经过多者，加牡蛎30g（先煎）、艾叶15g、鹿角霜15g。

⑤肾虚血瘀

主症：经期或经后少腹隐痛，喜按喜温，腰酸膝软，头晕耳鸣，月经先后不定期，经色淡暗，或有血块，或量少淋沥；神疲欲寐，性欲淡漠，艰于受孕，肛门重坠，大便溏薄；面色晦暗，或面额暗斑，舌淡暗或有瘀斑，苔白，脉沉细或细涩。

治法：补肾调冲，活血祛瘀。

方药：归肾丸合桃红四物汤。

熟地黄15g，山茱萸15g，山药15g，枸杞15g，当归15g，杜仲15g，菟丝子15g，茯苓15g，桃仁10g，红花10g，川芎10g，赤芍15g。

用法：每日1剂，水煎服。

加减：腹痛甚者，加延胡索15g、香附15g、土鳖虫15g、血竭6g；腰痛明显者，加续断15g、巴戟天15g、狗脊15g；腰腹冷痛，形寒肢冷者，加桂枝15g、熟附子15g、鹿角霜25g。

（2）其他疗法

①中药保留灌肠：可采用活血祛瘀的中药复方保留灌肠。丹参 15g，三棱 15g，莪术 15g，紫草根 15g，白花蛇舌草 15g。共煎，每次 100mL，每日 1 次（经期停用）。

②穴位贴敷：可用麝香痛经膏，贴于下腹部或三阴交穴，经前和经期使用。

3. 药物禁忌

（1）吲哚美辛、阿司匹林

①不宜用果汁或清凉饮料服用：果汁或清凉饮料的果酸容易导致药物提前分解或溶化，不利于药物在小肠内的吸收，从而大大降低药效。且吲哚美辛、阿司匹林等药物对胃黏膜有刺激作用，果酸可加剧其对胃壁的刺激，甚至造成胃黏膜出血。

②不宜饮酒：因酒精能增加胃酸分泌，并且药和酒都能使胃黏膜血流加快。故服用吲哚美辛、阿司匹林时，不宜同时饮酒，否则会引起胃黏膜屏障的损伤，甚至胃出血。

③不宜饮茶水：因茶中含鞣酸、咖啡因及茶碱等成分，咖啡因有促进胃液分泌的作用，可加重阿司匹林对胃的损害。

④不宜过食酸性食物：阿司匹林对胃黏膜有直接刺激作用，与酸性食物（如醋、酸菜、咸肉、鱼、山楂、杨梅等）同服可增加对胃的刺激。

⑤不宜饭前服用：因饭前胃酸较多，而阿司匹林等药物在胃中经过胃酸作用可析出水杨酸，对胃黏膜有刺激作用，可引起恶心、呕吐等胃肠道反应。

⑥阿司匹林：因为阿司匹林能使吲哚美辛在胃肠道的吸收下降，血药浓度降低，作用减弱，同时又可增强其对消化道的刺激，可能引起出血，故两药应避免合用或慎用。

⑦保泰松、泼尼松：吲哚美辛是非甾体类镇痛药，可增强保泰松及皮质激素的致溃疡作用。

（2）地塞米松、可的松

①吲哚美辛、阿司匹林：地塞米松等能促进蛋白质分解和抑制蛋白质合成，并刺激胃酸和胃蛋白酶的分泌，降低胃及十二指肠黏膜组织对胃酸的抵抗力，阻碍组织修复，使溃疡愈合迟缓，与对胃有刺激作用的吲哚美辛、阿司匹林等药物合用，可诱发或加重消化道溃疡，故应避免同服。如临床必须合用时，应间隔服药，并加服氢氧化铝凝胶，以保护胃黏膜。

②两性霉素 B：地塞米松、可的松等与两性霉素 B 合用可加重机体钾缺乏。

③利福平：利福平具有酶促作用，可使地塞米松等代谢加快、血药浓度降低、疗效减弱。

④含钙药物：含钙药物如葡萄糖酸钙、氯化钙等与可的松等合用会降低疗效。

（3）达那唑

①卡马西平：达那唑可抑制卡马西平代谢，使卡马西平血浆清除率降低，半衰期延长，血药浓度升高，从而导致卡马西平急性毒性反应（如眩晕、困倦、视物模糊、

运动失调、恶心等）。

②环孢素：达那唑可抑制环孢素代谢，使环孢素血药浓度升高。两药联用时必须密切监测血药浓度，并减少剂量，以避免环孢素的毒性反应。

（4）口服避孕药

①不宜饮酒：饮酒可降低口服避孕药的效力，甚至可使避孕失败。

②不宜食用柑橘类水果：柑橘类水果可阻碍避孕药的药效，甚至导致避孕失败。

③不宜食用富含维生素 A、维生素 D 的食物：因为口服避孕药可增加体内维生素 A 和维生素 D 的含量，若同时食用富含维生素 A、维生素 D 的食物，可导致维生素 A、维生素 D 蓄积中毒，故在口服避孕药期间不宜过食富含维生素 A、维生素 D 的食物。此外，因为口服避孕药会阻碍维生素 B_6、维生素 B_{12}、叶酸和维生素 C 的作用，故在口服避孕药期间宜进食富含维生素 B_6、维生素 B_{12}、叶酸和维生素 C 的食物。

④肝酶诱导剂：地西泮、苯巴比妥、苯妥英钠、氯氮草、扑米酮、保泰松、灰黄霉素等属于肝脏微粒体酶的诱导剂，可加速口服避孕药在体内的代谢，从而降低其避孕作用，甚至可使避孕失败。

⑤利福平：利福平可使避孕药的主要成分加快代谢，药效降低而致避孕失败。

⑥抗生素：在正常情况下，口服避孕药借助于肠道细菌释放出的一种水解酶，在肝肠循环中被重复吸收。由于较长时间应用青霉素、氨苄西林、阿莫西林、新霉素、四环素、头孢氨苄、红霉素、氯霉素等抗生素会抑制肠道细菌群，影响避孕药在肠道内吸收，使血药浓度下降而致避孕失败。

⑦糖皮质激素：口服避孕药与泼尼松、地塞米松等同时服用，避孕药可增加皮质激素的功能，但也能延缓皮质激素的代谢，使其副作用大为增加。

⑧维生素 E：口服避孕药（如炔诺孕酮、甲地孕酮等）可加速维生素 E 的代谢，减弱维生素 E 的作用。

⑩三环抗抑郁药：口服避孕药可使三环抗抑郁药代谢减慢，血药浓度升高，易发生毒副作用（如昏睡、恶心、头痛等）。

⑪茶碱：口服避孕药可使茶碱的总血浆清除率降低，半衰期延长，从而加重茶碱的毒副作用，故口服避孕药一般不宜与茶碱合用。如必须合用，应根据血清茶碱浓度调整用量。

（5）雌激素：异位子宫内膜的生长主要依靠雌激素，过多应用雌激素可促进异位子宫内膜的生长，从而加重病情。

（6）止痛片：继发性痛经是子宫内膜异位症的典型症状。临床研究表明，痛经患者在行经期间服用止痛片，癌症的患病率要比一般人高 6.5 倍。

（7）止血药物：子宫内膜异位症患者应保持经血通畅，若在行经期使用维生素 K_3、维生素 K_4、氨甲苯酸、卡巴克络、酚磺乙胺等促凝血止血药及中药紫草、仙鹤草、白及、棕榈炭、花生衣、藕节、大蓟、小蓟、侧柏叶、血余炭等，会加重血液凝滞瘀阻，不利于经血畅行，从而加重病情。

（8）具有收涩作用的中药：中医学认为，子宫内膜异位症是由于经血瘀滞，凝滞胞宫，流注于经脉、脏腑而成。具有收敛固涩作用的中药，如五味子、山茱萸、五倍子、酸枣仁、煅龙骨、煅牡蛎等可加重经血瘀滞，从而使病情加重。

第二章　妇科炎性疾病

一、外阴、阴道假丝酵母菌病

【概述】

外阴、阴道假丝酵母菌病是常见的外阴、阴道炎症，也称外阴、阴道念珠菌病，是由感染假丝酵母菌所致。本病发病率高，国内资料显示，75%的妇女一生中至少患过2次外阴、阴道假丝酵母菌病。

1. 病因

本病80%～90%的病原体为白假丝酵母菌；10%～20%为光滑假丝酵母菌、近平滑假丝酵母菌、热带假丝酵母菌等。酸性环境适宜假丝酵母菌生长，有假丝酵母菌感染的阴道pH值在4.0～4.7，通常pH值＜4.5。白假丝酵母菌为双相菌，有酵母相和菌丝相，酵母相为芽生孢子，在无症状寄居及传播中起作用；菌丝相为芽生孢子伸长成假菌丝，侵袭组织能力增强。假丝酵母菌对热的抵抗力不强，加热至60℃时1小时即可死亡，但对干燥、日光、紫外线及化学制剂等的抵抗力较强。

假丝酵母菌为条件致病菌，10%～20%非孕妇女及30%孕妇阴道中有此菌寄生，但并不引起症状，只有在全身及阴道局部细胞免疫力下降、假丝酵母菌大量繁殖并转变为菌丝相时，才出现症状。常见发病诱因有：应用广谱抗生素、妊娠、糖尿病及大量应用免疫抑制药。长期应用抗生素，可抑制乳杆菌生长，有利于假丝酵母菌繁殖；妊娠及糖尿病时，机体免疫力下降，阴道组织内糖原增加、酸度增高，有利于假丝酵母菌生长；大量使用免疫抑制剂、糖皮质激素或免疫缺陷综合征，可使机体的抵抗力降低；穿紧身化纤内裤、肥胖可使会阴局部的温度及湿度增加，也易使假丝酵母菌得以繁殖而引起感染。

2. 临床表现

主要表现为外阴瘙痒、灼痛、性交痛及尿痛，部分患者阴道分泌物增多。尿痛特点是排尿时尿液刺激水肿的外阴及前庭导致疼痛。分泌物由脱落上皮细胞和菌丝体、酵母菌和假菌丝组成，其特征为白色稠厚呈凝乳或豆腐渣样。妇科检查可见外阴红斑、水肿，常伴有抓痕；严重者可见皮肤皲裂、表皮脱落，阴道黏膜红肿，小阴唇内侧及阴道黏膜附有白色块状物，擦除后露出红肿黏膜面；急性期还可见到糜烂及浅表溃疡。

3. 辅助检查

（1）可用0.9%氯化钠溶液湿片法，或10%氢氧化钾溶液湿片法，或革兰染色检查分泌物中的芽生孢子和假菌丝。

（2）若有症状而多次湿片检查为阴性，或为顽固病例，为确诊是否为非白假丝酵母菌感染，可用培养法。

（3）pH 值测定具有重要鉴别意义。pH < 4.5，可能为单纯假丝酵母菌感染；若 pH > 4.5 且涂片中有多量白细胞，可能存在混合感染。

【饮食宜忌】

1. 饮食宜进

（1）饮食原则

①宜进食富含优质蛋白质的食物：参见"滴虫阴道炎"。

②宜进食富含 B 族维生素的食物：念珠菌性阴道炎患者宜多食用含有 B 族维生素丰富的食物，如小麦、高粱、芡实、蜂蜜、豆腐、韭菜、牛奶等；宜多食水果和新鲜蔬菜。

③宜进食低脂肪、清淡食物：念珠菌性阴道炎患者宜选择低脂肪、易消化的清淡膳食，如新鲜蔬菜、水果、米汤、稀粥、豆浆等；且宜多饮水。

（2）饮食搭配

①大蒜与乌梅：现代医学研究表明，大蒜含有植物杀菌素，对金黄色葡萄球菌、链球菌、脑膜炎双球菌、结核杆菌、痢疾杆菌、大肠埃希菌、副伤寒杆菌、炭疽杆菌、霍乱弧菌、流感病毒及多种真菌有抑制和杀灭作用，与杀菌作用较强的乌梅搭配，对细菌性阴道炎、念珠菌性阴道炎和盆腔炎具有一定的辅助治疗作用。

②西红柿与大蒜：西红柿所含的番茄碱对多种真菌、细菌有抑制作用，与大蒜搭配，杀菌作用更强，对细菌性阴道炎、念珠菌性阴道炎和盆腔炎具有一定的辅助治疗作用。

③椰子油与大蒜：椰子油含有酚类，能治疗真菌感染所致的真菌病，与大蒜搭配，适于细菌性阴道炎、念珠菌性阴道炎和盆腔炎患者食用。

（3）药膳食疗法

①苦参15g，贯众15g。加水煎煮，去渣取汁，服用时加入白糖适量。每日2次，每疗程5~10日。解毒利湿，杀虫止痒。适于证属湿热蕴结者。

②苦参、百部各15g，大蒜10瓣。加水同煎，去渣取汁，加入白糖适量调服。每日2次，连服3~7日为一疗程。除湿解毒杀虫。适用证属湿热蕴结者。

③将淡菜100g、墨鱼（干品）50g分别用清水浸软、洗净，连其内壳切成3~4段；芡实20g洗净；猪瘦肉100g洗净。把全部用料一起放入砂锅，加清水适量，武火煮沸后，文火煮2小时，调味即可，随意饮用。滋阴清热，收敛止带。适于证属肾阴虚或阴虚有热，症见带下量多、色微黄质稀，或带下黄赤相兼、质稠如糊状，或伴有阴道热辣感，甚则热痛、烦闷不安、睡卧不宁、口干、大便干结等；也适于阴虚体质或热病之后、更年期或绝经后妇女之带下病而有阴虚或阴虚内热者。

④马鞭草30g，洗净后，切成小段；猪肚60~100g切片。将水煮沸，把猪肚、马鞭草倒入煮沸，去渣取汁。每日1次。解毒杀虫，清热利湿。孕妇及脾胃虚弱者慎用。

⑤鲤鱼 1 条，去内脏，洗净，放大蒜 50g，同煮食。可用大蒜 30g，煎洗患处。另外，《中药大辞典》记载：50% 大蒜甘油明胶栓剂，塞入阴道内，每日 1 次，连用 7 日，有效率达 75.2%。

2. 饮食禁忌

（1）忌辛辣食物：多食辛辣食品易生燥热，使内脏热毒蕴结，出现前后阴痒痛等症状，从而使本病症状加重。

（2）忌海鲜发物：带鱼、虾、蟹等腥膻之品会助长湿热，食后能使外阴瘙痒加重，不利于炎症的消退，故应忌食。

（3）忌甜腻食物：油腻食物如猪油、奶油、牛油等；高糖食物如巧克力、甜点心等，这些食物有助湿增热的作用，会增加白带的分泌量，并影响治疗效果。

（4）忌烟酒：这是由于烟草中的尼古丁可使动脉血与氧的结合力减弱；酒能助长湿热，故当禁忌。同样，含酒饮食如酒酿、药酒等均不宜饮用。

【药物宜忌】

1. 西医治疗

假丝酵母菌是条件致病菌，部分妇女阴道中存有此类菌，但酵母菌数量极少，并不引起发病，只有在全身及阴道局部免疫力低下时，假丝酵母菌大量繁殖而发病。因此，加强锻炼、增强身体抵抗力尤为重要。经常使用抗生素、避孕药、穿紧身化纤内裤、肥胖、糖尿病患者，极易患此病，故在日常生活中应引起注意。

（1）阴道用药：咪康唑栓剂，每晚 1 粒（100mg），连用 7～10 日；或每晚 1 粒（200mg），连用 3 日。克霉唑栓剂，每晚 1 粒（150mg），连用 7 日。制霉菌素阴道栓，每晚 1 粒（10 万单位），连用 10～14 日，一般用 2～3 个疗程。

（2）全身用药：对未婚者、不愿意采用局部用药者、不能耐受局部用药者及局部用药效果不良者均可全身用药。氟康唑 150mg，顿服；酮康唑 200mg，每日 1～2 次，连服 5 日。

（3）性伴侣治疗：性伴侣治疗可预防女性重复感染。患病期间禁忌性生活。

2. 中医治疗

（1）辨证治疗

①湿毒内蕴

主症：阴部瘙痒灼痛，带下量多、色白质稠如豆渣样，口苦咽干，心烦不宁，大便秘结，小便涩痛，舌质红，苔黄腻，脉弦数。

治法：利湿解毒，杀虫止痒。

方药：猪苓 10g，茯苓 20g，车前子 10g（包煎），泽泻 10g，栀子 10g，黄柏 10g，茵陈 15g，白鲜皮 10g，七叶一枝花 15g，牛膝 15g。

用法：每日 1 剂，水煎服。

②湿虫滋生

主症：阴部瘙痒如虫爬状，甚则奇痒难忍，灼热疼痛，带下量多、色黄呈泡沫状，或色白如豆渣状，臭秽，胸闷呃逆，口苦咽干，小便黄赤，舌红，苔黄腻，脉滑数。

治法：清热利湿，解毒杀虫。

方药：薏苡仁30g，黄柏10g，赤茯苓15g，牡丹皮15g，泽泻15g，通草15g，滑石20g，怀山药15g。

用法：每日1剂，水煎服。

（2）验方

①全蝎、皂角刺各5g，刺蒺藜10g，白鲜皮15g，泽泻、当归各10g，何首乌15g，槐米20g，苦参、生地黄各15g，陈皮10g，甘草5g。每日1剂，水煎服。用于祛风利湿，养血润肤。

②当归、白芍各15g，半枝莲30g，防风、生地黄、荆芥各10g，白花蛇舌草30g。每日1剂，水煎服。用于燥湿解毒。

（3）其他疗法

①熏洗疗法：苦参、蛇床子、土槿皮、小蓟各30g，黄芩15g，川椒9g。水煎后熏洗阴部。每日1剂，早晚各1次。如有皮肤角化裂纹者，加芒硝30g；合并感染者，加土茯苓、忍冬藤各30g。一般当日可止痒，轻者5~7日可愈。

②敷脐法：芡实、桑螵蛸各30g，白芷20g。研成细末，醋调后敷于脐孔处。每日1次，7日为一疗程。

（4）药物禁忌

①用甲硝唑不宜饮酒：因甲硝唑可抑制乙醇在体内氧化，使之产生大量乙醛，引起高乙醛血症，故用药期间忌酒。

②服鹤草酚忌酒及油腻食品：服鹤草酚期间若饮酒或吃油腻食品（如肥肉和油炸食品等），可增加本品的毒性。

③服酮康唑忌食碱性食物：因为酮康唑在酸性环境中易于吸收，所以服药期间若过食碱性食物，如菠菜、胡萝卜、黄瓜、苏打饼干、茶叶等，则使pH值升高，使酮康唑作用减弱。

④咪康唑、氟康唑忌与香豆素类抗凝血药同用：咪康唑、氟康唑与香豆素类抗凝血药（如华法林、双香豆素等）合用，可增强香豆素类抗凝血药的抗凝血作用，易引起出血。因此，二者需合用时，香豆素类抗凝血药应适当减量。

⑤抗生素：长期或大量应用抗生素，可改变阴道内微生物之间的相互制约关系，加重菌群失调，不利于对念珠菌性阴道炎的控制。

⑥忌热性温补之品：因本病由湿热之邪所引起，故患病期间应禁用具有温里补阳作用的药物，如红参、附子、干姜、吴茱萸、丁香、细辛、高良姜、鹿茸、淫羊藿、牛鞭、锁阳、肉苁蓉等；中成药如十全大补丸、金匮肾气丸等。

二、老年性阴道炎

【概述】

老年性阴道炎又称萎缩性阴道炎，是一种非特异性阴道炎。其发病率高，绝经的妇女有 30%~50% 可罹患此病；一些年轻妇女也会患此病。

1. 病因

妇女绝经后，卵巢功能衰退，内源性雌激素水平降低，阴道壁萎缩变薄，黏膜变薄，上皮细胞内糖原减少，阴道内 pH 值增高，局部抵抗力降低，致病菌容易入侵繁殖而引起炎症。

2. 临床表现

（1）阴道分泌物增多，稀薄，有时呈淡黄色或脓性。

（2）外阴瘙痒、灼热感，性交痛。

（3）检查见阴道萎缩性改变，上皮皱襞消失、萎缩、变薄。

（4）阴道黏膜点状充血，白带呈黄色或脓性，有时有浅表溃疡。溃疡面可与对侧粘连；严重者造成狭窄甚至闭锁，炎症分泌物引流不畅易形成阴道积脓或宫腔积脓。

3. 辅助检查

（1）阴道分泌物检查：可见大量基底细胞而无滴虫、真菌；合并感染时见有脓细胞。

（2）宫颈刮片：对于血性白带应进行宫颈刮片的细胞学检查，以初步排除宫颈癌的存在。如果排除宫颈癌仍有血性白带，需要进行诊断性刮宫来排除子宫其他恶性疾病的存在。

（3）局部活组织检查：对阴道壁肉芽组织或溃疡，需与阴道癌相鉴别，可行局部活组织检查。

【饮食宜忌】

1. 饮食宜进

（1）饮食原则

①宜进食富含 B 族维生素的食物：由于老年性阴道炎与 B 族维生素缺乏有关，故宜多进食含有 B 族维生素丰富的食物，如小麦、高粱、芡实、蜂蜜、豆腐、韭菜、牛奶等；宜多食水果和新鲜蔬菜。

②宜进食清淡、富含营养的食物：由于老年人消化功能较差，加之炎症反应，更不利于食物的消化吸收，故老年性阴道炎患者宜选用清淡且富含营养的食物，如牛奶、豆类、鱼类、新鲜蔬菜和水果等。

③宜进食具有滋补脾肾作用的食物：中医学认为，老年性阴道炎与脾肾阴虚有关，故宜选用粳米、糯米、山药、扁豆、莲子、薏苡仁、百合、大枣、龙眼肉、栗子、黑芝麻、黑大豆、蚌肉、核桃仁、动物肝脏、蛋类等具有补益脾肾作用的食物。

④宜进食具有清热利湿作用的食物：由于老年性阴道炎属湿热下注，故宜选用鸡冠花、车前草、芹菜等具有清热利湿作用的食物。

（2）饮食搭配

①马齿苋与洋葱：参见"滴虫阴道炎"。

②大蒜与乌梅：参见"外阴、阴道假丝酵母菌病"。

③绿豆与蒲公英：参见"非异特性外阴炎"。

④苦菜与绿豆：参见"非异特性外阴炎"。

（3）药膳食疗方

①山药 30g，猪瘦肉 200g，鱼鳔 10g。将山药洗净，猪瘦肉洗净，切成块，鱼鳔洗净，切成丝，放入锅中，加适量佐料、水，煮开后改文火煮 2 小时。每日 2 次，食用。滋阴补肾，涩精止带。

②淡菜 20g，黑木耳 10g，乌鸡 1 只，黄酒、食盐、葱段、姜片各适量。将淡菜、黑木耳水发，洗净；乌鸡煺毛、去内脏，洗净，切成块。一起放入砂锅中，加入黄酒、食盐、葱段、姜片、水，炖至熟烂即可。每日 2 次食用。益肾补脾，收涩止带。

③将芡实 500g 晒干或烘干，研成细粉。每日 2 次，每次 10g，加糖少许，用开水调服。益肾补脾，收涩止带。用于老年性阴道炎证属肝肾阴虚。

④金樱子 30g、生姜 4 片，洗净；猪小肚 2 个，用盐擦洗干净，放滚水中去臊味。把全部用料放入锅中，加清水适量，武火煮沸后，改文火煲 1~2 小时，调味供用。补肾止带。适于肾气不足型老年性阴道炎，症见腰膝酸软、白带过多、清稀微腥、淋沥不绝、小便清长、夜尿频多；也可用于脱肛、子宫下垂、崩漏等证属肾气虚者。

⑤熟地黄 20g，黄芪 20g。分别拣杂，洗净，晒干或烘干，切成片，放入砂锅，加清水浸泡 30 分钟，用小火煎煮 1 小时，去渣取汁。将芡实 100g 洗净，晒干或烘干，研成细粉，与熟地黄、黄芪煎汁同入锅中，边加热边搅拌成羹，离火后调入蜂乳 20g，拌匀即成。早、晚 2 次分服，也可当点心食用。益肾补脾，收涩止带。适于老年性阴道炎证属肝肾阴虚。

⑥将鹿茸、怀山药各 30g 洗净；乌鸡肉 25g 去皮，洗净切块，放至滚水中煮 5 分钟，取出过冷。把全部用料放入炖盅内，加开水适量，盖好盅盖，隔滚水文火炖 2~3 小时，汤成趁热服。温肾壮阳，收敛止带。适于老年性阴道炎证属肝肾阴虚，症见腰膝酸软、头晕耳鸣、畏寒肢冷、带下清稀、绵绵不断、小便频多；亦可用于更年期综合征之证属阳气虚者。

⑦将猪膀胱 1 个反复洗净，内装鹿茸片 10g、白果仁 20g、山药 30g，扎紧膀胱口，放入锅中，炖煮 40 分钟，猪膀胱熟烂后取出，切成小块，放入精盐、黄酒及麻油适量，拌匀即成。佐餐随意食用。益肾补脾，收涩止带。适于老年性阴道炎证属肝肾阴虚。

⑧金樱子 30g 洗净后加水煎服，或与冰糖适量炖服。补肾固摄。适于老年性阴道炎证属肝肾阴虚，症见带下过多、腰酸耳鸣、四肢不利、夜尿频多。

⑨将金樱子 30g、白果 12 粒洗净，同入锅中，加适量水，蒸煮 30 分钟即成。上、下午分服。益肾补脾，收涩止带。适于老年性阴道炎证属肝肾阴虚。

⑩将菟丝子 30g、覆盆子 30g、五味子 20g、金樱子 30g 浸泡于低度白酒 500mL 中，10 天后开始饮用。每晚饮用 1 酒杯（约 20mL）。益肾补脾，收涩止带。适于老年性阴道炎证属肝肾阴虚。

⑪将金银花 30g、甘草 5g 加水煎煮，过滤取汁，以汁煮绿豆 100g 成羹。上、下午分食。清热消暑利湿。适于老年性阴道炎证属湿热下注。

⑫将薏苡仁 60g 洗净，入锅，加适量水，大火煮沸，改用小火煨煮至薏苡仁熟烂，加入洗净的蚕豆花 30g，煮 10 分钟即成。早、晚分食。清热利湿。适于老年性阴道炎证属湿热下注。

⑬栀子仁 5g 碾成细末；先煮莲子 10g、粳米 50g，粥成时，调入栀子末稍煮即可，加白糖适量调匀服食，分 2 次服。每日 1 剂，每疗程连服 3～5 日。清热化湿。适于老年性阴道炎证属湿热下注兼有心火盛，症见带下黄、心烦易怒、失眠。

⑭将白扁豆花 40 朵洗净，打入鸭蛋 2 个，加少许盐搅匀，入油锅内用麻油适量煎熟即可。早、晚分食，连服 2～3 天。清热利湿，健脾止带。适于老年性阴道炎证属湿热下注。

⑮将新鲜金银花 30g、新鲜蒲公英 100g 洗净，用温开水浸泡后捣烂，取汁即成。上、下午分服。清热利湿。适于老年性阴道炎证属湿热下注。

⑯鸡翅 4 个，剁块后置碗中，淋入姜汁、黄酒，加白糖、精盐、豆粉适量拌匀；将油烧热后下蒜泥、豆豉 30g 炒香，放入鸡翅，加苦瓜条 250g、葱段，翻炒后，加入半碗清水，小火焖 30 分钟，出锅即可。佐餐随意食用。清热利湿，益气补虚。适用于老年性阴道炎证属湿热下注。

⑰将新鲜鸡冠花 30g 洗净，晾干，切碎后放入砂锅，加水浸泡片刻，放入洗净的金银花 30g，拌和均匀，煎煮 30 分钟，用洁净纱布过滤，取汁，趁温热时调入蜂蜜 30mL，搅匀即成。早、晚 2 次分服。清热利湿。适于老年性阴道炎证属湿热下注。

⑱将玉米须 50g 洗净，与淘洗干净的赤小豆 100g 一同投入沸水锅中，用大火煮沸，改用小火煮至赤小豆熟烂即成。上、下午分食。清热利湿。适于老年性阴道炎证属湿热下注。

⑲将生大黄 5g 洗净，放入杯中，用沸水冲泡，加盖焖 10 分钟，去渣取汁，与淘洗干净的薏苡仁 100g 同入锅中，加适量水，用大火煮沸，改以小火煨煮至薏苡仁熟烂，趁热调入白糖 15g，待糖溶化即成。上、下午分食。清热利湿。适于老年性阴道炎证属湿热下注。

⑳将冬瓜子 30g、白果 10 个加水煎汤，去渣取汁。早晨空腹顿服，连服 7 天。清热利湿。适于老年性阴道炎证属湿热下注。

㉑先将采摘的新鲜车前草 500g、新鲜蒲公英 500g 分别择洗干净，连根将全草放入温开水中浸泡 10 分钟，捞出，切成碎小段，捣烂，用洁净双层纱布包裹，绞压取汁即

成。早、晚 2 次分服。清热利湿。适于老年性阴道炎证属湿热下注。

㉒马齿苋 250g，绿豆 100g，猪瘦肉 100g，蒜蓉 10g。将马齿苋除根，去老茎，洗净，切成段；把绿豆淘洗干净后放入煲内，加适量清水，用小火煮约 15 分钟，再放入猪瘦肉、马齿苋、蒜蓉，煮 1～2 小时至猪肉熟烂，放入麻油、精盐调味即成。上、下午分食。清热利湿。适于老年性阴道炎证属湿热下注。

㉓将薏苡仁 50g、山药 30g、莲子 30g 洗净，同入锅中，加适量水，大火煮沸，改用小火煎煮至薏苡仁、莲子熟烂，趁热调入藕粉 20g，搅匀即成。上、下午分服。健脾益气，利湿止带。适于老年性阴道炎证属脾虚。

㉔将白扁豆 60g 洗净，入锅，加适量水，大火煮沸，改用小火煨煮至白扁豆熟烂，调入白糖 30g 即成。上、下午分服，吃豆饮汤。健脾益气，利湿止带。适于老年性阴道炎证属脾虚。

㉕先将人参 3g、茯苓 10g、怀山药 15g 分别晒干或烘干，粉碎成细粉，与豆沙泥 50g、赤砂糖 100g、猪油 20g 混合后拌匀，制作成馅泥，备用；将糯米粉 250g 用开水搅拌，做成 20 个糯米粉团，并将备用的馅泥包裹在里面，做成 20 个汤圆，按需用量投入沸水锅中，煮熟即成。每日 2 次，每次 10 个汤圆。健脾益气，利湿止带。适于老年性阴道炎证属脾虚。

㉖将白果 8 粒（去壳）、莲子 30g（去心），与洗净的冬瓜子 40g 同入锅中，加适量水，用小火炖 30 分钟，至莲子熟烂后加入白糖 15g 即成。上、下午分服。健脾益气，利湿止带。适于老年性阴道炎证属脾虚。

2. 饮食禁忌

（1）忌食葱、姜、蒜、辣椒等辛热刺激性食物，以免诱发阴道瘙痒。

（2）忌海鲜发物、腥膻之品，如鳜鱼、黄鱼、带鱼、黑鱼、虾、蟹等水产品，可助长湿热，食后能使外阴瘙痒加重，不利于炎症的消退，故应忌食。

（3）忌甜腻食物：油腻食物如猪油、肥猪肉、奶油、牛油、羊油等；高糖食物如巧克力、糖果、甜点心、奶油蛋糕等。这些食物有助湿增热的作用，会增加白带的分泌量，并影响治疗效果。

（4）忌酒：酒能助长湿热，故应禁忌。同样，含酒饮食如酒酿、药酒等均不宜饮用。

【药物宜忌】

1. 西医治疗

要注意自我护理，讲究卫生；内衣要用纯棉布料制作，并要宽松舒适，勤换洗；平时清洗外阴不要用热水烫洗，不用肥皂，应该用温水清洗；没有炎症时不用药物；绝经或手术切除卵巢后，适当补充雌激素可改善更年期症状，预防老年性阴道炎。

（1）抑制细菌生长：用 1% 乳酸或 0.5% 醋酸液冲洗阴道，每日 1 次；甲硝唑 200mg 放入阴道深部，每日 1 次，连用 7～10 日为一疗程。

（2）增加阴道抵抗力：己烯雌酚 0.125～0.25mg 放入阴道，每晚 1 次，7 日为一疗程；妊马雌酮软膏涂阴道，每日 2 次。严重者可合用口服药物，如服用尼尔雌醇 2mg，每 2 ~ 4 周 1 次；或用己烯雌酚 0.125 ~ 0.25mg，每日 1 次，连服 7 日。

2. 中医治疗

（1）辨证治疗：本病辨证以肾虚为纲，常兼有湿热，故以滋补肝肾、清热利湿为治则。

①肝肾阴虚

主症：白带增多，色黄质稀或夹有血丝，有臭气，阴部灼热，痒痛不适，或伴有尿频、尿痛，或小便失禁，头晕耳鸣，腰膝酸软，心烦易怒，舌红苔少，脉细数。

治法：滋阴益肾，清热祛湿。

方药：熟地黄 5g，山药 15g，茯苓 15g，泽泻 12g，牡丹皮 12g，山茱萸 10g，知母 6g，黄柏 10g，芡实 15g，金樱子 15g。

用法：每日 1 剂，水煎服。

②湿热下注

主症：白带或多或少，色黄或黄赤，有时为脓带，有臭气，阴部灼热、痒痛，口苦口干，尿黄，舌红，苔黄腻，脉细滑。

治法：清热利湿止带。

方药：猪苓 10g，茯苓 20g，车前子 10g（包煎），泽泻 10g，栀子 10g，黄柏 10g，茵陈 10g，薏苡仁 20g，赤芍 15g，牛膝 15g。

用法：每日 1 剂，水煎服。

（2）验方

①女贞子 12g，墨旱莲 15g，何首乌 10g，山茱萸、赤芍各 12g，白芍 10g，龟板 20g，薏苡仁 30g，茯苓 20g，紫草 12g，泽泻 10g。每日 1 剂，水煎服。渗湿清热。

②淫羊藿、仙茅各 10g，知母 12g，黄柏 10g，赤芍 12g，益母草 15g，甘草 10g。每日 1 剂，水煎服。清热祛湿止痒。

③猪苓 10g，茯苓 20g，车前子 10g，泽泻 10g，栀子 10g，黄柏 10g，茵陈 15g，薏苡仁 20g，赤芍 15g，牛膝 15g。每日 1 剂，水煎服。用以清热利湿止带。

（3）中成药：知柏地黄丸，每次 1 丸，每日 2 次，口服，10 ~ 14 日为一疗程。

（4）熏洗外阴

①菊花、紫花地丁各 30g，半枝莲 25g，苦参 30g。煎汤后熏洗外阴，每日 1 次，10 日为一疗程。

②黄柏 100g，甘草、川椒、白芷各 50g。煎煮后熏洗外阴，每晚 1 次，10 次为一疗程。

3. 药物禁忌

（1）甲硝唑

①不宜饮酒及含酒精的饮料：酒精在体内代谢的中间产物乙醛是有毒物质，必须经过乙醛脱氢酶的氧化，才能消去毒性，完成其代谢过程。但甲硝唑能抑制乙醛脱氢

酶的活性，造成体内乙醛蓄积中毒，表现为口苦、恶心、呕吐、呼吸困难、血压降低等症状。

②不宜饮用牛奶：牛奶为含钙丰富的食品，其所含钙离子能与甲硝唑结合形成沉淀，既破坏食物的营养，又降低药物的疗效。

③不宜食用蘑菇、菜花等含钙高的食物：服用甲硝唑时食用蘑菇、菜花等含钙离子丰富的食物，药物可与钙离子结合生成不溶性的沉淀物，破坏食物的营养，降低药物的疗效。

（2）克林霉素、林可霉素

①不宜用饮料服用：各种饮料中的甜味剂（环己基氨基磺酸钠）均可与林可霉素、克林霉素形成不溶解的复合物，使吸收率减少 75%，从而降低林可霉素、克林霉素的疗效。

②不宜饭后服用：林可霉素、克林霉素与食物同服时会使其吸收减少，疗效降低。因此，宜饭前服用林可霉素、克林霉素。

③大环内酯类抗生素：大环内酯类抗生素（如红霉素、螺旋霉素等）与克林霉素、林可霉素合用并不能增强抗菌效果，反而影响克林霉素、林可霉素的抗菌作用。

（3）喹诺酮类药物

①不宜食用碱性食物：偏碱性的食物（如菠菜、胡萝卜、黄瓜、苏打饼干等）可减少喹诺酮类药物的吸收，影响其疗效。

②不宜用茶水服用：茶叶中含有鞣酸、咖啡因、茶碱等成分。喹诺酮类药物与茶水同服可降低其药效。

③碱性药物、抗胆碱药物、H_2 - 受体阻滞药：碱性药物（如氢氧化铝、氧化镁）、抗胆碱药物（如苯海索、阿托品、琥珀胆碱）、H_2 - 受体阻滞药（如西咪替丁）等均可降低胃液酸度而使喹诺酮类药物的吸收减少，从而影响其疗效。

④非甾体类抗炎药：喹诺酮类药物与非甾体类抗炎药（如吲哚美辛、布洛芬等）合用，可增加药物的不良反应。

⑤氨茶碱、咖啡因、华法林：喹诺酮类药物有抑制肝细胞色素 P450 氧化酶的作用，进而减少对氨茶碱、咖啡因、华法林的清除，使氨茶碱、咖啡因和华法林的血药浓度升高，引起毒性反应。

⑥利福平、氯霉素：利福平可抑制细菌 RNA 合成；氯霉素可抑制细菌蛋白质合成，与喹诺酮类药物合用可使喹诺酮类药物的作用降低，疗效减弱。

（4）己烯雌酚

①氨苄西林：氨苄西林可影响己烯雌酚的吸收而导致己烯雌酚作用降低，疗效减弱。

②利福平：利福平能促进己烯雌酚的代谢灭活，从而减弱己烯雌酚的药效。

（5）服鹤草酚忌酒及油腻食品：服鹤草酚期间若饮酒或吃油腻食品（如肥肉、油炸食品等），可增加本品的毒性。

（6）服酮康唑忌食碱性食物：因为酮康唑在酸性环境中易于吸收，所以服药期间若过食碱性食物（如菠菜、胡萝卜、黄瓜、苏打饼干、茶叶等）则使 pH 值升高，药效减弱。

（7）忌热性温补之品：因本病由温热之邪引起，故患病期间应禁用具有温里补阳作用的药物，如红参、附子、干姜、吴茱萸、丁香、细辛、高良姜、鹿茸、淫羊藿、牛鞭、锁阳、肉苁蓉等；中成药如十全大补丸、金匮肾气丸等。

三、滴虫阴道炎

【概述】

滴虫阴道炎是由阴道毛滴虫生长在阴道中引起的炎症。

1. 病因

滴虫阴道炎可由性交传播，也可经公共浴池、浴盆、浴巾、游泳池、厕所、衣物、器械、敷料等间接途径传播。阴道毛滴虫适宜在温度为 25℃ ~40℃、pH 值为 5.2 ~6.6 的潮湿环境中生长。滴虫的生活史简单，只有滋养体而无包囊期。滋养体生命力较强，能在 3℃ ~5℃ 生存 21 日；在 46℃ 生存 20 ~60 分钟；在半干燥环境中约生存 10 小时；在普通肥皂水中能生存 45 ~120 分钟；在 pH 值为 5.0 以下或 7.5 以上的环境中则不生长。滴虫阴道炎患者的阴道 pH 值一般在 5.0 ~6.5，多数 > 6.0。月经前后阴道 pH 值发生变化，经后接近中性，故隐藏在腺体及阴道皱襞中的滴虫于月经前后常得以繁殖，引起炎症的发作。它能消耗或吞噬阴道上皮细胞内的糖原，阻碍乳酸生成，使阴道 pH 值升高。滴虫不仅寄生于阴道，还常侵入尿道或尿道旁腺，甚至膀胱、肾盂及男性的包皮皱褶、尿道或前列腺中。

2. 临床症状

（1）白带增多，呈灰黄色泡沫状，有臭味，有时混有血色或呈脓性。

（2）外阴瘙痒如虫爬感。

（3）常有尿频、尿痛。

（4）外阴、阴道充血，阴道壁上有典型的红色颗粒，状如杨梅。

3. 辅助检查

（1）阴道分泌物中查滴虫：检查滴虫最简便的方法是悬滴法。在有症状的患者中，其阳性率可达 60% ~70%。具体方法是加温生理盐水 1 小滴于载玻片上，于阴道后穹处取少许分泌物混于生理盐水中，立即在低倍光镜下寻找滴虫；若有滴虫，可见其呈波状运动而移动位置，亦可见到周围白细胞被推移。

（2）阴道分泌物培养：对可疑患者，若多次悬滴法未能发现滴虫时，可送培养，准确性可达 98% 左右。取分泌物前 24 ~48 小时避免性交、阴道灌洗或局部用药；取分泌物前不做双合诊；窥器不涂润滑剂；分泌物取出后应及时送检并注意保暖，否则滴虫活动力减弱，造成辨认困难。

【饮食宜忌】

1. 饮食宜进

（1）饮食原则

①宜进食富含优质蛋白质的食物：食物中蛋白质的主要来源有蛋类、瘦肉、鱼类、牛奶及豆类。这些食物不仅蛋白质含量高，而且生物效价也高，易于机体吸收。因此，阴道炎的患者应进食足量的蛋类、牛奶、瘦肉、鱼类、豆浆等食物以补充机体所需，提高机体抗病能力。

②宜进食具有抗菌作用的食物：大蒜、洋葱、马齿苋、鱼腥草、马兰头、菊花脑等食物具有一定的抗菌作用。滴虫阴道炎患者宜食之。

③宜清淡饮食：阴道炎患者宜选择低脂肪、易消化的清淡膳食，如新鲜蔬菜、水果、米汤、稀粥、豆浆等；宜多饮水。

（2）饮食搭配

①洋葱与生姜：洋葱对葡萄球菌、链球菌、白喉杆菌、痢疾杆菌、大肠埃希菌、阴道滴虫等均有抑制和杀灭作用；生姜能有效地抑制葡萄球菌的繁殖，并对阴道滴虫、皮肤真菌有明显的抑制作用。二者搭配效果更佳，对滴虫阴道炎、细菌性阴道炎、盆腔炎具有一定的辅助治疗作用。

②洋葱与黄鱼：洋葱对葡萄球菌、链球菌、白喉杆菌、痢疾杆菌、大肠埃希菌、阴道滴虫等均有抑制和杀灭作用；黄鱼鱼鳔炒炼成胶，制成鱼鳔胶珠，可调理血气、大补元气。二者搭配，对滴虫阴道炎、细菌性阴道炎、盆腔炎具有一定的辅助治疗作用。

③马齿苋与洋葱：马齿苋有清热解毒、宽中下气、利水祛湿、散血消肿、止痢消炎、杀虫灭菌之功效，有"天然抗生素"的美称，与具有相同功效的洋葱搭配食用，杀虫灭菌作用更强。对滴虫阴道炎、细菌性阴道炎、盆腔炎具有一定的辅助治疗作用。

④马齿苋与菊花：马齿苋有清热解毒、宽中下气、利水祛湿、散血消肿、止痢消炎、杀虫灭菌之功效，有"天然抗生素"的美称；菊花味苦性凉，有清热解毒、凉血之功效。二者搭配，适于滴虫阴道炎、细菌性阴道炎、盆腔炎患者食用。

（3）药膳食疗方

①将百部15g、乌梅30g加适量清水煎煮，煎好后去渣取汁，加入白糖适量煮沸，趁热服，分2~3次服完，每日1剂，连用3~5日。清热利湿杀虫。适用于湿热型滴虫阴道炎，症见带下黄稠、有异味、阴痒明显。

②樱桃叶500g，水煎坐浴。

③鸡冠花30g洗净；鸡蛋2只煮熟，去壳。把全部用料放锅内，加清水适量，武火煮沸后，文火煲约1小时，调味供用。祛湿止带。适用于湿浊盛型滴虫阴道炎，症见体倦乏力、带下增多、色白气腥、质稀如水、小便不利、外阴瘙痒。

④蛇床子10g，鸽蛋2枚。煮食鸽蛋，并以汤洗患处。适用于滴虫阴道炎，症见外阴瘙痒。

⑤将秦皮 12g、乌梅 30g 加适量水煎煮，去渣取汁。临服用时加白糖适量，每日 2 次，早、晚空腹服，每日 1 剂，连服 5 日。清热利湿杀虫。适用于滴虫阴道炎，症见带下黄臭、阴痒。

⑥桃枝 100g，桑枝 100g。煎水饮服，并可外洗患处。适用于滴虫阴道炎，症见阴痒。

⑦鲤鱼 1 条，去内脏，洗净，放大蒜 50g，同煮食。可用大蒜 30g 煎洗患处。另外，《中药大辞典》记载，50% 大蒜甘油明胶栓剂，塞入阴道内，每日 1 次，连用 7 日，有效率达 75%。

2. 饮食禁忌

（1）忌酒、燥热之品，如羊肉等。

（2）忌肥甘厚腻、煎炸辛辣食品，例如辣椒、姜、葱、蒜、海鲜、牛肉等。

（3）忌进补。

【药物宜忌】

1. 西医治疗

平时要注意个人卫生，不用公共浴盆及坐厕。外阴洗涤用具及内裤应予隔离及消毒。治疗期间避免性生活，配偶应同时治疗。

（1）全身用药：甲硝唑每次 400mg，每日 3 次，连服 7 日。夫妻双方及未婚妇女均能服用。服药后若出现恶心、呕吐、腹泻、头晕等，应立即停药，改用奥硝唑每次 0.5g，每日 2 次，连服 7 日。

（2）局部用药：①先用肥皂水擦洗外阴，再用 1 : 5000 高锰酸钾溶液冲洗。②甲硝唑阴道泡腾片 200mg，放入阴道，每晚 1 次，连用 7 日。③如合并感染，可同时给予磺胺结晶粉剂。

局部用药一般用 2~3 个疗程，复查白带 3 次正常后停药。

2. 中医治疗

（1）辨证治疗：本病治疗以清热祛湿、杀虫为主。肝经湿热者佐以疏肝；脾虚者佐以健脾。

①湿热下注

主症：白带增多，色白或色黄，呈泡沫状或呈脓性，甚或杂有赤带，外阴瘙痒，心烦失眠，小便短赤、涩痛，大便秘结，舌苔薄腻，脉弦。

治法：清热利湿，杀虫止痒。

方药：龙胆草 10g，栀子 10g，黄芩 10g，柴胡 10g，车前子 10g（包煎），木通 10g，泽泻 10g，生地黄 12g，当归 12g，生甘草 6g。

用法：每日 1 剂，水煎服。

②肾虚湿热

主症：带下增多，色黄白，呈泡沫状，外阴瘙痒，腰脊酸楚，神疲乏力，舌苔薄腻，脉细弱。

治法：补肾健脾，清热利湿。

方药：薏苡仁 30g，黄柏 10g，赤茯苓 15g，牡丹皮 15g，泽泻 15g，通草 10g，滑石 20g，怀山药 15g，干地黄 15g，山茱萸 10g，附子 6g，桂枝 6g。

用法：每日 1 剂，水煎服。

（2）内服中药：使君子、白薇、当归各 10g，雷丸 5g（冲服），乌梅 3 个。水煎服，可连服 20 剂。服完 10 剂后做检查，滴虫阴性即停服。

（3）外用中药

①五倍子 9～15g，煎水冲洗阴道，一般 2～3 次可愈。

②蛇床子、鹤虱各 30g，威灵仙、苦参各 15g，狼毒、当归各 9g。水煎后过滤去渣，熏洗坐浴，并冲洗阴道。

③炒五倍子 120g，炒蛇床子、生黄柏各 30g，冰片 1.5g。炒五倍子、炒蛇床子、生黄柏共研细末，加冰片，放阴凉处，避免潮湿。每晚用淡盐水洗净阴道后，将药末 1g 涂入阴道内。

3. 药物禁忌

（1）激素：本病炎症控制时间较长，在未使用有效抗炎药物时，不宜应用激素类药物，如可的松、地塞米松、氢化可的松等。

（2）用甲硝唑不宜饮酒：因甲硝唑可抑制乙醇在体内氧化，使之产生大量乙醛，引起高乙醛血症，故用药期间忌酒。

（3）服酮康唑忌食碱性食物：因为酮康唑在酸性环境中易于吸收，所以服药期间若过食碱性食物（如菠菜、胡萝卜、黄瓜、苏打饼干、茶叶等）则使 pH 值升高，本品作用减弱。

（4）服鹤草酚忌酒及油腻食品：服鹤草酚期间若饮酒或吃油腻食品（如肥肉、油炸食品等），可增加本品的毒性。

（5）忌热性温补之品：因本病由湿热之邪所引起，故患病期间应禁用具有温里补阳作用的药物，如红参、附子、干姜、吴茱萸、丁香、细辛、高良姜、鹿茸、淫羊藿、牛鞭、锁阳、肉苁蓉等；中成药如十全大补丸、金匮肾气丸等。

四、细菌性阴道炎

【概述】

引起细菌性阴道炎的病原体与其他性病不同，是一组细菌共同作用的结果，实际是寄生在阴道内的细菌生态平衡（菌群）失调所致。

1. 病因

细菌性阴道为阴道内正常菌群失调所致的一种混合感染，但临床及病理特征无炎症改变。正常阴道内以产生过氧化氢的乳酸杆菌占优势，患细菌性疾病时，阴道内乳酸杆菌减少，生态平衡系统改变而引起其他细菌大量繁殖，主要有加德纳菌、厌氧菌（动弯杆菌、普雷沃菌、紫单胞菌、类杆菌、消化链球菌等）及人型支原体，其中以厌氧菌居多。厌氧菌的浓度可以是正常妇女的 100 ~ 1000 倍，其产生的胺类物质，可碱化阴道，使阴道分泌物增多并有臭味。促使阴道菌群发生变化可能与频繁性交、多个性伴侣或阴道灌洗使阴道碱化有关。

2. 临床表现

（1）主要症状为顽固性白带增多，呈灰白色，稀薄均质，面糊状，有少量泡沫。

（2）少数合并滴虫或念珠菌感染者可出现外阴瘙痒、阴道烧灼感或性交疼痛。

（3）阴道分泌物腥臭味，在月经期或性交时、性交后异味加重。这种难闻的腥臭味是由于细菌代谢产生的胺挥发所致。检查时，常见灰色的阴道分泌物位于阴道入口处。

3. 辅助检查

（1）阴道分泌物 pH 值 > 4.5（pH 值多为 5.0 ~ 5.5）。

（2）取阴道分泌物少许放在玻片上，加入 10% 氢氧化钾 1 ~ 2 滴，产生一种烂鱼肉样腥臭气味即为阳性。

（3）取少许分泌物放在玻片上，加 1 滴生理盐水混合，置于高倍光镜下寻找线索细胞，与滴虫阴道炎不同的是白细胞极少。线索细胞即阴道脱落的表层细胞，于细胞边缘贴附大量颗粒状物，即各种厌氧菌，尤其是加德纳菌；细胞边缘不清。

（4）此外，可参考革兰染色的诊断标准。其标准为每个高倍光镜下形态典型的乳酸杆菌 ≤5，两种或两种以上其他形态细菌 ≥6。

【饮食宜忌】

1. 饮食宜进

（1）饮食原则

①宜食高蛋白质食物：患者应进食足够的富含优质蛋白质的食物，如鸡肉、鱼类、猪瘦肉、鸡蛋、牛奶、豆类及其制品等。

②宜清淡饮食：细菌性阴道炎患者宜选择低脂肪、易消化的清淡膳食；宜多食新鲜蔬菜、水果、米汤、稀粥、豆浆等，以保持大便通畅；宜多饮水，防止合并尿道感染。

③宜食易消化、富有营养的食物：患者胃肠张力及蠕动均较弱，特别是伴有高热时胃肠功能更差，此时患者宜进食易消化、富有营养的流质或半流质饮食，如牛奶、米汤、藕粉、鸡蛋汤、菜汁、水果汁、面条、馄饨、蒸蛋羹等。

④宜食富含维生素及矿物质的食物：如谷类、豆类、新鲜蔬菜、水果及蛋黄中含有丰富的维生素 E、维生素 C、B 族维生素及微量元素锌、锡、铜等，有利于炎症的控制。

⑤宜高热能饮食：摄入足量的糖类和脂肪，可减少蛋白质为提供热能而分解，有利于炎症的控制。患者可食用甘薯、芋头、马铃薯、苹果、马蹄粉、怀山药粉、莲藕粉等。

（2）饮食搭配

①大蒜水：大蒜 100g，捣烂，加温开水 200mL，浸渍 4 小时，过滤去渣。每次 10mL，4 小时 1 次，连服 2～3 日。大蒜性温，辛辣，小毒，能散寒消毒消肿。

②金银花与蜂蜜：金银花、蜂蜜各 30g。将金银花加水 500mL，煎汁去渣，冷却后加蜂蜜调匀即可。每日 2 次。清热解毒，消肿。

③生石膏与粳米：生石膏 100～200g，捣碎入砂锅，水煮 30 分钟，去渣取清液，再入洗净的粳米 100g，煮粥至熟烂，待温食用。每日 2～4 次，患者宜常食用。清热解毒，利湿消肿。

（3）药膳食疗方

①石榴皮 9g，洗净，水煎代茶饮。每日 2～3 次，每疗程连服 1 周。温肾固脉。适用于带下病，因脾肾虚弱或任脉不固，症见带下白色黏液、绵绵不绝、腰酸腹痛。

②将酸浆 9g，细研为末，以酒送服。清热利湿。适用于赤白带下，因湿热下注，带脉失约，任脉不固，症见带下量多味臭、头昏心烦、疲倦无力。

③将乌鸡 1 只（约 500g），活宰，去毛、内脏，洗净；莲子肉 30g、糯米 15g、胡椒少许洗净。把白果 10 枚、莲子肉、糯米、胡椒装入鸡腹内，封口后，放至炖盅内加盖，隔水用文火炖 2～3 小时，至鸡熟烂，调味供用（可分 2～3 次食，饮汤，食肉、白果等）。补益脾肾，固涩止带，适用于细菌性阴道炎，证属脾肾两虚，症见形体消瘦、面色萎黄、气短体倦、腰膝酸软、带下量多、色白无味、质如胶丝。

④将鲜马齿苋 50g 洗净，冷开水再浸洗 1 次，切小段，搅拌机搅烂，榨取鲜汁，加入蜂蜜 100mL 调匀，隔水炖熟即可，分 2 次饮用。清热解毒，利湿止带。适用于细菌性阴道炎，证属湿热或热毒内盛者。马齿苋又叫瓜子菜，性味酸寒，功能清热解毒、化湿止带，对志贺杆菌、斯氏普罗威登斯菌、伤寒杆菌、大肠杆菌、金黄色葡萄球菌都有一定的抑制作用。马齿苋因能抗炎，故对生殖道炎症所引起的白带增多有治疗作用。孕妇禁用。

⑤将鳖甲 9g，焙黄后研末，以酒送服。适用于虚证带下，见于因早婚或分娩次数过多而损伤肾气，症见带下量多、淋沥不断、腰胀。

⑥将桑螵蛸 8g，海螵蛸、沙苑子、鹿角霜、金樱子各 15g，白术 10g，水煎，1 次服。适用于细菌性阴道炎，证属肾虚，症见带下增多、清稀透明、伴腰酸膝软、头晕耳鸣、大便溏薄等。

⑦把金菊叶 60g 洗净后切碎，与打碎之鸡蛋 2 个搅匀，放锅内干炒（不放盐、油），将熟时加水半碗煮沸，顿服（1 次服完）。适用于肝郁伤脾所致的带下。

⑧将金樱子 30g 洗净，放至炖盅内，加入冰糖 15g、开水适量，炖盅加盖，文火隔水炖 1 小时即可，随意饮用。适用于细菌性阴道炎，证属肾气虚失于固摄，症见带下量多、色透明而质稀薄，或见头晕耳鸣、失眠梦多等，最适宜于体质虚弱，或久病及肾，或年老肾气虚衰而致带下者。

⑨胡椒 20 粒，研细末，鸡蛋 1 个打碎，2 味调匀，煎炒成鸡蛋饼，当早点，连服半月。适用于细菌性阴道炎，证属下元虚冷，症见带下清稀。

⑩将薏苡仁 15g、莲子 15g，共研细末，用蛋黄油 10mL 调匀，再用凡士林适量加热与上药熔合，做成拇指大、长约 1 寸的锭剂。临睡前先用淡盐水洗涤阴道，然后将药锭塞入 1 支，次晨取出。每晚 1 次，连用半月，隔 1 周可再用。适用于阴道各种炎症、宫颈糜烂引起的白带过多。

⑪将鸡蛋 1 个打一小孔，硫黄末 1g 放入蛋内，湿纸封口，外用泥包，煨熟，去蛋壳及杂物，食蛋，酒送服。早、晚各 1 次。适用于久虚带下淋沥不尽者。

⑫肉苁蓉 20g，水煎。每日早晚各服 1 次。适用于肾虚带下，见于因早婚或分娩次数过多损伤肾气，症见带下量多清稀、淋沥不断、腰痛如折。

⑬白果仁 1 个研末，鸡蛋 1 个打一小孔，将白果仁末放入鸡蛋中，湿麻纸封口蒸熟，去壳。每次服 1 个，早、晚空腹服，连服 1 周。适用于冲任不固、精虚下泄之久带。

⑭冬瓜子 30g、白果 10 个，洗净，然后将冬瓜子、白果与 1 杯半水一起入锅煮，煮熟食用。频频代茶饮，不宜久服。适用于细菌性阴道炎，症见白带黄臭。

⑮将木棉花 30g 加水适量，煎沸去渣取汁，加入大米 500g 煮粥，粥成服食。每日 1 次，每疗程连服 7 日。适用于细菌性阴道炎，症见白带黄臭。

⑯将鸡蛋 3 个，打碎取鸡蛋清；把鲜马齿苋 60g、白果仁 7 个混合捣烂；用鸡蛋清调匀，沸水冲服。空腹服，每日 1 剂，连服 4~5 日为一疗程。适用于细菌性阴道炎，症见湿热下注、白带黄稠、小便黄。

2. 饮食禁忌

（1）辛辣、煎炸及热性食物：辛辣、煎炸食物，如辣椒、胡椒、茴香、花椒、姜、葱、大蒜、油条、烤羊肉、烤鸡、炸鸡翅等；热性食物，如牛肉、羊肉、狗肉、炒瓜子、炒花生、炒香榧子等，食用后均会助热生火，使内脏热毒蕴结，从而使炎症加重。

（2）海鲜发物：腥膻之品可助长湿热，食后不利于炎症的消退。

（3）甜腻食物：油腻食物，如猪油、肥猪肉、奶油、牛油、羊油、鸡蛋黄、鸭蛋黄等；高糖食物，如巧克力、糖果、甜点心、奶油蛋糕、八宝饭等，有助湿增热的作用，可降低治疗效果。

（4）饮酒：酒能助长湿热，加重炎症充血，不利于治疗。

【药物宜忌】

1. 西医治疗

治疗原则为选用抗厌氧菌药物，主要有甲硝唑、克林霉素。

（1）口服药物：首选甲硝唑 400mg，每日 2~3 次，口服，共 7 日；或甲硝唑 200mg，单次口服；或克林霉素 300mg，每日 2 次，连服 7 日。单次口服不如连用 7 日效果好。

（2）局部药物治疗：2% 克林霉素软膏阴道涂布，每次 5g，每晚 1 次，连用 7 日；或甲硝唑阴道泡腾片 200mg，每晚 1 次，连用 7~10 日。局部用药与口服药物疗效相似。

2. 中医治疗

（1）辨证治疗：以祛湿为主。湿热下注者，治以清利湿热；脾虚湿困者，治以健脾除湿。

①湿热下注

主症：带下量多如米泔，或黄绿如脓，臭气难闻，阴部瘙痒灼痛，口苦咽干，心烦不宁，大便不爽，或小便涩痛，舌质红，苔黄腻，脉弦数或滑数。

治法：清热祛湿，止痒。

方药：猪苓 10g，茯苓 20g，车前子 10g（包煎），泽泻 10g，栀子 10g，黄柏 10g，茵陈 15g，牡丹皮 12g，赤芍 15g，牛膝 15g。

用法：每日 1 剂，水煎服。

②脾虚湿困

主症：带下量多，色白如涕如唾，绵绵不断，其气腥臭，阴部坠胀或瘙痒，精神疲倦，四肢不温，食欲缺乏，大便溏薄，舌淡润，边有齿印，苔白滑，脉虚缓。

治法：健脾益气，升阳除湿。

方药：怀山药 20g，白术 15g，党参 15g，苍术 15g，柴胡 6g，陈皮 6g，车前子 10g（包煎），荆芥 8g，甘草 6g，泽泻 10g，黄芪 20g，茯苓 20g。

用法：每日 1 剂，水煎服。

（2）外治法

①苦参 30g，百部 30g，黄柏 30g，蒲公英 30g，忍冬藤 30g，蛇床子 30g，地肤子 30g。加清水 4000 ~ 5000mL，煎煮 45 分钟，去渣，取药液坐浴 20 ~ 30 分钟。

②复方黄柏液 10mL，加水至 100mL，冲洗阴道，每日 1 ~ 2 次。

（3）中成药

①妇科止带片，每次 5 片，每日 3 次，口服。

②白带丸，每次 1 丸，每日 2 次，温开水送服。

3. 药物禁忌

（1）红霉素

①不宜过食酸性食物：过食酸菜、醋、咸肉、鸡肉、鱼肉等酸性食物，会发生酸碱中和而降低药效。

②不宜过食海味食物：螺、蚌、蟹、甲鱼、海带等海味食物富含的钙、镁、铁、磷等金属离子会与红霉素结合，形成一种难溶解且难吸收的物质。

③普鲁本辛：因普鲁本辛为抗胆碱药，有松弛胃肠道平滑肌的作用，能延长胃排空时间，而红霉素在胃酸影响下易被破坏失效。两药合用，可延长红霉素在胃中的停留时间，故易使其疗效降低或失效。

④月桂醇硫酸钠：该药能促进红霉素在肠道中的吸收，增加对肝细胞的穿透力，使红霉素对肝脏的毒性增加，易导致黄疸及转氨酶升高。

⑤维生素 C、阿司匹林：因维生素 C、阿司匹林为酸性药物，而红霉素在酸性条件

下呈解离型，易被破坏而疗效降低。

⑥氯丙嗪、保泰松、苯巴比妥等：因为这些药物对肝脏都有毒性作用，会加重肝脏毒性。

⑦氯霉素、林可霉素：二者与红霉素合用可产生拮抗作用。

⑧乳酶生：红霉素可抑制乳酸杆菌的活性，使乳酶生药效降低，同时也耗损了红霉素的有效浓度。

⑨含鞣质的中成药：如四季青片、虎杖浸膏片、感冒宁、复方千日红片，以及石榴皮、地榆、酸枣仁、诃子、五倍子等含鞣酸的中药，可使红霉素失去活性，疗效降低。

⑩含有机酸的中药：因红霉素在碱性条件下抗菌作用才能得以发挥，服用乌梅、蒲公英、五味子、山茱萸、山楂等含有机酸的中药，会使红霉素的单键水解而失去抗菌作用。

⑪四环素：二者合用会增加红霉素对肝脏的副作用。

（2）四环素类药

①含金属离子化合物的食物：服用四环素类药同时吃含钙、镁、铝、铁等的食物，如豆制品、油条、熟制卤肉、咸鱼、海蜇、海带等，易形成不溶性络合物，妨碍药物的吸收，降低药效。

②对肝脏有损害的药物：如无味红霉素、雷米封、氯丙嗪、氯磺丙脲、保泰松、苯妥英钠、苯茚二酮、甲睾酮、辛可芬、氯噻嗪等，可使四环素类药物对肝脏的毒性增加，尤其是肾功能衰竭患者更应忌服。

③碳酸氢钠：碳酸氢钠可使胃液中的盐酸被中和，pH 值升高，四环素的溶解性降低，吸收率下降，药效降低。

④铁剂（如硫酸亚铁）：硫酸亚铁与四环素在消化道内易形成难容的螯合物，影响四环素的吸收，使四环素的血药浓度下降40%～50%。如需用铁剂，两药应间隔3小时以上服用。

⑤含钙、镁、铝、铋、锰、锌等金属离子的药物：氢氧化铝凝胶、氧化锌、碳酸钙、三硅酸镁、胶体次枸橼酸铋等含金属离子的药物会在消化道内与四环素结合成难以溶解的络合物，使四环素作用减弱。如需联用，两药的服药时间应间隔2小时。

⑥潘生丁：潘生丁有降低血小板黏附与聚集、抑制血栓形成的作用。四环素能使肠道内细菌合成维生素 K 的数量减少而影响凝血酶原的合成，使凝血时间延长，进而增加出血倾向。如必须联用时，应定期检查凝血酶原时间；若大于 14 秒应停药。

⑦药用炭、硅酸银：药用炭、硅酸银有吸附作用，与四环素合用可使四环素的疗效降低。

⑧氨非咖、氨茶碱：因为氨非咖、氨茶碱为碱性，可使四环素疗效降低。

⑨消胆胺：消胆胺可减弱四环素的疗效。

⑩复合维生素 B：两者合用将使四环素的作用降低，甚至失效。

（3）头孢菌素类

①强利尿剂如依他尼酸、呋塞米：两者合用会增加肾脏的毒性。必须合用时，应减少本药的剂量。

②多粘菌素 E：合用会增加肾脏的毒性，并降低头孢菌素类的抗菌作用。如果必须合用时，应严密观察肾功能。

③保泰松：因保泰松能增强本药对肾脏的毒性。

④四环素：合用能降低本药的抗菌作用。

⑤氨基糖苷类抗生素：头孢菌素类药有一定的肾毒性，与氨基糖苷类抗生素合用在抗菌作用增强的同时，肾毒性亦显著增强，甚至发生可逆性肾功能衰竭。必须联用时，应分开给药。

（4）大环内酯类：忌与茶碱类药物联用。因大环内酯类药物可抑制茶碱类药的正常代谢，二者合用可使茶碱血浓度升高而致中毒。

（5）两性霉素 B

①有肾毒性的药物：氨基糖苷类、多粘菌素、万古霉素及抗肿瘤药物等对肾脏有毒性的药物，可增加本品对肾脏的损害。

②咪康唑：因二者的抗菌作用相拮抗，合用可彼此降低疗效。

（6）咪康唑、氟康唑：忌与香豆素类抗凝血药联用。合用可增强抗凝血作用，易引起出血。

五、非特异性阴道炎

【概述】

由一般病原菌，如变形杆菌、链球菌、葡萄球菌、大肠杆菌等引起的阴道炎，统称为非特异性阴道炎，包括需氧菌和厌氧菌感染。但随着对非特异性阴道炎地进一步认识，临床上将有别于细菌性阴道病，由需氧菌感染引起的阴道炎，如 B 族链球菌、葡萄球菌、大肠埃希菌及肠球菌等，称为非特异性阴道炎。

1. 病因

（1）外阴与尿道、肛门邻近，经常受到经血、阴道分泌物、尿液，粪便的刺激，若不注意皮肤清洁易引起外阴炎。

（2）糖尿病患者含糖尿液的刺激、粪瘘患者粪便的刺激及尿瘘患者尿液的长期浸渍等，极易引起外阴炎。

（3）穿紧身化纤内裤，导致局部通透性差；局部潮湿及经期使用卫生巾的刺激，易发生外阴炎。

2. 临床表现

（1）急性炎症：患者首先感到外阴不适，继而出现瘙痒及疼痛，或有灼热感，同时可出现外阴部皮肤及黏膜有不同程度地肿胀和充血，严重时还会形成糜烂、溃疡或出现大片湿疹并伴有排尿痛、性交痛。

（2）慢性炎症：主要表现为外阴瘙痒，皮肤增厚、粗糙、皲裂，也可以伴有排尿痛或性交痛。

3. 辅助检查

阴道分泌物涂片：经革兰染色，镜下可见成群革兰阳性浓染的卵圆形孢子，或可见到假菌丝与出芽细胞相连成链状或分枝状。

【饮食宜忌】

1. 饮食宜进

（1）饮食原则

①宜进食富含优质蛋白质和糖类的食物：食物中蛋白质的主要来源是蛋类、瘦肉、鱼类、牛奶及豆类，这些食物不仅蛋白质含量高，而且生物效价也高，易于机体吸收；面食是糖类的主要来源。因此，外阴炎的患者应进食足量的蛋类、牛奶、瘦肉、鱼类、豆浆及面食等。

②宜进食富含维生素及无机盐的食物：谷类、豆类及新鲜蔬菜、水果中含有丰富的维生素 E、维生素 C、B 族维生素及微量元素锌、锡、铜等。故外阴炎的患者宜多食谷类、豆类及新鲜蔬菜、水果，以补充多种维生素及无机盐。

③宜清淡饮食：外阴炎的患者宜选择低脂肪、易消化的清淡膳食，如新鲜蔬菜、水果、米汤、稀粥、豆浆等；宜多饮水。

（2）饮食搭配

①绿豆与蒲公英：蒲公英含有蛋白质、脂肪、粗纤维及大量的钙、铁和多种维生素，还含有蒲公英甾醇、胆碱、菊糖等有效成分，能清热解毒、利尿散结；若与清热解毒的绿豆同食，其功效大增，可清热解毒、利尿消肿。适于治疗非特异性外阴炎等多种炎症、小便不利、大便秘结等。

②苦菜与绿豆：苦菜的主要营养成分有蛋白质、脂肪、糖类、粗纤维、胡萝卜素、维生素 B_1、维生素 B_2、烟酸、维生素 C 及钙、磷、铁等，有清热解毒、凉血止痒的作用；若与清热解毒的绿豆同食，其功效大增。适于治疗非特异性外阴炎等多种炎症。

③豆腐与西红柿：西红柿含丰富的维生素、有机酸及钙、磷、锌、铁、锰、铜、碘等无机盐；若与蛋白质含量丰富的豆腐搭配，营养更加全面，其益气和中、生津润燥、健脾和胃、清热解毒的功效会增强。适于非特异性外阴炎的患者食用。

④马齿苋与鸡蛋：马齿苋有清热解毒、宽中下气、利水祛湿、散血消肿、止痢消炎、杀虫灭菌之功效，有"天然抗生素"的美称，与鸡蛋搭配，能治疗妇女阴部瘙痒、白带色黄等症。适于非特异性外阴炎的患者食用。

（3）药膳食疗方

①薏苡仁、山药、莲子各 30g。分别洗净，一起放入锅中，加清水适量，武火煮沸后，改用文火煮 1 小时，煮成羹后，调味服食。每日 1 次，连服 7 日为一疗程。适用于外阴炎，证属肾虚。

②白果 12g，腐竹 50g，粳米适量。同时入锅，加适量水煮粥，待粥熟，趁热服食。

每日 2 次，宜常服。适用于外阴炎，症见外阴红肿痒痛、带下黄稠。

③猪肚 1 个，鸡冠花 30g。猪肚洗净，把鸡冠花置于猪肚内，一起放入锅中，加清水适量，武火煮沸后，改用文火慢炖 1～2 小时，熟烂后加调料调味即可服食。每日 1 次，连服 3～7 日为一疗程。适用于外阴炎，症见带下量多、色黄。

④膀胱 1 具洗净；把鹿茸 6g、白果 30g、怀山药 30g 捣烂后装入膀胱内，扎紧膀胱口，文火炖至烂熟，入食盐少许调味。药与汤同服，隔日 1 剂，连用 5 剂。补肾壮阳。适用于外阴炎，证属肾虚。

⑤将猪小肠 2 小段洗净，然后将浸泡过的莲子 30g、枸杞子 30g 和鸡蛋 2 个混合，放入猪肠内，将肠两端扎紧，加清水 1000mL，将猪小肠煮熟后切片食用。一般每疗程 7～10 次。补肾益精。适用于外阴炎，证属肾虚。

⑥将鲜马齿苋 500g 洗净，用干净纱布包好，绞取汁液，临服时加白糖适量搅匀即成。每日 2 次，每日 10～20mL，连服数日。清热解毒。用于外阴炎，证属肝经湿热，症见外阴红肿热痛明显。

⑦将黄花菜、马齿苋各 30g 洗净，放入锅内，加水适量，先置武火上烧沸，再用文火熬煮 30 分钟，凉后代茶饮。清热利湿解毒。用于外阴炎，证属肝经湿热，症见外阴红肿热痛明显、带下黄稠，或伴下腹疼痛、大便干结、小便黄赤、周身不适。

⑧将草薢、金银花各 30g，洗净煎水，取药汁和绿豆 30g 共煮为粥，加白糖适量调味。每日 1 剂，连服 3～5 日。清热利湿。用于外阴炎，证属肝经湿热，症见外阴肿痛、发红、白带黄稠。

⑨将栀子 6g、柴胡 10g、木通 6g，加水煎煮 20 分钟，去渣取汁，调入白糖适量煮沸，分 2 次饮服。每日 1 剂，每疗程 5～7 日。清肝胆湿热。用于外阴炎，证属肝经湿热，症见外阴肿痛、痒、口干口苦。

⑩将鲜苋菜根 50g 洗净，放入砂锅，加清水适量，文火煮 30 分钟，去渣，加入白糖 20g，再煮沸使白糖溶解即可，分 2 次饮用。清热利湿止带。用于外阴炎，证属肝经湿热，症见带下量多、色黄或黄赤、有秽臭味，伴外阴肿痛、潮红灼热、心烦口干或有发热者；也适用于急性外阴炎、前庭大腺炎等妇科病。

⑪菜油 500mL，白果 200g。浸 10 天，取油外涂。适用于外阴炎，带下量多者。

⑫地耳 10g，粳米 50g。常法煮粥食用；也可以鲜地耳研汁涂患部。适用于肾虚型外阴炎。

⑬将冬瓜子 30g 洗净碾末，加入冰糖 30g，冲开水 1 碗，放入陶罐，用文火隔水炖服。每日 2 次，连服数日。清热利湿。用于外阴炎，证属肝经湿热，症见外阴红肿疼痛、带下黄稠、食欲不佳、小便黄短。

⑭将龙胆草 10g、木通 6g、白糖 10g，加水煎煮 15 分钟，取汁去渣，调入适量白糖饮服。每日 2 次，每疗程连服 3～5 日。清肝利胆。用于外阴肿痛明显、口干口苦、心烦易怒、小便短赤、大便干。

⑮将白菜 500g 连根茎洗净、切片；绿豆芽 50g 洗净，一同放入锅中，加水适量，

煎煮 15 分钟，去渣取汁，当茶饮用，随时服用。清热解毒。用于外阴红肿热痛明显、小便赤痛、大便干结、心烦易怒。

⑯洗净老丝瓜 1 个，放入锅中，加水适量，煎煮 15 分钟，去渣取汁，调入白糖 10g 代茶饮，不拘时服用。清热解毒。用于外阴红肿热痛痒。

2. 饮食禁忌

（1）忌辛辣食物：多食辛辣食品（辣椒、姜、葱、蒜等）易生燥热，使内脏热毒蕴结，出现牙龈肿痛、口舌生疮、小便短赤、肛门灼热、前后阴痒痛等症状，从而使本病症状加重。

（2）忌海鲜发物：腥膻之品，如鳜鱼、带鱼、虾、蟹等水产品可助长湿热，食后能使外阴瘙痒加重，不利于炎症的消退，故应忌食。

（3）忌甜腻食物；油腻食物如猪油、肥猪肉、奶油、牛油、羊油等；高糖食物如巧克力、糖果、甜点心、奶油蛋糕等，这些食物有助湿增热的作用，会增加白带的分泌量，并影响治疗效果。

（4）忌酒：酒能助长湿热，故应禁忌。同样，含酒饮食如酒酿、药酒等均不宜饮用。

【药物宜忌】

1. 西医治疗

治疗原则为保持局部清洁、干燥；局部应用抗生素，消除病因。

（1）局部治疗：可用 0.1% 聚维酮碘液或 1：5000 高锰酸钾液坐浴，每日 2 次，每次 15 ~ 30 分钟，坐浴后涂抗生素软膏或紫草油。此外，可选用中药水煎熏洗外阴部，每日 1 ~ 2 次；急性期还可选用微波或红外线局部物理治疗。

（2）病因治疗：积极寻找病因，若发现糖尿病应及时治疗糖尿病；若有尿漏、粪漏应及时行修补术。

2. 验方

（1）栀子 6g，柴胡 10g，木通 6g，白糖适量。栀子、柴胡、木通加水煎煮 20 分钟，去渣取汁，调入白糖煮沸，分 2 次服。每日 1 剂，5 ~ 7 日为一疗程。

（2）冬瓜子 30g，冰糖 30g。将冬瓜子洗净、碾末，加入冰糖，冲开水，放入陶罐用文火隔水炖，温热服。每日 2 次，连服数日。

（3）白菜 500g，绿豆芽 50g。将白菜连根茎洗净、切片；绿豆芽洗净，一同放入锅中，加水适量，煎煮 15 分钟，去渣取汁，当茶饮用，随时服用。

3. 药物禁忌

（1）酮康唑

①呋喃硫胺、利舍平：因为维生素类药物（呋喃硫胺）可减少酮康唑的吸收；降压药物（利舍平）可降低酮康唑的血药浓度，故酮康唑不宜与呋喃硫胺或利舍平合用；如必须合用，两者的服药时间至少间隔 2 小时。

②抑制胃酸分泌的药物：酮康唑在酸性环境中易于吸收，抑制胃酸分泌的药物（如阿托品、甲氰咪胺等）可导致胃酸分泌减少，从而使酮康唑吸收降低，作用减弱，

故酮康唑不宜与抑制胃酸分泌的药物合用；如临床需要合用，抑制胃酸分泌的药物应在服用酮康唑 2 小时后再服用。

③利福平：酮康唑与利福平合用，会使彼此的血药浓度降低，疗效减弱。

④抗酸药物：酮康唑在酸性介质中易于吸收，当酮康唑与抗酸药物（如碳酸氢钠、氧化镁、氢氧化铝凝胶等）合用后 pH 值升高，从而使酮康唑吸收降低，作用减弱。

⑤服酮康唑忌食碱性食物：因为酮康唑在酸性环境中易于吸收，所以服药期间若过食碱性食物（菠菜、胡萝卜、黄瓜、苏打饼干、茶叶等）则使 pH 值升高，本品作用减弱。

（2）鹤草酚

①忌酒及油腻食品：服鹤草酚期间若饮酒或吃油腻食品（如肥肉、油炸食品等），可增加本品的毒性。

②蓖麻油：因为蓖麻油属油类导泻剂，可增加鹤草酚的毒性，故在服用鹤草酚期间应避免应用蓖麻油导泻。

③忌热性温补之品：因本病由湿热之邪所引起，故患病期间应禁用具有温里补阳作用的药物，如红参、附子、干姜、吴茱萸、丁香、细辛、高良姜、鹿茸、淫羊藿、牛鞭、锁阳、肉苁蓉等；中成药如十全大补丸、金匮肾气丸等。

六、外阴瘙痒

【概述】

外阴瘙痒是一种妇科常见症状，以中老年妇女居多。它是女性外阴由各种不同病原引起的一种症状，常呈阵发性发作，发作时刺痒难忍，也可为持续性，一般夜间加重；严重者坐卧不安，影响睡眠、生活和劳动。

1. 病因

（1）外阴局部疾病，如疥疮、阴虱、接触性皮炎及萎缩性角化苔藓、黏膜白斑病、宫颈炎、阴道念珠菌感染等均可引起外阴瘙痒。此外，肛门瘙痒常引发外阴瘙痒。

（2）全身性疾病，如肝胆疾病、胆管疾病、肾脏病、糖尿病、红细胞增多症、淋巴瘤等，除全身瘙痒外，常伴有外阴瘙痒。

（3）精神因素引起的外阴瘙痒，如情绪忧郁、紧张、烦躁时常有外阴瘙痒。

（4）外界刺激引起的瘙痒，如外阴局部及周围汗液过多、潮湿、浸渍、肥皂刺激、过敏、内裤摩擦或接触过敏、毛糙的卫生纸及外阴分泌物、肛门排泄物得不到及时清洗，均会促成或加剧外阴瘙痒。

（5）食物因素引起的外阴瘙痒，如食物中缺乏维生素 B_2、维生素 A、维生素 E、脂肪等，可导致外阴皮肤干燥、脱屑、瘙痒等。

（6）药物过敏或化学品刺激，如使用青霉素、四环素、阿司匹林等药物及接触酒精或重金属物质引起外阴瘙痒。

（7）特发性外阴瘙痒原因不明，与情绪干扰或某些轻微刺激有关。

2. 临床表现

（1）外阴瘙痒多位于阴蒂、小阴唇，也可波及大阴唇、会阴，甚至肛周等皮损区；常为阵发性发作，也可为持续性，一般夜间加剧。

（2）长期搔抓可引起抓痕、血痂或激发毛囊炎。

（3）瘙痒程度因不同疾病和不同个体而有明显差异。长期搔抓会引起皮肤肥厚和苔藓样改变。

（4）无原因的外阴瘙痒一般仅发生在生育年龄或绝经后妇女；多波及整个外阴部，但也可局限于某部或单侧外阴；虽瘙痒十分严重，甚至难以忍受，但局部皮肤和黏膜外观正常，或仅有因搔抓过度而出现的抓痕或血痂。

3. 辅助检查

（1）妇科检查：阴虱引起的瘙痒多局限在阴毛部位及其附近，搔抓可引起抓痕、血痂或继发毛囊炎；也可在阴毛间见到散在的灰色阴虱。

（2）实验室检查：白带镜检正常或可见念珠菌、滴虫等。

【饮食宜忌】

1. 饮食宜进

（1）饮食原则

①宜清淡、少盐饮食：如饮绿叶菜汁、西红柿汁、胡萝卜汁等，不但可以增强上皮组织的抵抗力，防止感染，还可调节生理功能，减少皮肤变态反应。

②宜清热利湿、凉血解毒食物：在日常饮食中选择一些具有清热、利尿、凉血作用的食品。例如，黄瓜有清热利水解毒之功效；芹菜清热利湿；茭白清热除烦；丝瓜清热凉血；冬瓜清热利水湿；莲藕凉血生津利尿。还可给予清热食物，如绿豆、赤小豆、苋菜、荠菜、马齿苋、莴笋等。适当补充猪瘦肉、牛肉等。

③宜植物油烹调：如用香油、菜籽油、花生油、豆油等，可提高血中不饱和脂肪酸的含量，有利于促进瘙痒痊愈。

④宜多吃含蛋白质和糖类的食物，如豆浆、牛奶、肉、蛋等；也应多吃新鲜蔬菜和水果。

（2）饮食搭配

①粳米荷叶粥：粳米 30g，鲜荷叶 1 张，糖少许。粳米常法煮粥，待粥熟时，取鲜荷叶洗净，覆盖粥上，再微煮片刻，揭去荷叶，粥成淡绿色，调匀即可，可加食糖少许。清暑热，利水湿，散风解毒。

②薏苡仁桂花粥：薏苡仁 30g，淀粉、白糖、桂花各少许。常法煮粥，米熟烂时加入淀粉、白糖、桂花，即可食用。清热利湿，健脾和中。

③粳米冬瓜粥：粳米 30g，冬瓜 150g。将冬瓜切成小块，与米同煮粥，粥熟即可食用。清热利湿，解毒生津。

④赤小豆粳米粥：大麦芽 15g，赤小豆、粳米各 30g，加水煮粥食用。利水除湿，消肿排脓。

⑤薏苡仁马蹄糊：薏苡仁、马蹄各30g，一起研成细粉后煮糊食用。健脾燥湿，清热化痰。

⑥玉米须汤：玉米须、玉米心各30g，一起水煮去渣，加冰糖饮服。

⑦赤小豆冬瓜皮汤：赤小豆、冬瓜皮各30g，水煎，代茶饮。

（3）药膳食疗方

①扁豆花9g，椿白皮12g。将扁豆花、椿白皮洗净，用纱布包好后，加水200mL，煮成150mL即可。一般服用5～7次可见效。适用外阴瘙痒患者食用。

②生豆浆500mL，白糖120g，鸡蛋6个。将生豆浆倒入锅内，上火煮沸，放入白糖；鸡蛋磕入碗内，搅匀，倒入豆浆锅内搅匀，待其再沸时即可出锅食用。适用外阴瘙痒患者食用。

③莲子60g，薏苡仁60g，蚌肉120g。先将莲子去皮、心，薏苡仁洗净，蚌肉切成薄片，一起放入砂锅内，加水750mL，用文火煮约1小时，即可食用。一般服7～10次有效。在食物中注意避免吃葱、姜、蒜、辣椒等刺激性食物，防止诱发瘙痒。

④熟猪瘦肉100g，豆腐干100g，白菜100g，香菜、食盐、酱油、醋、香油各适量。将熟猪瘦肉、豆腐干切成丝，分别用开水焯透捞出，用凉开水投凉，沥干；白菜洗净，择去老叶，切成丝；香菜洗净，切成2cm长的段。把白菜丝放入盘内，再依次放入豆腐干丝、熟肉丝、香菜段，浇上食盐、酱油、醋、香油兑成的调味汁，搅匀即可食用。适用外阴瘙痒患者食用。

⑤取苦杏仁90g炒枯，研成细粉，加麻油450mL调成糊状。用时先取桑叶煎水冲洗外阴、阴道，然后用苦杏仁油糊涂搽，每日1次；或用带线棉球蘸杏仁油糊塞入阴道，24小时后取出；亦可用带皮杏仁捣烂后加水2倍，搅匀绞汁，以纱布浸透填塞阴道，每日1次，每次3～4小时。

⑥将粳米50g去杂洗净，放入锅内，加水适量，煮至米将熟时，放入豆浆1大碗、白糖少许，煮沸后稍煮2～3沸，出锅即可食用。补虚、清火、通淋，有止外阴瘙痒的作用。

⑦将去皮五花猪肉200g洗净，剁成泥；荸荠100g去皮，剁成末，一并加上干淀粉50g、鸭蛋液1个、酱油适量，搅拌均匀，制成肉丸子12个，然后下油锅，炸至六成熟，捞出备用。炒锅放在旺火上，放入花生油75mL，烧至七成热，将择洗干净的大白菜心500g下锅炒软，再放入水发香菇5g、冬笋片50g、酱油适量，炒片刻后放在文火上，倒入猪骨头汤200mL、盐适量，焖至白菜七成熟时，加入肉丸，焖15分钟，然后将水淀粉10g调稀勾芡，再烧沸，先将白菜等料捞起装盘，然后捞出肉丸，放在白菜上即成。适于外阴瘙痒患者食用。

⑧将鸡蛋液2个磕入沸水锅内煮熟，捞出放置碗内；将苹果半个去皮、核，切成小丁，与白糖20g、牛奶150mL同放入锅中煮沸，倒入盛有荷包蛋的碗中即成。对防治外阴瘙痒有益。

⑨大蒜12g切末，放入植物油50mL锅中炒黄，放入牛肉末250g炒熟后，放入香叶1片、番茄酱75g，炒至油呈红色时，放入牛肉清汤250mL，微沸后放入胡椒面少

许、白糖 12g、精盐 8g，调好口味成肉末沙司备用。将鸡蛋 750g 磕入碗内，放入微沸水中煮五六成熟时放入鸡蛋，轻轻取出放入盘中央，上面浇肉末沙司即可食用。适用于外阴瘙痒。

2. 饮食禁忌

（1）忌食发物：如海鱼、虾、蟹、河鱼、湖鱼，食后会加重外阴部瘙痒。

（2）忌辛辣刺激性食物：如辣椒、胡椒、茴香、花椒、洋葱及烟、酒等也应忌食忌用，以免使炎症扩大、阴部瘙痒加重。

（3）忌油炸和过于甜腻的食物：如猪油、奶油、黄油、奶糖、巧克力等，有助湿作用，不利于治疗，故应忌食。

（4）忌多食糖：血糖高是葡萄球菌生长繁殖的条件之一，可造成皮肤感染、溃烂，且常复发，久治不愈，因此不宜多吃糖。

【**药物宜忌**】

1. 西医治疗

注意经期卫生，保持外阴清洁干燥，切忌搔抓。衣着特别是内裤要宽适透气，忌穿化纤类内衣。有感染者可用高锰酸钾坐浴，但严禁局部擦洗。

（1）药物治疗：治疗主要在于控制局部瘙痒。一般主张采用皮质激素局部治疗（涂氟氢松或泼尼松软膏）；症状严重者，氯苯那敏（扑尔敏）4mg，口服；苯海拉明 25mg，口服；异丙嗪 25mg，口服，以兼收镇静和脱敏的功效。

（2）激光治疗：一般采用二氧化碳激光破坏深达 2mm 的皮肤层，消灭异常上皮组织并破坏真皮层内神经末梢，从而阻断瘙痒和搔抓所引起的恶性循环。

2. 中医治疗

（1）蛇床子、花椒、明矾、苦参、百部各 10~15g。煎汤趁热先熏后坐浴，每日 1 次，10 次为一疗程。

（2）紫草 200g，香油 750g。将紫草入香油炸枯、过滤、去渣，成油浸剂，用棉签蘸紫草油涂擦患处。适用于肝肾阴虚证患者。

3. 药物禁忌

（1）苯海拉明

①忌食过酸食物：服苯海拉明时如过食酸化尿液的食物，如肉、鱼、蛋类、乳制品等，可使离子重吸收减少，排泄增加，以至疗效降低。

②忌酸化尿液的药物：苯海拉明与酸化尿液的药物如氯化铵、枸橼酸等合用，由于重吸收减少，排泄增加，可使疗效降低。

（2）维生素 C

①忌食动物肝脏：维生素 C 是一种烯醇结构的物质，易氧化破坏，如遇到微量金属离子，如铜、铁离子，会迅速氧化，特别是铜离子能使维生素 C 氧化加速 1000 倍以上。动物肝脏中含铜丰富，能催化维生素 C 氧化，使其失去生物功能，药效降低，所以在服用维生素 C 时忌食动物肝脏。

②忌食碱性食物：维生素C属于酸性药物，如在服用维生素C期间过食碱性食物（菠菜、胡萝卜、黄瓜、苏打饼干等）可引起酸碱中和，而降低维生素C的药效。

③忌食富含维生素 B_2 的食物：维生素C是六碳糖衍生物，其分子中有两个烯醇式羟基，很容易解离出氢离子，所以它具有一定的酸性及很强的还原性，极易被氧化。维生素 B_2 具有一定的氧化性，在服用维生素C时，若多食富含维生素 B_2 的食物如猪、牛、羊肝、牛奶、乳酪、酸制酵母、蛋黄等，则维生素C易被氧化，两者同时失去药效，达不到补充维生素的目的。

（3）抗组胺药

①慎与中枢抑制药合用：抗组胺药（如异丙嗪、苯海拉明）能加强中枢抑制药（如地西泮、巴比妥类等）的作用，同时也加重不良反应，故需要合用时宜减少用量。

②慎与阿托品、三环类抗抑郁药合用：因本类药能加强阿托品和三环类抗抑郁药（如丙米嗪等）的抗胆碱作用及不良反应，故两者合用应慎重，确需合用时应注意减量。

③忌与平肝息风中成药并用：平肝息风中成药，如蜜环片、天麻片、止痉散、五虎追风散等，具有降血压、抗癫痫、抗惊厥和镇静作用；若与抗组胺药物并用，可产生药理性拮抗而降低治疗效果，故一般不宜合用。

④慎与单胺氧化酶抑制药合用：单胺氧化酶抑制药（如呋喃唑酮、帕吉林、苯乙肼、异唑肼等）与抗组胺药（如异丙嗪）合用，可加重抗组胺药的不良反应。

⑤不宜与成瘾性镇痛药合用：抗组胺药（如异丙嗪等）能增强成瘾性镇痛药（如吗啡、哌替啶等）的呼吸抑制作用，所以两者不宜合用。

（4）异丙嗪

①不宜与活性炭或白陶土合用：由于白陶土、活性炭具有吸附作用，合用会妨碍本品吸收，降低疗效。

②不宜与防己碱合用：有实验证明，两者合用虽可产生协同镇痛作用，但有蓄积现象，可加重不良反应。

（5）葡萄糖酸钙

①禁与洋地黄类药同用：钙剂可加强洋地黄类药物的毒性，导致心律失常，故两者禁同时应用。

②不宜与四环素或喹诺酮类药物合用：钙剂与四环素及喹诺酮类药物合用，可形成复合物而影响后者的吸收。如必须同用时，应间隔1小时以上。

③其他：不可与两性霉素B、硫酸镁、头孢菌素类、新生霉素、妥布霉素、氯林可霉素、泼尼松龙、肾上腺素、脂肪乳及叶酸等配伍。

（6）忌滥用抗生素：如没有合并感染不要随意使用抗生素，以免损伤机体。

（7）忌盲目用药：外阴瘙痒病程较长，病情易反复，有些患者治疗心切，未经医生诊疗，就口服药物或涂搽药物，结果使病情加重，甚至遍及全身。

七、前庭大腺炎、前庭大腺囊肿

【概述】

前庭大腺炎是因前庭大腺被葡萄球菌、链球菌、大肠埃希菌等细菌感染所致，多引起急性炎症。前庭大腺囊肿多由于慢性炎症长期存在，使前庭大腺导管阻塞、腺液积聚、腺体囊性扩张引起；或因急性前庭大腺炎消退后，脓液被吸收所致。

1. 病因

前庭大腺又称巴氏腺，位于大阴唇后，左、右各一，如黄豆大，腺体开口于小阴唇内侧靠近处女膜处，常因外阴污染，病原体侵入腺体而引起炎症。急性炎症发作时，腺管口因肿胀或渗出物较黏稠而阻塞，脓液积存于腺体内形成前庭大腺脓肿。急性炎症消退后，腺管阻塞或狭窄，腺体分泌的黏液排出不畅，可形成前庭大腺囊肿，容易继发感染而致脓肿反复发作；也有一些患者无急性炎症过程，开始即表现为前庭大腺囊肿。

2. 临床表现

（1）炎症多发生于一侧。初起时局部肿胀、疼痛、灼热感，行走不便，有时可致大小便困难；检查见局部皮肤红肿、发热、压痛明显；若为淋病奈瑟菌感染，挤压局部可流出稀薄、淡黄色脓汁。当脓肿形成时，可触及波动感，脓肿直径可达 5～6cm，患者出现发热等全身症状，腹股沟淋巴结可呈不同程度肿大；当脓肿内压力增大时，表面皮肤变薄，脓肿自行破溃；若破孔大，可自行引流，炎症较快消退而痊愈；若破孔小，引流不畅，则炎症持续不消，并可反复急性发作。

（2）前庭大腺囊肿，若囊肿小且无感染，患者可无自觉症状；若囊肿大，患者可感到外阴有坠胀感或有性交不适。检查见囊肿多为单侧，也可为双侧；囊肿呈椭圆形，大小不等，可持续数年不变。

3. 辅助检查

急性期由腺管开口处取分泌物，或从破口处或穿刺取液做涂片或培养，可获细菌学阳性结果；急性期血白细胞计数可升高。

【饮食宜忌】

1. 饮食宜进

（1）饮食原则

①宜食富含优质蛋白质的食物：蛋白质摄入不足，可降低抵抗力，故患者应以高蛋白饮食为主。食物中蛋白质的主要来源是蛋、奶、瘦肉、鱼类及豆类。

②宜食富含维生素的食物：患者宜增加谷类、豆类及新鲜水果、蔬菜的摄入。谷类、豆类及新鲜水果、蔬菜含有丰富的维生素 E、维生素 C、B 族维生素及微量元素锌、锡、铜等，利于疾病恢复。

（2）饮食搭配

①洋葱与黄鱼：洋葱对葡萄球菌、链球菌、白喉杆菌、痢疾杆菌、大肠埃希菌、阴道滴虫等均有抑制和杀灭作用；黄鱼鱼鳔炒炼成胶，制成鱼鳔胶珠，可调理气血、大补元气。二者搭配，有一定的辅助治疗作用。

②马齿苋与洋葱：马齿苋有清热解毒、宽中下气、利水祛湿、散血消肿、止痢消炎、杀虫灭菌之功效，有"天然抗生素"的美称；与具有相同功效的洋葱搭配食用，杀虫灭菌作用更强，对本病具有一定的辅助治疗作用。

③马齿苋与菊花：马齿苋有清热解毒、宽中下气、利水祛湿、散血消肿、止痢消炎、杀虫灭菌之功效，有"天然抗生素"的美称；菊花味苦性凉，有清热解毒凉血之功效。二者搭配，适于本病患者食用。

（3）药膳食疗方

①鱼腥草 30g，薏苡仁 30g，粳米 50g。鱼腥草加水先煎，去渣取汁，放入薏苡仁、粳米，煮至粥熟，温热服食。每日 2 次，连服 5～7 日为一疗程。

②当归 10g，马齿苋 30g，粳米 60g。将当归用干净的纱布包好，马齿苋洗净，同入锅内，加入粳米、适量清水熬熟，去药包，食粥。每日 1 次，连服 3～5 日为一疗程。

③将大蒜泥 10g、酱油适量调入煮熟的鲜马齿苋 60g 即可。不拘时服，连食 5～7日。清热解毒，散结消肿。用于热毒壅盛型前庭大腺炎、外阴炎，症见外阴红肿热痛明显、白带黄赤、口干口苦、小便黄赤、大便干结。

④蒲公英、野菊花各 30g，白花蛇舌草 90g，金银花 50g，葱白 15g。分别洗净，放入锅，加清水适量，武火煮沸后，文火煲 1 小时。取汁溶化红糖适量，顿服（1 次服完）或代茶频频饮。清热解毒，散结消疮。用于热毒壅盛型前庭大腺炎。

⑤苦菜 40g，生姜 20g。分别洗净、切碎、捣烂，以洁净的纱布绞取汁液，或用榨汁机榨汁，取液汁，两液等量合并。每次取 30mL，兑黄酒 10mL，冲水饮，每日 3 次。清热解毒，消痈排脓。用于前庭大腺囊肿。

⑥皂荚刺 1 枚（选个大者），碎成 10 余片；将乳香 3g 缠在刺上，放入醇酒 20mL，同煎至沸，去渣，1 次服下。清热解毒，消痈排脓。用于前庭大腺囊肿。

2. 饮食禁忌

忌肥甘厚腻、煎炸、辛辣食品，如辣椒、姜、葱、蒜、海鲜、牛肉等。

【药物宜忌】

1. 西医治疗

（1）炎症急性发作时，需卧床休息，局部保持清洁。可取前庭大腺开口处分泌物做细菌培养，根据病原菌选用口服或肌内注射抗生素。此外，可选用清热解毒中药局部热敷或坐浴。脓肿形成后需行切开引流及造口术，并放置引流条。

（2）前庭大腺囊肿可选用造口术，方法简单，损伤小，术后还能保留腺体功能。手术方法还可采用二氧化碳激光或微波做囊肿造口术。

2. 中医治疗

（1）辨证治疗：本病按"热者清之，寒者温之，坚者消之，虚者补之，下陷者托之"的原则，同时必须配合外治法以提高疗效。

①热毒

主症：初期外阴部一侧或两侧肿胀、疼痛，行动艰难，或肿处高起，形如蚕茧，不易消退，3～5日成脓，并可自行溃破，或溃后脓多臭秽而稠，伴恶寒发热、口干口苦、纳差、大便秘结、小便涩痛，舌苔黄腻，脉滑数。

治法：清热解毒，活血化瘀。

方药：蒲公英15g，金银花15g，野菊花20g，紫花地丁12g，天葵子12g，穿山甲12g，皂角刺12g，天花粉12g，贝母10g，冬瓜仁15g，白芷10g，生甘草10g。

用法：每日1剂，水煎服。

②气滞

主症：外阴部包块，按之柔软，推之可移，有坠胀感，或两胁胀痛，心烦易怒，喜叹息，舌质紫暗，苔薄，脉弦。

治法：疏肝理气，活血散结。

方药：柴胡10g，白芍15g，白术15g，茯苓15g，赤芍15g，当归15g，丹参15g，炮山甲15g，枳壳10g，青皮10g，夏枯草15g，甘草6g。

用法：每日1剂，水煎服。

③寒凝

主症：外阴部包块，按之柔软，推之可移，有坠胀感，或小便清长，大便溏薄，舌质淡暗，苔薄白，脉沉迟。

治法：温经散寒，活血行滞。

方药：熟地黄20g，白芥子6g，鹿角胶15g，肉桂3g，生姜炭6g，麻黄6g，当归12g，三棱10g，莪术10g，生甘草6g。

用法：每日1剂，水煎服。

（2）验方

①苦菜40g，生姜20g，黄酒10mL。苦菜、生姜分别洗净、切碎、捣烂，以洁净的纱布绞取汁液，或用榨汁机榨汁，两液等量合并。每次取30mL，兑黄酒，冲开水饮服，每日3次。

②苦参、黄柏、蛇床子、艾叶、白鲜皮、桃仁、路路通、白矾各15g，食醋10mL。加水适量煎30分钟，取药液1000mL，加入食醋，每日熏洗患处2次。

3. 药物禁忌

（1）维生素 B_{12}：不宜饮酒及含酒精的饮料。酒精能损坏胃黏膜，干扰肠黏膜转运功能，减少维生素 B_{12} 的吸收。

（2）维生素 C

①不宜食动物肝脏：动物肝脏含铜丰富，能催化维生素 C 氧化，使其失去生物功

能，降低药效。

②不宜过食碱性食物：同服可因酸碱中和而降低疗效。

③不宜多食富含维生素 B_2 的食物：在服用维生素 C 后，若多食富含维生素 B_2 的食物，如猪肉、牛肉、羊肝、牛奶、乳酪、酸制酵母、蛋黄等，则维生素 C 易被维生素 B_2 氧化，而维生素 B_2 本身被还原，两者均失去效用，达不到补充维生素的目的。

（3）余参见"细菌性阴道炎"。

八、急性宫颈炎

【概述】

子宫颈管或其外口周围感染后引起发炎称为子宫颈炎，为育龄期妇女的常见病。急性宫颈炎多发生于产褥感染、感染性流产，或与尿道炎、膀胱炎、阴道炎、子宫内膜炎并存。

1. 病因

（1）机械性刺激或损伤：已婚妇女约半数以上患宫颈炎与性生活有一定关系；另外分娩、流产、手术、不洁性交等致宫颈损伤亦是宫颈炎的主要原因。

（2）病原体感染：主要为葡萄球菌、链球菌、大肠杆菌及厌氧菌、淋病双球菌、沙眼衣原体、疱疹病毒、人乳头瘤病毒等，还可继发于滴虫性、念珠菌性阴道炎。

（3）化学物质刺激：应用高浓度酸性或碱性溶液冲洗阴道，或放置腐蚀性较强的药物栓剂，亦可造成炎症。

2. 临床表现

白带量多、脓性，或有接触性出血，下腹坠胀，腰骶部疼痛，或有尿频、尿痛。如果是淋球菌感染，可有外阴刺痒和灼热感；如果为沙眼衣原体感染，可出现经量增多、经间期出血、性交后出血等症状；严重的患者有发热和全身症状。

3. 辅助检查

（1）妇科检查：宫颈充血、肿胀、糜烂，有脓性白带从宫颈口流出、量多；严重者宫颈表面上皮剥脱、坏死、溃疡。

（2）分泌物涂片：宫颈管黏液革兰染色涂片，每个油镜视野有 10 个以上中性粒细胞。

（3）宫颈分泌物培养：可找到致病菌，如滴虫、念珠菌、淋球菌、衣原体、支原体。

【饮食宜忌】

1. 饮食宜进

（1）饮食原则

①宜进食富含优质蛋白质和糖类的食物：食物中蛋白质的主要来源是蛋类、瘦肉、鱼类、牛奶及豆类，这些食物不仅蛋白质含量高，而且生物效价也高，易于机体吸收；

面食是糖类的主要来源。因此，宫颈炎患者应进食足量的蛋类、牛奶、瘦肉、鱼类、豆浆及面食等。

②宜进食富含维生素及无机盐的食物：谷类、豆类及新鲜蔬菜、水果中含有丰富的维生素 E、维生素 C、B 族维生素及微量元素锌、锡、铜等，故宫颈炎患者宜多食谷类、豆类及新鲜蔬菜、水果，以补充多种维生素及无机盐。

③宜清淡饮食：宫颈炎患者宜选择低脂肪、易消化的清淡膳食，如新鲜蔬菜、水果、米汤、稀粥、豆浆等；宜多饮水。

④宜进食具有滋补脾肾作用的食物：中医学认为，宫颈炎与脾肾阴虚有关，故宜选用粳米、糯米、怀山药、扁豆、莲子、薏苡仁、百合、大枣、龙眼肉、栗子、黑芝麻、黑大豆、蚌肉、核桃仁、动物肝脏、蛋类等具有补益脾肾作用的食物。

⑤宜进食具有清热利湿作用的食物：由于宫颈炎属湿热下注，故宜选用鸡冠花、车前草、芹菜等具有清热利湿作用的食物。

（2）饮食搭配

①核桃仁与鹅肠菜：核桃仁与鹅肠菜搭配食用，对子宫内膜炎、宫颈炎、附件炎有辅助治疗作用。

②苦菜与黄鱼：苦菜有解毒清热、凉血的功效；黄鱼鱼鳔炒炼成胶，制成鱼鳔胶珠，可调理气血、大补元气。二者搭配食用对宫颈炎、阴道炎有一定的辅助治疗作用。

③大蒜与马齿苋：马齿苋有清热解毒、宽中下气、利水祛湿、散血消肿、止痢消炎、杀虫灭菌之功效，有"天然抗生素"的美称。现代医学研究表明，大蒜含有植物杀菌素，对金黄色葡萄球菌、链球菌、脑膜炎双球菌、结核杆菌、痢疾杆菌、大肠埃希菌、副伤寒杆菌、炭疽杆菌、霍乱弧菌、流感病毒及多种真菌有抑制和杀灭作用。二者搭配食用，具有清热利湿止带的作用，对急性宫颈炎、阴道炎、子宫内膜炎有辅助治疗作用。

④荞麦与鸡蛋：荞麦具有开胃宽肠、下气消积、清热降火、健胃止痢、调脂降压等功效；鸡蛋具有滋阴养血、清热解毒、健脾和胃、养心安神等功效。二者搭配食用，具有健脾祛湿止带的功效，对宫颈炎有一定治疗作用。

（3）药膳食疗方

①先将白豆蔻 15g，研为细末备用。面粉 100g 加水并入酵面 50g 和匀，发酵后加适量食用碱粉（或小苏打）及豆蔻粉一起揉匀，并制作馒头，上笼蒸熟。每日适量作主食。健脾行滞，化湿止带。适用于带下量多、色黄白黏腻，伴胃脘胀痛、满闷等属脾虚湿滞者。

②白果（去壳）12g、生姜 4 片、黄豆 30g 洗净，用清水浸 1 小时；鲫鱼 250g 活剖，去鳞、鳃、肠脏，洗净。把全部用料放入锅内，加清水适量，武火煮沸后，改文火煲 2 小时，调味供用。健脾祛湿，收敛止带。适用于病后体弱，子宫颈炎证属脾虚湿盛，症见久病体弱、带下色白、量多无臭、小便白浊、体倦乏力；亦可用于乳糜尿、白浊属湿浊下注者。

③鲫鱼 1 条（约 300g）活剖，去鳃、内脏，洗净；生姜 4 片洗净；薏苡仁 30g 炒黄，洗净。把全部用料放入锅内，加清水适量，武火煮沸后文火煲约 2 小时，调味供用。健脾利水，祛湿止带。适用于子宫颈炎证属脾虚湿盛，症见面色萎黄、饮食减少、带下色白、量多清稀、无臭无味、绵绵不断，或肢体沉重、小便不利、下肢微肿。

④将薏苡仁 60g、芡实 30g、粳米 60g，加水共煎煮至米熟成粥，然后用麻油和食盐调味。每日 1 剂，分早、晚佐餐食用，连服 10 天。健脾清热，利湿止带。适用于赤带等属脾虚湿热者。

⑤将生山药 10g 洗净后切片，与莲子 15g、糯米 50g 共入锅中，加水适量，文火煮熬至米熟汤稠。上为 1 日量，每日早晨煮服，空腹顿服（1 次服完），可长期食用。健脾补肾，祛湿止带。适用于脾虚肾亏、带下量多、色白质稀薄等症。

⑥白果肉 7 枚，捣烂置碗中；将豆浆 500mL 煮沸，立即冲入白果内拌匀。上为 1 日量，分 2 次趁热服，连服 1 周。利湿收涩，健脾止带。适于白带量多、绵绵不断、色黄白、质稠等属脾虚失固者。

⑦将荞麦粉 500g 炒黄；甘草 6g 研细末，和匀，然后用鸡蛋清 10 份调匀，加适量温开水，做成丸。每日早、晚用温开水送服药丸 30g，宜常服。健脾，祛湿，止带。适用于子宫颈炎证属脾虚或湿热，症见白带量多、食欲不佳、困倦乏力。

2. 饮食禁忌

忌食辛辣油腻之品；应少食榴莲、芒果、香蕉等湿热之物。

【药物宜忌】

1. 西医治疗

（1）急性期：患者禁止性生活及一切宫颈手术、宫腔内手术，如宫颈活检、息肉切除、电熨等。

（2）针对病因进行治疗：与急性子宫内膜炎、滴虫性阴道炎、念珠菌性阴道炎、淋菌性阴道炎并存时，应治疗主要疾病。

（3）全身治疗：治疗淋菌性宫颈炎，常用的药物有头孢曲松钠 250mg，肌注；氧氟沙星 400mg，口服；大观霉素 2g，肌注。治疗衣原体的药物为四环素类、红霉素类及喹诺酮类，常用药物为多西环素 100mg，口服，每日 2 次，连用 7 日；阿奇霉素 1g，单次口服；或红霉素 500mg，口服，每日 4 次，连用 7 日。

（4）局部治疗：急性宫颈炎用 1∶5000 呋喃西林溶液清洗阴道后，可在宫颈及阴道撒布磺胺粉，或放置聚维酮碘栓、氯己定栓、聚甲酚磺醛栓在宫颈处。

2. 中医治疗

（1）辨证治疗：急性子宫颈炎起病急，病情重，临床以实证为主，病因以湿热为主，故治法以清热除湿为大法。

①湿热下注

主症：宫颈红肿，带下量多，色黄或赤，或浑浊如米泔，或质黏腻如脓，其气臭秽，或阴中灼痛，胸闷口腻，食欲不振，小便短赤或灼热淋涩，舌红，苔黄腻，脉弦数或滑数。

治法：清热利湿止带。

方药：止带方（《世补斋不谢方》）加减。

猪苓 15g，茯苓 20g，泽泻 12g，车前草 15g，茵陈 10g，牡丹皮 12g，黄柏 10g，栀子 10g，牛膝 15g，甘草 6g。

用法：每日 1 剂，水煎服。

②湿毒内蕴

主症：宫颈充血、水肿甚，带下量多、色黄绿如脓，或赤白相兼，其气臭秽，阴部肿痛、灼热，小腹坠胀，腰骶酸痛，心烦口渴，或小腹疼痛，发热，大便干结，小便短赤，舌红，苔黄或黄腻，脉滑数。

治法：清热解毒，除湿止带。

方药：五味消毒饮（《医宗金鉴》）加减。

蒲公英 15g，金银花 15g，野菊花 15g，紫花地丁 10g，白花蛇舌草 20g，椿根皮 10g，皂角刺 10g，甘草 6g。

用法：每日 1 剂，水煎服。

（2）其他疗法

①外治法

a. 外用溃疡散，外用，取适量敷于子宫颈患处，每 3 日 1 次。

b. 妇炎灵，外用，每次 2 粒，塞于阴道深部，每日 1 次。

②中成药

a. 金刚藤口服液，口服，每次 20mL，每日 3 次；或金刚藤胶囊，每服 4 片，每日 3 次。

b. 宝光妇乐冲剂，口服，每次 2 包，每日 2 次。

3. 药物禁忌

（1）红霉素

①不宜饮酒：红霉素对肝脏的毒性较强，服用红霉素时饮酒，可使其毒性加强，加重对肝脏的损害。

②不宜食用酸性食物或饮料：红霉素在碱性环境中抗菌作用增强；在酸性溶液中易被破坏；在 pH < 4 时几乎完全失效。故在使用红霉素时，不宜大量进食酸性食物或酸性饮料，如酸味水果、醋制食品、酸梅汤、橘子汁、柠檬汁等。

③不宜食用富含钙、磷、镁的食物：红霉素可与钙离子结合成牢固的络合物。钙、磷、镁还会和红霉素结合，延缓和减少药物的吸收。故服用红霉素时，不宜食用富含钙、磷、镁的食物，如虾皮、羊肝、大豆、南瓜、黄花菜及其他绿叶蔬菜。

④不宜食用海味食物：在应用红霉素期间，不宜过食螺、蚌、蟹、甲鱼、海带、海蜇等海味食物。这些食物中富含的钙、镁、铁、磷等金属离子和红霉素结合，容易形成一种难溶解而又难吸收的物质，降低药物疗效。

⑤不宜用果汁服用红霉素：果汁或清凉饮料的果酸容易导致红霉素提前分解或溶化，不利于药物在肠内的吸收，从而降低药效；且红霉素有时还会与酸性液体反应生成有害物质。

⑥溴丙胺太林：因为溴丙胺太林为抗胆碱药，具有松弛胃肠道平滑肌的作用，能延长胃排空时间，而红霉素在胃酸影响下易被破坏失效。两药合用可延长红霉素在胃中的停留时间，而使其疗效降低或失效。若需合用，可在红霉素疗程结束后再服用溴丙胺太林，或服用红霉素2小时后再服用溴丙胺太林；也可同时加服碳酸氢钠或胃舒平等碱性药物以中和胃酸。

⑦月桂醇硫酸钠：月桂醇硫酸钠能促使红霉素在肠道中的吸收，增加对细胞的穿透力，使红霉素对肝脏的毒性增强，从而导致黄疸及丙氨酸氨基转移酶升高。

⑧氯霉素、林可霉素：红霉素与氯霉素或林可霉素合用时，可使核糖体的构型发生变化，彼此影响疗效。另外，氯霉素在弱酸或中性条件下活性增强，而红霉素在碱性条件下活性较强，二者合用易产生拮抗作用。

⑨维生素C、阿司匹林：维生素C、阿司匹林均为酸性药物，而红霉素在酸性条件下呈解离态，不易吸收，而且排泄快；在胃肠道中不稳定，易被破坏，使红霉素疗效降低。

⑩氯丙嗪、保泰松、苯巴比妥：氯丙嗪、保泰松、苯巴比妥等药物对肝脏都具有毒性作用，与红霉素合用，会加重肝脏毒性。

⑪乳酶生：红霉素能抑制乳酸杆菌的活性，使乳酶生药效降低，同时也耗损了红霉素的有效浓度，使其疗效降低。

⑫四环素：红霉素与四环素合用会增加红霉素对肝脏的不良反应。

⑬含鞣质的中成药：含鞣质的中成药，如四季青片、虎杖浸膏片、感冒片、复方千日红片、肠风槐角丸、肠连丸、紫金散、舒痔丸、七厘散等可使红霉素失去活性、疗效降低。

⑭含有机酸的中药：红霉素在碱性条件下抗菌作用才得以发挥，而含有机酸的中药（如山楂、五味子、山楂丸、保和丸等）口服可酸化胃液，提高酸度，使红霉素的单键水解而失去抗菌作用。

⑮穿心莲片：中药穿心莲具有清热解毒、燥湿之功效，可用于肺脓肿。其作用不是直接抑菌，但能提高机体白细胞吞噬细菌的能力，发挥消炎解毒之作用。红霉素等抗生素具有抑制穿心莲促进白细胞吞噬功能的作用，从而降低其疗效。

（2）四环素

①不宜食用碱性食物：四环素与碱性食物（如菠菜、胡萝卜、黄瓜、苏打饼干、茶叶等）同服，可使胃液中的盐酸被中和，从而使胃液的pH值升高，四环素的溶解性降低，小肠的吸收率下降，药效降低。

②不宜用茶水服用：饮茶有许多益处，但茶叶中含有鞣酸、咖啡因及茶碱等成分。四环素类药物与茶水同服可降低药效。

③不宜饮牛奶：因为牛奶含有大量钙，可阻碍四环素吸收，故四环素不宜与牛奶同服。

④不宜饮酒或酒精性饮料：四环素类药物易与酒精发生不良反应。

⑤不宜食用黑米：云南石屏产的稻米为紫色米，有"接骨糯"之称，其他地方尚产有黑米或绿米；江苏常熟尚有"血糯"之称的粳米，含铁质比较丰富。含其他无机盐也比较丰富。服用四环素类药物时食用黑米，这些金属离子会和药物形成不溶性络合物，影响四环素类药物的吸收而降低疗效。

⑥不宜食用钙、铁、镁含量高的食物：蘑菇、香菇、平菇、菠菜（含铁高）；牛奶、蛋黄、虾米、海参、银耳、木耳、海蜇等（含钙高）；螃蟹、茶叶、豆腐、海带、蛤干等（含铁、钙皆高）；鲜豆类、冬菇等（含镁高）；黄豆、紫菜等（含钙、铁、镁皆高）。四环素类药物与上述食物中的钙、铁、镁离子发生络合反应，产生难以吸收的金属络合物，干扰机体对药物成分的吸收利用，降低四环素类药物的抗菌效力。

⑦对肝脏有损害的药物：四环素与无味红霉素、异烟肼、氯丙嗪、氯磺丙脲、保泰松、苯妥英钠、苯茚二酮、甲睾酮、辛可芬、氢氯噻嗪等对肝脏有损害的药物合用，可使四环素类药物对肝脏的毒性增加，尤其是肾衰竭患者更应注意。

⑧碳酸氢钠：四环素与制酸药碳酸氢钠合用，可使胃液中的盐酸被中和，从而使胃液 pH 值升高，四环素的溶解性降低，小肠的吸收率下降，药效降低。

⑨硫酸亚铁：因为硫酸亚铁与四环素在消化道内易形成难溶的螯合物，影响四环素的吸收，使四环素的血药浓度下降 40% ~ 50%，故四环素不宜与铁剂合用。如需用铁剂，两药应间隔 3 小时以上服用，可避免相互影响。此外，亦可停用四环素后再服用硫酸亚铁，或改用其他抗生素。

⑩含钙、镁、铝、铋、锰、锌等金属离子的西药：氢氧化铝凝胶、氧化锌、碳酸钙、三硅酸镁、次碳酸铋等在消化道内与四环素结合成难以溶解的络合物，使四环素作用减弱。临床上如需联用，两药的服药时间应间隔 2 小时。

⑪双嘧达莫：因为双嘧达莫除了扩张冠状血管外，还具有对抗二磷酸腺苷（ADP）、降低血小板黏附与聚集、抑制血栓形成的作用。四环素为广谱抗生素，能抑制肠道内正常菌的生长，使肠道内细菌合成维生素 K 的数量减少，而维生素 K 的减少会影响凝血酶原的合成，使凝血时间延长，故两药长期合用将会增加出血倾向。如必须联用时，应定期检查凝血酶原时间，大于 14 秒时应停药。

⑫药用炭、硅酸银：药用炭、硅酸银具有吸附作用，与四环素合用可使四环素的疗效降低。

⑬氨非咖、氨茶碱：氨非咖、氨茶碱为碱性，可使四环素疗效降低。

⑭消胆胺：消胆胺为阳离子交换树脂，其受静电吸附所形成的复合物可干扰四环素在肠道的吸收，从而减弱四环素的疗效。

⑮复合维生素 B：复合维生素 B 与四环素合用将使四环素的作用降低，甚至失效。

⑯含有硼砂的中成药：因为硼砂为碱性，可使四环素吸收减少，疗效降低，故四

环素不宜与含硼砂的中成药（疹气散、红灵散、行军散、通窍散等）合用。

⑰降矾丸：降矾丸为中医治疗黄胖病（钩虫病）的有效成药，以降矾为主药，主含硫酸亚铁，杂有铜、镁、锌等。其所含金属离子如铁、镁离子可与四环素类抗生素结合，形成不易被吸收的螯合物，使彼此吸收减少，疗效降低。

⑱牛黄解毒片：牛黄解毒片含有石膏，其中的钙离子能与四环素形成络合物，使疗效降低。

⑲含钙、镁、铁等金属离子的中药：如防风丸、解肌宁咳丸、橘红丸、鹭鸶咳丸、清眩丸、追风丸、明目上清丸、牛黄上清丸、清胃黄连丸、胃痛宁、舒胃丸、白金丸、女金丹等药物含有的金属离子会与四环素形成络合物，不易被肠道吸收，从而减弱四环素的疗效。

（3）氨基糖苷类抗生素：氨基糖苷类抗生素，如链霉素、庆大霉素、卡那霉素，肾毒性、耳毒性较常见，对孕妇及胎儿均有一定危害。

（4）氯霉素：氯霉素可透过胎盘屏障，有抑制骨髓的报道。较大剂量使用后，可引起"灰婴综合征"，表现为新生儿腹泻、呕吐、呼吸功能不良、发绀、皮肤发灰，甚至死亡。

（5）喹诺酮类：喹诺酮类抗生素包括诺氟沙星（氟哌酸）、环丙沙星（环丙氟哌酸）等，其作用机制为抑制细菌 DNA 旋转酶，影响胎儿软骨发育。

（6）磺胺类：磺胺类药物易透过胎盘进入胎体，与胎儿血中的胆红素竞争血浆蛋白的结合部位，使血浆游离胆红素增高，导致胎儿黄疸。

九、慢性宫颈炎

【概述】

慢性宫颈炎可由急性期转变而来，或因经期、性生活不洁引起；临床最为多见，约占已婚妇女半数以上；部分患者可诱发宫颈癌。因此，积极预防和治疗宫颈炎，对维护妇女健康、预防宫颈癌均有重要意义。

1. 病因

慢性宫颈炎多由急性宫颈炎转变而来，常因急性宫颈炎治疗不彻底，病原体隐藏于宫颈黏膜内形成慢性炎症；多见于分娩、流产或手术损伤宫颈后，病原体侵入而引起感染；也有的患者无急性宫颈炎症状，直接发生慢性宫颈炎。慢性宫颈炎的病原体主要为葡萄球菌、链球菌、大肠埃希菌及厌氧菌。目前沙眼衣原体及淋病奈瑟菌感染引起的慢性宫颈炎亦日益增多，已引起注意。此外，单纯疱疹病毒也可能与慢性宫颈炎有关。

2. 临床表现

（1）白带增多，可呈乳白色黏液状；有时呈淡黄色，脓性或带有血性；伴有息肉形成时亦有不规则的阴道出血或性交后出血；可有腰骶疼痛、下腹坠痛或痛经，于月经、排便或性交后加重。

（2）可见宫颈糜烂、肥大、息肉、腺体囊肿等。根据宫颈糜烂面的大小，可分为轻度，指糜烂面占整个子宫颈面积的 1/3 以内；中度，指糜烂面占整个子宫颈面积的 1/3 ~ 2/3；重度，指糜烂面占整个子宫颈面积的 2/3 以上。

3. 辅助检查

宫颈糜烂与早期子宫颈癌很难鉴别，需做宫颈刮片、阴道镜检查和活体组织检查。

【**饮食宜忌**】

1. 饮食宜进

（1）饮食原则

①虚者宜清补，实者宜清淡。

②宜多食新鲜蔬菜、水果等。

③平时宜多食扁豆、薏苡仁、怀山药、莲子、白果、芡实、鸡冠花等食品。

余参见"急性宫颈炎"。

（2）药膳食疗方

①鲫鱼 1 条，薏苡仁 30g，生姜 5g。将鲫鱼去内脏，洗净；薏苡仁炒黄，放入锅中，加适量水煮开后文火煮 2 小时，加佐料即可。食鱼喝汤，每日 1 次。健脾利水，祛湿止带。适用于慢性宫颈炎，证属脾虚湿困。

②薏苡仁 50g，芡实 30g，粳米 60g，香油、食盐各适量。薏苡仁、芡实、粳米淘洗干净后加适量水煮成粥，加香油和食盐调味。分 2 次服用。健脾清热，利湿止带。

③将白胡椒 10 粒，洗净，焙干，研细末；鲜鸡蛋 1 个，壳上开一小孔，将胡椒末放入蛋内，再用纸封小孔，文火隔水蒸熟，去壳食鸡蛋。温中健脾，化湿止带。适用于慢性子宫颈炎，证属脾气虚寒，症见带下量多、色白、质稀、食欲不振、脘腹胀满、大便溏薄。

④大蒜 10g，剥去外皮，洗净，切碎成糜状；苋菜 250g 去根部，洗净，切成小段。起油锅，下蒜茸、适量食盐，炒蒜茸至微黄有蒜香味，再下苋菜，翻炒至熟即可。随意食用。清热利湿止带。适用于子宫颈炎证属湿热下注，症见带下色黄、质稠或如脓样、有秽臭味，或伴有外阴瘙痒、小便黄而短或小便频急。凡阴道炎、宫颈炎、子宫内膜炎等阴道分泌物多而色黄、有臭气，或同时有尿频、尿急等泌尿感染症状者，中医认为皆由湿热所致，可选本方佐膳或随意食用。

⑤将蒲公英 30g、半边莲 40g、白花蛇舌草 30g、金银花 50g、葱白 15g 洗净，放入锅中，加清水适量，武火煮沸后，文火煲 1 小时，去渣取汁，放入红糖适量调味，顿服或频频饮服。清热解毒，散结消瘕。适用于阴道炎、宫颈炎等证属湿热，症见带下量多、色黄而稠、气味秽臭、小便短黄、口苦咽干，或下阴微肿、瘙痒。

⑥将槐花 10g、冬瓜仁 20g，加水 1000mL，煎成浓汤后去渣，再放入薏苡仁 30g、大米 50g，同煮成粥服食，每日 1 次。适用于子宫颈炎证属湿热，症见白带多、脓样或带血丝、全身酸胀、腰腹为甚、饮食欠佳。

⑦椿根白皮 60g，加水煎汤，去渣取汁，冲红糖适量即可。每日 1 剂，代茶饮，连

用 5 ~ 7 天。清热燥湿，除烦止带。适用于子宫颈炎或淋浊等证属湿热者。

⑧文蛤肉 200g，用清水洗去泥沙；大蒜 10g 去皮；豆豉 15g 洗净，混合后共捣烂如泥。把文蛤肉、豆豉、大蒜共放碟内，加白糖、食盐、生油适量混匀，文火隔水蒸熟即可。随意食用。清热利湿止带。适用于子宫颈炎证属湿热，症见带下量多、色黄而质黏腻、心烦失眠。

⑨将金银花 30g、菊花 15g、葛根 30g 放入砂锅，加水 5 碗，煮沸 20 分钟后取汁去渣，用药汁与粳米 100g 慢火煮粥，粥成后加入冰糖适量调味即可食用。温服每日 3 ~ 4 次，连用 3 ~ 5 日。清热解毒。适用于阴道炎、宫颈炎等证属湿热者。

⑩将马齿苋、车前草各 30g，分别洗净，一起放入药煲中，加水 300mL，浸泡 10 分钟，煎汤代茶饮。适用于子宫颈炎证属湿热或合并泌尿系统感染，症见白带量多、腰酸腹胀痛明显、尿频、尿急、尿痛。

⑪墨鱼 250g 剖开、洗净，肉及内贝壳留用；白芷 12g、红枣 4 枚（去核）洗净；煅牡蛎 30g 用煲汤袋装好。把全部用料放入锅中，加清水适量，武火煮沸后，文火煲约 2 小时，调味供用。适用于慢性子宫颈炎证属肾虚失摄，症见带下量多、色赤或淡白、淋沥不断、腰膝酸软、体倦乏力。

⑫将桂圆树根或根皮 60g 加水适量煎汤，去渣取汁，入红糖适量调味。每日 1 剂，代茶饮，连服 1 周为一疗程。温阳补肾，祛湿止带。适用于带下量多、色白质稀，属肾虚内寒者。

⑬将益智仁 90g、煅牡蛎 90g，共研细末备用。每日早晨空腹用米汤泡服 9g，连用 10 天为一疗程。益肾消肿，缩尿止带。适用于宫颈炎白带量多属肾虚者。

⑭鹿角屑 120g 焙黄，研为细面备用。每次 6g，每日 2 次，温黄酒适量冲服。补肾壮阳，利血止带。适用于带下量多、色白稀薄属肾阳虚者。

⑮将韭菜 150g 洗净，切成长 3cm 的段；羊肝 200g 洗净切片。把锅烤热，下清油烧沸后放入羊肝翻炒，将熟时放入韭菜与调料。每日服食 1 次，可供佐餐。适用于肾阳虚型慢性子宫颈炎，症见白带清稀、色白、量或多或少、腰腹怕冷、小便清长。

⑯益母草 30g、当归 15g、鹿角霜 6g，加水、黄酒适量共煎汤，去渣取汁，入红糖适量调味。上为 1 日量，早、晚温服，连服 7 天为一疗程。活血补肾，利水止带。适用于带下量多，属冲任虚损者。

⑰先煎土茯苓 30g，去渣取汁，再将薏苡仁 20g、山药 50g、粳米 100g 加入，煎熬成粥即可。上为 1 日量，早、晚温服，连服 1 周。清热解毒，利湿止带。适于子宫颈急、慢性炎症，症见带下量多、色黄味臭，伴小腹胀痛或发热口渴者。

⑱先蒸何首乌 50g，取浓汁去渣，将鸡蛋 2 枚打入搅匀，再上笼蒸。上为 1 日量，每日 1 次，连服 1 周。补肾益精止带。适用于肾虚腰痛、白带清稀量多者。

⑲将猪皮 100g，洗净切块，与生姜 3 片、金樱子 30g 同放入陶瓷罐内，加水以文火隔水炖至猪皮熟透，放入食盐少许即成。上为 1 日量，每日 2 次，佐餐食用，连服 1 周。收涩止带，和血祛湿。适用于一般性子宫颈炎，或伴有体虚面色不华者。

⑳将车前子根 9g，捣烂，兑入适量糯米的淘米水，拌匀。每日 1 次，空腹饮下，常服。利水，渗湿，止带。适用于妇女一般性白带量多。

2. 饮食禁忌

（1）忌辛辣刺激性食物：辛辣刺激性食物（如酒、茶、姜、葱、蒜、咖啡、辣椒、芥末、胡椒、花椒、咖喱等）属阳热之品，易生热助火，伤耗津液，可使膀胱刺激症状加重。

（2）忌饮酒：饮酒后会加重炎症充血，不利于炎症的控制，甚至可使膀胱刺激症状加重。

（3）忌饮水不足：患者应多饮水、勤排尿，以冲洗掉尿道中的淋菌及炎症渗出物。

（4）忌腥膻发物：发物可加重炎症发热，并使膀胱刺激症状加重，故不宜食用公鸡肉、羊肉、鲫鱼、韭菜、南瓜、雀肉等。

（5）忌酸性食物：尿液的酸碱度对细菌的生长及药物的抗菌活力都有密切的关系。醋、杨梅、山楂、柠檬等酸性食物可使尿液酸化，有利于细菌的生长繁殖，并能降低红霉素、青霉素、头孢菌素等抗生素的杀菌能力。

【药物宜忌】

1. 西医治疗

（1）局部用药：适用于宫颈糜烂面积小或糜烂较浅者。可将治糜灵栓或益宝疗放入阴道，隔日 1 次。

（2）物理疗法：糜烂面积较大或糜烂较深者，可用电熨术、冷冻、激光等进行治疗。

（3）手术：对宫颈肥大、糜烂面较广、不典型增生者，可行宫颈锥切术、Leep 刀环形电切术。

2. 中医治疗

治疗原则以清热化瘀、祛风燥湿、滋补肝肾、调和冲任药物煎汤内服；外治以局部用药为主。

（1）辨证论治

①脾气虚弱

主症：带下量多，色白或淡黄，质黏稠，无臭气，绵绵不断，精神倦怠，食欲缺乏，便溏，舌淡胖边有齿印，苔白或腻，脉缓弱。

治法：健脾益气，除湿止带。

方药：苍术 10g，白术 15g，党参 20g，山药 20g，陈皮 6g，柴胡 3g，车前子 15g（包煎），白芍 12g，薏苡仁 30g，茯苓 15g。

用法：每日 1 剂，水煎服。

②肾阳不足

主症：带下量多，质清稀如水，淋沥不断，腰膝酸软，形寒怕冷，大便溏薄，小便频数，夜尿多，舌淡，苔白润，脉沉弱。

治法：补肾固精止带。

方药：续断 20g，杜仲 15g，鹿角胶 15g，山药 20g，白术 15g，莲须 12g，芡实 18g，龙骨 30g，牡蛎 30g。

用法：每日 1 剂，水煎服。

③肾阴亏虚

主症：带下量多，色淡褐或黄白相间，质稠，有气味，阴部灼热，头晕目眩，五心烦热，失眠多梦，腰膝酸软，舌淡，苔少，脉细数或弦数。

治法：滋阴益肾，降火止带。

方药：熟地黄 15g，山茱萸 10g，山药 15g，牡丹皮 12g，茯苓 20g，泽泻 10g，知母 6g，黄柏 10g，芡实 15g，金樱子 15g。

用法：每日 1 剂，水煎服。

④湿热蕴结

主症：带下量多，色黄质稠，或为赤带，或赤白相间，有臭气，口苦口腻，脘闷少食，或伴小腹疼痛，大便溏而不爽，小便短黄，舌红，苔黄腻，脉滑数或弦数。

治法：清热利湿止带。

方药：猪苓 15g，茯苓 20g，泽泻 12g，车前子 15g（包煎），茵陈 10g，黄柏 10g，栀子 10g，赤芍 15g，牡丹皮 12g，牛膝 15g。

用法：每日 1 剂，水煎服。

（2）验方

①金银花、败酱草、薏苡仁各 30g，丹参 15g，连翘、赤芍各 9g。每日 1 剂，水煎服。腰痛者，加菟丝子 30g、川续断 12g、桑寄生 12g；腹坠胀者，加川楝子 12g、香附 9g；白带腥臭者，加鱼腥草、刘寄奴各 15g。

②青黛 10g，青果核 6g，硼砂 60g，炉甘石、人中白各 90g，黄柏 25g，西瓜霜、甘草各 30g，石膏 150g，冰片、黄连各 1g。上药共研细末，清洁子宫颈口后，将药粉喷于宫颈糜烂处，隔日 1 次，10 次为一疗程，月经期停用。治疗期间禁房事。

3. 药物禁忌

参见"急性宫颈炎"。

十、急性盆腔炎

【概述】

急性盆腔炎是指盆腔生殖器官、子宫周围的结缔组织及盆腔腹膜等处发生的炎症，是妇科常见病。

1. 病因

急性盆腔炎多为需氧菌与厌氧菌的混合感染。引起急性盆腔炎的主要病因有：

（1）产后或流产后感染：分娩后产妇体质虚弱，宫颈口未很好关闭，例如分娩造成的产道损伤或有胎盘、胎膜残留等，病原体侵入宫腔，容易引起感染；流产过程中阴道流血时间过长，或有组织残留于宫腔内，或手术无菌操作不严格均可以发生流产后感染。

（2）宫腔内手术操作后感染：如放置宫内节育器、刮宫术、输卵管通液术、子宫输卵管造影术、宫腔镜检查等，由于手术消毒不严格或术前适应证选择不当；或生殖道原有慢性炎症，经手术干扰而引起急性发作并扩散。

（3）经期卫生不良：经期宫内膜剥脱面有扩张的血窦及凝血块，为细菌的良好滋生环境，若不注意卫生、使用不洁的月经垫、经期性交等均可使病原体侵入而引起炎症。

（4）邻近器官的炎症直接蔓延：如阑尾炎、腹膜炎等。

（5）慢性盆腔炎急性发作。

2. 临床表现

（1）高热（体温超过 38.3℃），寒战，下腹剧痛（可向大腿两侧放射），恶心呕吐，腹胀腹泻。

（2）尿频、尿痛或排尿困难；白带增多，有时呈脓性。

（3）下腹压痛，反跳痛；腹肌紧张，有时可触及包块。

（4）阴道内灼热感；阴道及子宫颈充血；白带多，脓性，有异味；宫颈有举痛、压痛；宫旁组织增厚，压痛明显，有时可触及包块；如有盆腔脓肿形成，则阴道后穹窿有饱满感及波动感，触痛明显，行后穹窿穿刺可有脓液抽出。

3. 辅助检查

（1）阴道分泌物 0.9% 氯化钠溶液涂片可见到大量白细胞。

（2）血常规检查可见白细胞增高，血沉加快。

（3）血 C 反应蛋白升高。

（4）实验室证实的宫颈淋病奈瑟菌或衣原体阳性。

（5）正常情况下后穹窿白细胞数 $\leq 1 \times 10^9/L$，在盆腔炎后穹窿细胞数常 $\geq 3 \times 10^9/L$。后穹窿穿刺如有盆腔积脓时，吸出物均为脓液，可做细菌培养及药敏试验。

【饮食宜忌】

1. 饮食宜进

（1）饮食原则

①虚者宜清补，实者宜清淡。

②宜多食新鲜蔬菜水果及富含维生素的食品，如红枣、乌梅、芹菜、橘子、胡萝卜、牛奶、蜂蜜、泥鳅等。

③可选用理气、活血、散结的食物及药食兼用之品，如橘核、橘皮、橘络、荔枝核、青皮、核桃仁、红花、地鳖虫、丹参、赤芍、天仙藤等。

④宜食高营养、易消化、富含维生素的食物，如胡萝卜、红枣、牛奶、豆类、鱼类、牛肉、新鲜蔬菜、水果等。

（2）饮食搭配

①莲子与金银花：金银花具有清热解毒、透表清瘟等功效；而莲子具有健脾止泻、清心安神的作用，能提高机体的免疫力。二者搭配食用，具有清热解毒、凉血消炎等作用，对急性盆腔炎有辅助治疗作用。

②金银花与蒲公英：蒲公英含有蛋白质、脂肪、粗纤维及大量的钙、铁和多种维生素，还含有蒲公英甾醇、胆碱、菊糖等有效成分，能清热解毒、利尿散结；若与具有清热解毒、透表清瘟等功效的金银花搭配食用，功效大增，对急性盆腔炎有一定治疗作用。

③冬瓜与薏苡仁、绿豆：冬瓜有利尿消肿、解暑止渴、清热化痰之功效，与薏苡仁、绿豆同煮成粥。适于急性盆腔炎发热、下腹疼痛较重者。

（3）药膳食疗方

①将当归、川芎各12g，生地榆10g，入锅中煎煮20分钟，去渣取汁，调入红糖20g，煮沸分服。每日分2~3次服，每日1剂，5~7日为一疗程。活血凉血。适用于急性盆腔炎，证属热毒壅盛，症见下腹疼痛拒按，或有低热起伏、白带色黄或夹血丝。

②将金银花30g、牡丹皮30g，水煎，去渣取汁，放入莲子50g再煎煮至熟烂，加白糖50g拌匀即可。上为1日量，分早、晚吃莲肉饮汤，7日为一疗程。清热解毒，凉血消炎。适用于急性盆腔炎，证属热毒壅盛的辅助治疗。

③将金银花10g、菊花10g、山楂10g用清水共煎取汁约1碗，再兑入蜂蜜15~30mL和匀，缓缓饮用。适于急性盆腔炎热毒壅盛型早期。

④鲜竹心30根，鲜荷梗30g，丝瓜花20朵，南瓜花5朵，扁豆花20朵，泡沙参30g，绿豆30g。分别用清水洗净，绿豆淘净。绿豆与泡沙参入锅，加水共煎，待绿豆皮开后，再入其他各味再煎半小时左右，去渣取汁。每日分数次代茶饮。适于急性盆腔炎热毒壅盛型早期。

⑤冬瓜250g，薏苡仁30g，绿豆30~60g，鲜荷叶适量，藿香叶少许。分别用清水洗净，冬瓜切成小块，与薏苡仁、绿豆同煮成稀粥，粥将熟入荷叶。另将藿香叶煎汁，取汁少量，再入粥中，稍煮即成。佐食或随意饮用。适于急性盆腔炎，证属热毒壅盛，适于发热、下腹疼痛较重者。

⑥将冬瓜子仁25g、核桃仁15g、牡丹皮12g、大黄10g，加水煎汤，去渣取汁，入白糖调味。上为1日量，分2次服，连服7天。适于急性盆腔炎，证属热毒壅盛，甚或化脓者。

⑦将金银花20g、蒲公英30g、野菊花15g分别拣去杂质，洗净，同放入砂锅，用水浸泡后，加入洗净并切成片的丹皮15g、生甘草5g，搅拌均匀，浓煎30分钟，用洁净纱布过滤，取滤汁放入容器，待其温热时，加入蜂蜜30mL，拌匀即成。上、下午分服。适于急性盆腔炎，证属湿热瘀毒。

⑧将生大黄50g、益母草30g分别洗净，晒干或烘干，共研成极细末，备用；将生蒲黄15g拣去杂质，晒干或烘干，研成极细末，与生大黄、益母草细末充分混合均匀，

瓶装备用。每日 2 次，每次取 10g 粉剂，以蜂蜜水调服。适于急性盆腔炎，证属湿热瘀毒。

⑨将知母 10g、黄柏 10g、蒲公英 30g、牡丹皮 10g、赤芍 10g 分别拣去杂质，洗净晾干或晒干，切碎或切成碎小段，同放入砂锅，加水浸泡，浓煎 30 分钟，用洁净纱布过滤，取滤汁放入容器，待其温热时加入蜂蜜 30mL，拌匀即成。上、下午分服。清热解毒，利湿化瘀。适于急性盆腔炎，证属湿热瘀毒。

⑩将红藤 30g、败酱草 30g、三棱 15g、延胡索 10g 洗净，入锅，加适量水，煎煮 2 次，每次 30 分钟，去渣取汁，待药汁转温后调入蜂蜜 30mL，搅匀即成。上、下午分服。清热化湿，解毒活血。适于急性盆腔炎，证属湿热瘀毒。

⑪将牡丹皮 20g、赤芍 15g、黄柏 10g、知母 10g、败酱草 20g 分别拣去杂质，洗净，晾干或晒干，切碎或切成碎小段，同放入砂锅，加水浸泡，浓煎 30 分钟后，用洁净纱布过滤，取滤汁放入容器内，待其温热时加入蜂蜜 30mL，拌匀即成。上、下午分服。清热化湿，解毒活血。适于急性盆腔炎，证属湿热瘀毒。

⑫将黄芩 20g 拣去杂质，洗净，晒干或烘干，切成片，备用；将败酱草 30g、白花蛇舌草 30g 拣去杂质，洗净，晾干后切碎或切成碎小段，与黄芩片同放入砂锅，加水浸泡，浓煎 30 分钟，用洁净纱布过滤，取滤汁放入容器，待其温热时加入蜂蜜 30mL，拌和均匀即成。早、晚分服。清热解毒，利湿化瘀。适于急性盆腔炎证属湿热瘀毒。

⑬将油菜 100g、胡芦巴子 50g、鸡血藤 50g、蚤休 50g，加水共煎汤，去渣取汁。每日 1 剂，分 2 次服，连用 5 天。清热解毒，活血化瘀。适于急性盆腔炎或附件炎等，证属湿热瘀毒者。

⑭将蒲公英、紫花地丁各 15g，当归 6g，同入锅，煎煮后去渣取汁，加入红糖适量煮沸。每日 2 次，每日 1 剂，每疗程 5 ~ 7 日。适用于急性盆腔炎，证属湿热瘀毒，症见下腹疼痛、白带黄多、阴道灼热不适明显。

⑮将薏苡仁 30g、炙附子 9g、败酱草 30g，加水煎汤，去渣取汁，入粳米 50g 煮粥，米熟后可加少量白糖。每日分早、晚温服，连服 5 ~ 7 天。适于急性化脓性盆腔炎的辅助治疗。

⑯将柴胡 10g、生山楂 15g、当归 10g 同时放入锅中煎煮，去渣取汁，服时调入白糖适量。每日 2 次，每疗程 3 ~ 5 日。适用于慢性盆腔炎，证属气滞血瘀，症见下腹疼痛、乳房胀痛、月经不畅色暗。

⑰荞麦不拘多少炒后研末。每次 6g，每日 2 次。适用于急性盆腔炎，证属气滞血瘀，症见下腹胀坠痛甚，痛有定处。

⑱将佛手 12g、玫瑰花 10g、败酱草 30g，加水共煎，煎至 300mL。每日 2 次分服，每日 1 剂。适用于急性盆腔炎，证属气滞血瘀，症见下腹坠胀疼痛、痛有定处、带下黄多。

⑲将丹参 30g、香附 12g，加水同煮，热后剥去蛋壳取蛋 2 个再煮片刻，去药渣，吃蛋饮汤。每日 2 次分食，每疗程 5 ~ 10 日。适用于急性盆腔炎，证属气滞血瘀，症见

下腹坠胀痛、白带多、腰骶疼痛，经后为甚，平素易头晕、疲倦，稍有劳累即觉不适。

2. 饮食禁忌

（1）辛辣、刺激性食物：辛辣、刺激性食物，如辣椒、胡椒、咖喱、茴香、花椒、姜、洋葱、大蒜等，食后能加重机体的湿热，从而使炎症充血加重。

（2）热性食物：如牛肉、羊肉、狗肉、麻雀、海马、香菜、荔枝，以及炒瓜子、炒花生、炒香榧子等，食用后均会助热生火，使内脏热毒蕴结，不利于炎症的控制。

（3）海腥发物：参见"非特异性外阴炎"。

（4）甜腻食物：油腻食物，如猪油、猪肥肉、奶油、牛油、羊油、鸡蛋黄、鸭蛋黄等；高糖食物，如巧克力、糖果、甜点心、奶油蛋糕、八宝饭等，这些食物有助湿增热的作用，会加重炎症充血，增加白带的分泌量，降低治疗效果。急性盆腔炎伴有高热时，患者的胃肠功能较差，过于油腻的食物可引起消化不良。

（5）酒及含酒饮料：参见"急性子宫颈炎"。

（6）湿热之物：由于盆腔炎属湿热瘀毒证，故患者应少食榴莲、芒果、香蕉等湿热之物。

【药物宜忌】

1. 西医治疗

注意经期、孕期、产褥期的卫生，注意饮食营养，加强锻炼，增强体质。人工流产术、放环术、诊刮术等宫腔手术后应抗感染治疗 3 ~ 7 日。

（1）一般治疗：卧床休息，取半卧位；给予高热能、高蛋白、高维生素饮食，补充水及电解质；物理降温。

（2）抗菌药物：应根据细菌培养及药敏结果选择用药，一般联合用药。

①青霉素 400 万 U，生理盐水 100mL，静脉滴注，每日 2 次。

②甲硝唑或奥硝唑 100mL，静脉滴注，每日 2 次。

③头孢曲松钠 2g，生理盐水 250mL，静脉滴注，每日 2 次。

④克林霉素 1.8g，5% 葡萄糖注射液 500mL，静脉滴注，每日 1 次。

⑤阿奇霉素 0.5g，5% 葡萄糖注射液 500mL，静脉滴注，每日 1 次。

（3）糖皮质激素：严重感染、中毒症状明显者，可用糖皮质激素与广谱抗生素合用，能减少炎性渗出，加强抗生素的作用。氢化可的松 0.2 ~ 0.3g（或地塞米松 20mg），5% 葡萄糖注射液 1000mL，静脉滴注，每日 1 次；病情稳定后减量，改为口服泼尼松 10mg，每日 1 ~ 3 次，持续 1 周。

（4）手术治疗：当发现有宫腔积脓时，可行宫颈扩张，引流排脓；当脓肿位于子宫直肠窝时，可行后穹窿切开排脓。当盆腔炎性包块经药物治疗无效、体温不降、患者中毒症状加重；或盆腔包块增大、盆腔脓肿经药物治疗病情好转，但脓肿持续存在，可行剖腹手术。

2. 中医治疗

（1）辨证治疗：本病属中医学"癥瘕""痛经""带下"等范畴。多有正气不足，病邪乘虚而入，导致湿热瘀毒潴留下焦而发病；日久则气血瘀滞，脉络失和，甚则结成瘀块。急性盆腔炎起病急，病情重，临床以实证为主；病因以热毒为主，兼有湿、瘀；故治法以清热解毒为主，祛湿化瘀为辅。

①热毒壅盛

主症：寒战高热，小腹痛甚，拒按，腰骶胀痛，带下量多，色黄如脓，或夹杂血丝，气臭秽，或恶露不畅，色红质稠，有血块，伴见口渴喜冷饮，头痛烦躁，倦怠无力，小便短赤，大便干结，舌质红，苔黄少津，脉滑数。

治法：清热解毒，凉血化瘀。

方药：金银花15g，野菊花15g，蒲公英20g，紫花地丁15g，天葵子9g，连翘12g，牡丹皮12g，赤芍12g，延胡索12g，蒲黄10g，五灵脂10g，生甘草6g。

用法：每日1剂，水煎分2次服。

加减：带下多而臭秽者，加车前子15g、生薏苡仁30g、椿根皮15g；经量多、经期延长者，加地榆20g；大便干结，加大黄15g；盆腔有包块者，加冬瓜子仁5g、桃仁10g；腹胀者，加厚朴15g、大腹皮15g。

②湿热瘀结

主症：发热恶寒，或高热虽减，低热起伏，下腹坠痛拒按，或灼热感，带下量多、色黄质稠、有臭气，纳差食少，口干，大便不爽或便秘，小便频急涩痛，舌红，苔黄腻，脉弦数。

治法：清热利湿，活血止痛。

方药：穿山甲15g，皂角刺15g，当归10g，甘草6g，金银花15g，赤芍15g，乳香10g，没药10g，天花粉12g，浙贝母10g，白芷10g，薏苡仁30g，冬瓜子15g。

用法：每日1剂，水煎分2次服。

加减：腹痛甚者，加红藤15g、徐长卿15g；白带多者，加黄柏10g、椿根皮15g、厚朴15g、枳实10g；大便干结者，加大黄10g、桃仁10g；有包块者，加三棱10g、莪术10g。

③热毒内陷

主症：高热神昏，谵妄狂躁，麻疹隐隐，或喘咳咯血，或腰痛尿血，或面色苍白，四肢厥冷，舌红绛，脉细数或微弱。

治法：清营凉血，透热解毒。

方药：玄参15g，生地黄15g，麦冬15g，连翘15g，竹叶心6g，丹参15g，黄连6g，水牛角粉20g，蒲公英20g，紫花地丁15g，野菊花20g。

用法：每日1剂，水煎分2次服。

加减：神昏谵妄，甚或昏迷不醒，以上方煎水送服甲羟孕酮或紫雪丹，以芳香开窍、清营解毒；若病情进一步发展，致热深厥深，症见面色苍白、四肢厥冷、脉微欲绝，应急予参附汤（人参15g、附子10g），以回阳救逆。

（2）验方

①三棱、莪术、丹参、赤芍、延胡索、牡丹皮各 9g，桃仁 12g，薏苡仁 15g，红藤、败酱草各 30g。每日 1 剂，水煎服。用于急性盆腔炎。

②蒲公英 30g，败酱草 20g，丹参 15g，赤芍、黄芩、桃仁各 12g，木香、茯苓各 10g，车前草 30g，金银花 20g，延胡索、陈皮各 10g，甘草 5g。每日 1 剂，水煎服。清热利湿，活血化瘀。

③金银花、牡丹皮各 30g，莲子、白糖各 50g。将金银花、牡丹皮水煎后，去渣取汁，再放入莲子煎煮至烂，放入白糖拌匀即可。分早、晚 2 次服用。清热解毒，凉血消炎。

④扁豆、山药各 20g，金银花、野菊花各 15g，蒲公英 20g，紫花地丁 15g，连翘、牡丹皮、赤芍、延胡索各 12g，蒲黄、五灵脂各 10g，甘草 6g。每日 1 剂，水煎分 2 次服。

3. 药物禁忌

（1）头孢菌素类

①不宜饮酒类：因头孢菌素与酒精易发生不良反应，故在服用头孢菌素期间及停药 1 周内应避免饮酒或酒精性饮料，以免产生或增强毒性反应。

②不宜用果汁服用：果汁或清凉饮料的果酸容易导致头孢菌素提前分解或溶化，不利于药物在肠内的吸收，而大大降低药效。

③不宜饭后服用：头孢菌素类抗生素与食物同服或饭后服，血药峰浓度仅为空腹服用时的 50%～75%，故头孢菌素类抗生素宜空腹给药。

④呋塞米、依他尼酸等强利尿药：头孢菌素类与呋塞米、利尿酸等强利尿药合用会使肾毒性增加，易引起急性肾衰竭。

⑤保泰松：保泰松能增强头孢菌素类对肾脏的毒性。

⑥多粘菌素 B：头孢菌素与多粘菌素 B 合用，有可能增加头孢菌素对肾脏的毒性，并降低头孢菌素的抗菌作用，故二者联合给药时必须谨慎。如果必须合用时，应严密监测肾功能。

⑦四环素、红霉素：头孢菌素与四环素或红霉素合用能降低头孢菌素类药物的抗菌作用，故头孢菌素一般不宜与四环素、红霉素合用。

⑧氨基糖苷类抗生素：头孢菌素类抗生素均有一定的肾毒性，与氨基糖苷类抗生素合用，在抗菌作用增强的同时肾毒性亦显著增强，甚至发生可逆性肾衰竭，故二者合用应慎重。如果必须联用时，应分开给药。

⑨庆大霉素：头孢菌素与庆大霉素合用可使肾毒性和急性肾衰竭的危险性增加，并可引起获得性范可尼综合征。

（2）青霉素

①四环素类药物：四环素类包括四环素、强力霉素、金霉素等。因细菌接触青霉素后，需先形成球形体后才能溶解，而四环素类抑菌药可抑制球形体的形成，二者联

用可降低其疗效。据报道，金霉素和青霉素 G 联合应用时，二重感染、继发感染及病死率都增加。

②红霉素：因红霉素通过抑制细菌蛋白质和酶的合成而影响细胞质的形成，从而发挥抑菌作用，此种作用使细菌细胞质生长减慢，并使之对青霉素类杀菌药的细胞溶解作用敏感性降低，故青霉素类一般不宜与红霉素联用。如果需要联用，青霉素应在服用红霉素前 2～3 小时给药。

③氯霉素：因为青霉素仅对繁殖期细菌有效，对静止期细菌无效，而氯霉素能使正在活跃生长的菌落成为静止状态，因而使青霉素的疗效降低，故青霉素一般应避免与氯霉素联合应用。若必须联用（如在治疗敏感细菌所致的化脓性脑膜炎和流行性脑膜炎时），应先用杀菌药（青霉素），2～3 小时后再应用抑菌药（氯霉素）。

④新霉素：新霉素可使青霉素的血药浓度降低 50%，一般停用新霉素 6 天以后，青霉素的血药浓度才能恢复至正常水平。

⑤磺胺类药物：青霉素为杀菌药，仅对繁殖期细菌有效；磺胺类药物为抑菌药，能抑制细菌的生长和繁殖，因而可使青霉素的杀菌作用不能充分发挥，故青霉素与磺胺类药物联用时应慎重。

（3）氨基糖苷类抗生素：不宜食用酸化尿液的食物。氨基糖苷类抗生素（链霉素、庆大霉素、卡那霉素等）在碱性环境中作用较强，各种蔬菜、豆制品等食物可碱化尿液，能提高氨基糖苷类抗生素的疗效，宜多食用；而肉、鱼、蛋、乳制品与素食混合可酸化尿液，降低其疗效，故在应用氨基糖苷类抗生素期间应避免食用酸化尿液的食物。

（4）磺胺类药

①不宜食用糖类：糖类分解代谢后可产生大量酸性成分，使磺胺类药物在泌尿系统中形成结晶而损害肾脏，降低磺胺类药物的疗效。

②不宜饮用果汁或用果汁送服药物：磺胺及其乙酰化物在碱性环境中溶解度增大，对肾脏不良反应减少。而果汁等酸性饮料则易使磺胺类药析出结晶，增强对肾脏的损害，引起血尿、少尿、尿闭等。

③不宜饮茶或用茶水送服药物：茶叶中含有鞣酸、咖啡因及茶碱等成分。磺胺类药物与茶水同服可降低其抗菌作用。

④不宜饮酒及含乙醇的饮料：磺胺类药物能增加乙醇的毒性。服磺胺类药物期间饮酒或含乙醇饮料容易发生乙醇中毒。

⑤不宜食用酸性食物：磺胺类药物在碱性环境中可增加尿中的溶解度，对肾脏的不良反应减少，而茭白、大头菜、醋、酸菜、番茄、咸肉、鱼肉、山楂、杨梅、柠檬、葡萄、杏、李子等酸性食物易使磺胺类药析出、不良反应增强。

⑥不宜过食碱性食物：菠菜、胡萝卜、黄瓜、苏打饼干、茶叶、豆制品等碱性食物，可增加磺胺药在尿中的溶解度，减少结晶尿形成对肾脏的刺激性，但同时也影响磺胺类药的吸收，从而降低其疗效。

⑦不宜饮水不足：因为磺胺类药物在尿中的溶解度很小，如果饮水不足，尿少时，药物在尿中的浓度很高，容易在肾小管、肾盂、输尿管、膀胱处析出磺胺结晶，对肾脏产生机械性刺激，引起腹痛、血尿，甚至阻塞尿道而发生尿闭等，故在服用磺胺类药物期间应大量饮水。

⑧酵母片：酵母中含有对氨基苯甲酸，能对抗磺胺类药物的抗菌效能。

⑨乳酶生：磺胺类药物能抑制乳酸杆菌的生长繁殖，与乳酶生合用既可使乳酶生的疗效降低，同时又可使磺胺类药物自身的有效浓度降低。

⑩对氨基苯甲酸的衍生物：对氨基苯甲酸衍生物（普鲁卡因、普鲁卡因胺、丁卡因、苯佐卡因等）为细菌生长繁殖过程中所需要的生物合成原料，可促进细菌叶酸的生物合成，与磺胺类药物的抗菌作用相拮抗，从而使磺胺类药物的疗效降低。

⑪吸附、收敛剂：吸附剂（如药用炭、白陶土）、收敛剂（如鞣酸、鞣酸蛋白等）与磺胺类药物合用，易导致磺胺类药物被吸附，从而使其疗效降低。

⑫溴丙胺太林：溴丙胺太林能降低胃排空速率，而延缓磺胺类药物的吸收，使其抗菌疗效降低，故临床上磺胺类药物一般不宜与溴丙胺太林合用。如必须合用，应待磺胺类药物的作用结束后，再服溴丙胺太林。

⑬噻替派、甲氨蝶呤：磺胺类药物与抗癌药噻替派、甲氨蝶呤合用，可使胃肠道及骨髓的毒性反应明显增强。

⑭硼砂、神曲：硼砂可降低磺胺类药物的疗效；神曲中含有多量的对氨基苯甲酸，可拮抗磺胺类药物的抗菌作用。

⑮酸化尿液的药物：因为有的磺胺类药（如磺胺噻唑、磺胺嘧啶等）在酸性尿中溶解度降低，易析出结晶，引起肾脏损害，故酸化尿液的药物（如氯化铵、阿司匹林、维生素 C 等）与磺胺类药合用时应慎重。一般应多饮开水，并定期做尿常规检查。

⑯碱化尿液的药物：碱化尿液的药物（如碳酸氢钠、氢氧化铝等）可增加磺胺类药在尿中的溶解度，减少结晶尿的形成和对肾脏的刺激性，但同时也影响了磺胺类药的吸收，从而使其疗效降低。因此，除了磺胺噻唑、磺胺嘧啶及其乙酰化物外，一般慎与碱化尿液的药物合用。

⑰硫酸镁、硫酸钠和非那西汀：磺胺类药与大剂量硫酸镁、硫酸钠在血中会形成硫络血红蛋白；与大剂量非那西汀能形成氧化血红蛋白和硫络血红蛋白，从而引起中毒。

⑱含有机酸的中药：服用磺胺类药物时同时服用乌梅、蒲公英、五味子、山茱萸、山楂等含有机酸的中药，易引起磺胺类药物在尿中结晶，增加肾脏负担，引起尿闭和血尿。

⑲含鞣酸的中药：磺胺类药物与石榴皮、地榆、酸枣仁、诃子、五倍子等含鞣酸的中药联合应用，可致中毒性肝病。

（5）链霉素

①其他氨基糖苷类抗生素或具有耳毒作用的药物：链霉素与其他氨基糖苷类抗生

素（如庆大霉素、卡那霉素等）或具有耳毒作用的抗菌药（如紫霉素）合用，会增加对第八对脑神经的损害，引起耳聋等不良反应。

②骨骼肌松弛药：链霉素与骨骼肌松弛药（如氯化琥珀胆碱、氯化筒箭毒碱、弛肌碘等）合用，可增加链霉素对神经肌肉的阻滞作用，从而有导致呼吸抑制的危险。

③酸化尿液的药物：链霉素在碱性环境中作用较强，在酸性环境中疗效降低，故凡是酸化尿液的药物（如氯化铵、阿司匹林、维生素 C 等）都会使链霉素抗菌效价降低，故临床上联合应用应慎重。

④强利尿药：因为强利尿药（呋塞米、依他尼酸）及甘露醇等可抑制链霉素的排泄，从而增加其耳毒性及肾毒性，故临床上联合应用应慎重。

（6）卡那霉素

①有耳毒性的药物：卡那霉素与具有耳毒性的抗菌药（如链霉素）合用，会增加对第八对脑神经的损害，引起耳聋等不良反应。

②骨骼肌松弛药：卡那霉素与骨骼肌松弛药（如氯化琥珀胆碱、氯化筒箭毒碱、弛肌碘等）合用，可增加卡那霉素对神经肌肉的阻滞作用，从而有导致呼吸抑制的危险。

③酸化尿液的药物：因为卡那霉素在碱性环境中作用较强，在酸性环境中作用降低，故凡是酸化尿液的药物（如氯化铵、阿司匹林、维生素 C 等）都会降低卡那霉素的疗效，临床上联合应用应慎重。

④呋塞米、依他尼酸：卡那霉素与呋塞米、依他尼酸合用时，其不良反应增强，可引起听觉及前庭功能障碍，造成永久性或暂时性耳聋。

⑤硫酸镁：卡那霉素可抑制神经肌肉接头传递作用，加重硫酸镁引起的呼吸肌麻痹。

（7）庆大霉素

①对耳及肾脏有较强毒性的药物：庆大霉素与对耳及肾脏毒性强的药物（如卡那霉素、链霉素等）合用，可增加耳聋、眩晕及肾脏损害等不良反应。

②骨骼肌松弛药：庆大霉素与骨骼肌松弛药（如氯化琥珀胆碱、氯化筒箭毒碱、弛肌碘等）合用，可增加庆大霉素对神经肌肉的阻滞作用，从而有导致呼吸抑制的危险。

③强利尿药：强利尿药（呋塞米、依他尼酸）及甘露醇等可抑制庆大霉素的排泄，并增加其耳毒性及肾毒性，故临床上联合应用应慎重。

④酸化尿液的药物：因为庆大霉素在碱性环境中作用较强，在酸性环境中作用降低，故凡是酸化尿液的药物（如氯化铵、阿司匹林、维生素 C 等）都会降低庆大霉素的疗效，临床上联合应用应慎重。

十一、慢性盆腔炎

【概述】

慢性盆腔炎是指女性内生殖器官、周围结缔组织及盆腔腹膜发生的慢性炎症，是常见的妇科疾病。本病是不孕症的常见病因，对于未生育的妇女来说，预防本病尤为重要。

1. 病因

（1）慢性输卵管炎与输卵管积水：慢性输卵管炎以双侧居多，输卵管呈轻度或中度肿大，伞端可部分或完全闭锁，并与周围组织粘连；有时输卵管峡部黏膜上皮和纤维组织增生粘连，使输卵管呈多发性、结节状增厚，称为峡部结节性输卵管炎。输卵管炎症较轻时，伞端及峡部粘连闭锁，浆液性渗出物积聚形成输卵管积水；有时输卵管积脓变为慢性，脓液渐被吸收，浆液性液体继续自管壁渗出充满宫腔，亦可形成输卵管积水。积水输卵管表面光滑，管壁甚薄，由于输卵管系膜不能随积水输卵管囊壁的增长、扩大而相应延长，故积水输卵管向系膜侧弯曲，形似腊肠样或蒸馏瓶状，卷曲向后，可游离或与周围组织有膜样粘连。

（2）输卵管卵巢炎及输卵管卵巢囊肿：输卵管发炎时常波及卵巢。输卵管与卵巢相互粘连形成炎性肿块；或输卵管伞端与卵巢粘连并贯通，液体渗出形成输卵管卵巢囊肿。

（3）慢性盆腔结缔组织炎：炎症蔓延至宫骶韧带处，使纤维组织增生、变硬；若蔓延范围广泛，可使子宫固定、宫颈旁组织增厚。

2. 临床表现

（1）症状

①全身炎症症状多不明显，有时仅有低热、易感疲倦。由于病程较长，部分患者可出现神经衰弱症状，如精神不振、周身不适、失眠等。当患者抵抗力差时，易有急性或亚急性发作。

②慢性炎症形成的瘢痕粘连及盆腔充血，常引起下腹部坠胀、疼痛及腰骶部酸痛，并常在劳累、性交后及月经前后加剧。

③慢性炎症导致盆腔瘀血，患者常有经量增多；卵巢功能损害时可致月经失调；输卵管粘连阻塞时可致不孕。

（2）体征：子宫常后倾后屈、活动受限或粘连固定。若为输卵管炎，则在子宫一侧或两侧触到呈条索状增粗的输卵管，并有轻度压痛；若为输卵管积水或输卵管卵巢囊肿，则在盆腔一侧或两侧触及囊性肿物，活动多受限；若为盆腔结缔组织炎时，则子宫一侧或两侧有片状增厚、压痛，宫骶韧带常增粗、变硬、有触痛。

3. 辅助检查

（1）B超检查：对输卵管积水、输卵管卵巢囊肿之诊断有价值。

（2）腹腔镜检查：为了明确诊斯，或者考虑手术治疗时，可进行腹腔镜检查。

【饮食宜忌】

1. 饮食宜进

（1）饮食原则

①宜进食高热能食物：摄入足量的糖类和脂肪，以供给人体足够的热能，这样就能减少蛋白质为提供热能而分解，有利于炎症的控制，故慢性盆腔炎急性发作患者可食用甜薯、芋头、土豆、苹果、马蹄粉、怀山药粉、藕粉等。

②宜进食高蛋白质食物：蛋白质是人体的重要组成成分，若蛋白质摄入不足，则会使机体抵抗力降低，不利于感染的控制。而食物中蛋白质的主要来源是蛋类、瘦肉、鱼类、牛奶及豆类，这些食物不仅蛋白质含量高，而且生物效价也高，易于机体吸收。因此，盆腔炎患者应进食足量的富含优质蛋白质的食物。

③宜进食富含维生素及无机盐的食物：谷类、豆类、蛋黄及新鲜蔬菜、水果（如红枣、乌梅、芹菜、橘子、胡萝卜等）中含有丰富的维生素 E、维生素 C、B 族维生素及微量元素锌、锡、铜等，有利于炎症的控制，故盆腔炎患者宜多进食富含维生素及无机盐的食物。

④宜进食易消化、富有营养的食物：慢性盆腔炎出现高热时，患者的胃肠功能较差，此时宜进食易消化、富有营养的流质或半流质饮食，如牛奶、米汤、藕粉、鸡蛋汤、菜汁、水果汁、面条、馄饨、蒸蛋羹、赤小豆、薏苡仁、绿豆、冬瓜、扁豆、马齿苋等。

⑤宜进食具有清热利湿作用的食物：由于盆腔炎属湿热瘀毒证，故宜选用鸡冠花、车前草、芹菜等具有清热利湿作用的食物。

⑥宜进食具有理气、活血、散结的食物：由于慢性盆腔炎证属湿热瘀毒潴留下焦，日久则气血瘀滞、脉络失和，甚至结成瘀块，故宜选用理气、活血、散结的食物及药食兼用之品，如橘核、橘皮、橘络、荔枝核、青皮、核桃仁、红花、土鳖虫、丹参、赤芍、天仙藤、山楂、果丹皮、玫瑰花、金橘等。

（2）饮食搭配

①橘皮、橘核与橘络：橘皮、橘核与橘络加入适量水煎煮后服用，具有行气通络、消肿散结的功效，对各种慢性盆腔炎均有辅助治疗作用。

②青皮与红花：青皮与红花加入适量水煎煮后代茶饮，具有活血化瘀、补虚止痛的功效，适于慢性盆腔炎患者饮用。

（3）药膳食疗方

①麦芽 20g，鸡内金 15g，全瓜蒌 25g，蒲公英 25g，元参 25g，甘草 15g。加水煎汤，去渣取汁，入薏米 50g 煮粥。上为 1 日量，分早、晚服，连服 1 周。用于慢性盆腔炎，证属湿热壅阻者。

②黄芩 15g，黄连 6g，黄柏 15g，虎杖 30g，丹参 10g。加水适量煎汤，去渣取汁，加入白糖适量调匀。上为 1 日量，分早、晚温服，连服 10 天为一疗程。用于慢性盆腔炎或有盆腔炎性包块，证属湿热壅阻者。

③金钱草60g，杜仲30g，木通12g。加水煎汤，去渣取汁，加白糖适量调味。上为1日量，代茶饮，连服10天为一疗程。适于慢性盆腔炎，带下量多，证属湿热壅阻者。

④败酱草、紫花地丁、紫草根各15g，共煎，去渣取汁，调入红糖适量。每日分2~3次，每疗程连服3~5日。用于慢性盆腔炎，证属湿热壅阻，症见带下黄多、腰酸腹痛、外阴灼热、大便黏滞不爽、小便黄短。

⑤肉桂2~3g，粳米50~100g，红糖适量，加薏苡仁100g。将肉桂煎取浓汁去渣，再用粳米煮粥，待粥煮沸后，调入肉桂汁及红糖同煮，或用肉桂末1~2g调入粥内同煮服食。每日2次，温热服用。适于慢性盆腔炎，证属寒湿血滞。

⑥先将橘核100g、枳壳100g分别拣去杂质，洗净，晒干或烘干，共研成极细末，备用。再将蒲黄60g拣去杂质，晒干或烘干，研成极细末，与橘核、枳壳细末充分混合均匀，装瓶，备用。每日2次，每次6g，温开水调服。适于慢性盆腔炎，证属气滞血瘀。

⑦橘核100g洗净，晒干或烘干，研成细粉，装瓶，备用。每日2次，每次5g，温开水送服。适于慢性盆腔炎，证属气滞血瘀。

⑧将橘皮30g、橘络10g分别洗净；橘皮晾干后切成细丝，与橘络同放入砂锅，加水浸泡片刻，待用；将橘核50g洗净，晾干后敲碎，倒入砂锅，搅拌均匀，视需要再加适量清水，煎煮30分钟，用洁净纱布过滤，取滤汁放入容器，温热时调入蜂蜜30mL，搅拌均匀即成。上、下午分服。适于各类慢性盆腔炎；也适于慢性盆腔炎，证属气滞血瘀。

⑨将荔枝核30g洗净，晾干，敲碎后放入砂锅，加水浸泡片刻后，煎煮30分钟，用洁净纱布过滤，取汁放入杯中，趁温热调入蜂蜜20mL，搅拌均匀即成。上、下午分服。适于慢性盆腔炎，证属气滞血瘀。

⑩将小茴香2g、红花10g分别拣去杂质，洗净，晾干后；小茴香切碎，与红花同放入砂锅，加水浸泡30分钟，大火煮沸后，用中火煎煮30分钟，以洁净纱布过滤取汁，放入容器即成。可代茶频饮。适于慢性盆腔炎，证属气滞血瘀。

⑪将红藤30g、皂角刺20g、丝瓜络30g、地龙10g、水蛭10g、路路通20g分别拣去杂质，洗净，晾干或晒干；红藤、皂角刺、丝瓜络、地龙、水蛭切碎后，与路路通同时放入砂锅，加足量水浸泡透，浓煎30分钟，用洁净纱布过滤，取滤汁放入容器，待其温热时，加入蜂蜜30mL，调匀即成。上、下午分服。适于慢性盆腔炎证属气滞血瘀，以及输卵管不通者。

⑫将青皮10g、红花10g分别拣去杂质，洗净；青皮晾干后切成丝，与红花同入砂锅，加水浸泡30分钟后，煎煮30分钟，用洁净纱布过滤，取汁即成。代茶频饮。适于慢性盆腔炎，证属气滞血瘀。

⑬将红花6g、血竭4g共研细末；乌鸡蛋3个，上打一小口，取出少量蛋清，将药末分装蛋内搅匀，用白纸封口，蒸8~10分钟即成。行经前每日早晨食蛋3个，黄酒送

下。适于慢性盆腔炎，证属气滞血瘀。

⑭将地鳖虫6g洗净，晒干或微火焙干，研成极细末，备用；将鸡蛋2只逐个磕开小裂口，滤流出蛋清，盛入碗中，按顺时针方向连续搅打50次，将地鳖虫细末调入并加少许清水，再按顺时针方向连续搅打50次，使药末分布均匀，隔水用小火炖15分钟即成。上、下午分服。适于慢性盆腔炎，证属气滞血瘀。

⑮将天仙藤20g拣去杂质，洗净，晒干或烘干，切成碎小段，放入纱布袋，扎紧袋口，备用。将白果10枚、莲子30g分别洗净，放入温开水中浸泡30分钟；白果去心，莲子泡发透，与淘洗干净的粳米100g同放入砂锅，加适量水，先用大火煮沸，放入天仙藤药袋，再用小火煨煮40分钟，取出药袋，滤尽药汁，继续用小火煨煮至白果、莲子花烂，粥黏稠即成。早晚分食。适于慢性盆腔炎，证属气滞血瘀。

⑯将川楝子、川芎各10g，煎煮，去渣取汁，调入白糖20g煮沸饮服。每日2～3次，连服数日。适用于慢性盆腔炎，证属气滞血瘀，症见下腹胀痛、经前或劳累加重、乳房胀痛、烦躁易怒。

⑰将干姜800g、白芍400g研成细面备用。每次6g，每日2次，用温黄酒适量送服。适用于妇女慢性盆腔炎，症见白带量多、寒性腹痛者。

2. 饮食禁忌

（1）忌烟、酒及辛辣刺激性食物：辛辣刺激之物能加重机体的湿热，故当忌之。

（2）忌食热性食物：有许多食物性热，食后能使人体内热加重，不利于本病的治疗。这类食物包括羊肉、狗肉、海马、香菜、荔枝及炒瓜子、炒花生等。

【药物宜忌】

1. 西医治疗

坚持经期、产后及流产后的卫生保健。积极彻底治愈急性盆腔炎，以防转化为慢性盆腔炎。

（1）药物治疗：慢性盆腔炎局部压痛明显、急性或亚急性发作时，与治疗急性盆腔炎治法相同。在用抗生素的同时，可加用糜蛋白酶5mg或透明质酸1500U，肌内注射，隔日1次，5～10次为一疗程。上法对炎症的消散、粘连软化及瘢痕吸收可起一定作用。

（2）物理疗法：温热的良性刺激可促进盆腔血液循环、改善组织的营养状态、提高新陈代谢，以利于炎症的吸收和消退。常用的有短波、超短波、离子透入、蜡疗等。

（3）手术治疗：经长期非手术治疗无效而症状明显，或反复急性发作者，或已形成较大炎性包块者，可采取手术治疗。

2. 中医治疗

（1）辨证治疗：本病由湿热、湿毒之邪乘虚入侵，与气血互结，蕴积胞脉、胞络，气血瘀滞；或肝经气郁，气滞血瘀，不通则痛。病情缠绵难愈，重伤正气，故临床常见寒热错综、虚实夹杂之证。

①湿热瘀结

主症：低热起伏，小腹疼痛或灼痛拒按，腰骶酸痛，月经量多，或淋沥日久，带下增多，色黄黏稠或有秽气，尿赤便秘，口干欲饮，纳呆，舌红，苔黄腻，脉弦滑或滑数。

治法：清热祛湿，理气化瘀。

方药：当归 10g，白芍 12g，生地黄 12g，黄连 6g，香附 12g，桃仁 12g，红花 10g，莪术 10g，延胡索 12g，牡丹皮 12g。

用法：每日 1 剂，水煎服。

加减：阴道出血淋沥不止者，去当归，加地榆 20g、茜草根 15g，以凉血活血、祛瘀止血；小腹疼痛甚者，加蒲黄 10g、五灵脂 10g，以祛瘀止痛。

②气滞血瘀

主症：小腹胀痛、刺痛，白带增多，经行腹痛，月经色暗有块，块下痛减，经前乳房胸胁胀痛，情志抑郁，舌暗，有瘀点或瘀斑，苔薄，脉弦涩。

治法：行气活血，化瘀散结。

方药：红花 10g，枳壳 10g，赤芍 15g，柴胡 10g，甘草 6g，桔梗 10g，牛膝 12g。

用法：每日 1 剂，水煎服。

加减：腹痛甚者，加乳香 10g、没药 10g，以化瘀止痛；恶露日久不绝、经期延长者，可加益母草 30g、茜草根 15g，以活血止血。

③寒湿瘀结

主症：小腹冷痛，得热则舒，或坠胀疼痛，月经后期，量少色暗有块，白带增多，质稀色白，面白肢冷，舌淡，苔白润，脉沉细或沉紧。

治法：温经散寒，活血化瘀。

方药：小茴香 6g，干姜 8g，延胡索 12g，没药 10g，当归 12g，肉桂 3g，赤芍 15g，蒲黄 10g，五灵脂 10g。

用法：每日 1 剂，水煎服。

加减：白带多者，加苍术 15g、茯苓 20g，以燥湿健脾；腹痛明显者，加香附 12g、艾叶 10g，以散寒止痛。

④气虚血瘀

主症：小腹疼痛隐隐或小腹坠痛，带下量多，色白质稀，月经或多或少，或经期延长，精神萎靡，体倦乏力，面色萎黄，舌淡，苔薄白或薄腻，脉弦细。

治法：益气健脾，化湿活血。

方药：党参 20g，扁豆 15g，茯苓 20g，山药 20g，莲子肉 20g，薏苡仁 30g，桃仁 10g，红花 10g，当归 12g，甘草 6g。

用法：每日 1 剂，水煎服。

加减：腹痛明显者，加蒲黄 10g、五灵脂 10g，以化瘀止痛；月经量多者，去当归，加茜草根 15g、益母草 20g，以化瘀止血；气虚明显者，加黄芪 30g，以补气行血。

⑤肾虚血瘀

主症：小腹疼痛，绵绵不休，白带增多，腰膝酸楚，头晕目眩，神疲乏力，舌暗或有瘀点，苔薄，脉沉细。

治法：补益肝肾，活血祛瘀。

方药：熟地黄 20g，山药 20g，枸杞子 20g，山茱萸 10g，菟丝子 20g，桑寄生 20g，川牛膝 15g，丹参 15g，当归 10g，白芍 12g，鸡血藤 20g，甘草 6g。

用法：每日 1 剂，水煎服。

加减：腰酸痛甚者，加狗脊 15g、乌药 10g；兼气虚者，加党参 20g、黄芪 20g；白带多者，加芡实 20g、莲子肉 15g、薏苡仁 30g、牡蛎 30g。

（2）验方

①当归、川芎各 10g，白芍 12g，生地黄 12g，黄连 6g，香附 12g，桃仁 12g，红花 10g，莪术 10g，延胡索 12g，牡丹皮 12g。每日 1 剂，水煎服。清热利湿，理气化瘀。

②当归 12g，生地黄 15g，桃仁 12g，红花 10g，枳壳 10g，赤芍 15g，柴胡 10g，甘草 6g，桔梗 10g，牛膝 12g。每日 1 剂，水煎服。行气活血，化瘀散结。

③黄芩 15g，黄连 6g，黄柏 15g，虎杖 30g，丹参 10g。将黄芩、黄连、黄柏、虎杖、丹参加水适量煎汤，去渣取汁，加入白糖调匀。此为 1 日量，分早、晚温服，连服 10 日为一疗程。

（3）中药离子导入法：用黄柏 30g、当归 30g、香附 20g，加水浓煎；也可用 1% 小檗碱或复方丹参注射液。使用时用纸吸透药液，放在消毒的布垫上，置于外阴，连接电离子导入治疗仪阳极；另用无药的湿布垫放在腰骶部，连接阴极。治疗电量为 5 ~ 10mA，每次 20 ~ 30 分钟，每日 1 次，10 次为一疗程。

3. 药物禁忌

（1）庆大霉素忌酸化尿液的食物：氨基糖苷类抗生素庆大霉素在碱性环境中作用较强。各种蔬菜、豆制品等食物可碱化尿液，增强本类药物疗效；而肉、鱼、蛋、乳制品与素食混合可酸化尿液，降低本类药物疗效，故当忌食或少食。

（2）用甲硝唑期间忌饮酒：因为在应用甲硝唑治疗期间饮酒，可发生恶心、呕吐、晕厥，甚至偶尔可引起无害的暗黑色尿。

余参见"急性盆腔炎"。

十二、生殖器结核

【概述】

生殖器结核，又称为结核性盆腔炎，是由结核杆菌侵入人体引起的输卵管、子宫内膜、卵巢、盆腔腹膜及宫颈等女性生殖器官的炎症病变。多发生于 20 ~ 40 岁的女性，也可见于绝经后的老年妇女。

1. 病因

生殖器结核常继发于身体其他部位结核，如肺结核、肠结核、腹膜结核、肠系膜淋巴结的结核病灶，也可继发于淋巴结核、骨结核或泌尿系统结核，其中约10%的肺结核患者伴有生殖器结核。生殖器结核潜伏期很长，可达1~10年，多数患者在日后发现生殖器结核时，其原发病灶已痊愈。

（1）输卵管结核：占女性生殖器结核的90%~100%，双侧居多。外观可有不同表现，少数在其浆膜面见多个粟粒结节，有的盆腔腹膜、肠管表面及卵巢表面也布满类似结节，或并发腹水型结核性腹膜炎；有的输卵管增粗肥大，其伞端外翻如烟斗嘴状；有的伞端封闭，宫腔内充满干酪样物质；有的输卵管增粗，管壁内有结核结节；有的输卵管僵直变粗，峡部有多个结节隆起。在输卵管宫腔内见到干酪样物质，有助于同非结核性炎症相鉴别。输卵管常与其邻近器官如卵巢、子宫、肠曲广泛粘连。

（2）子宫内膜结核：常由输卵管结核蔓延而来，占生殖器结核的50%~80%。输卵管结核患者约50%同时患有子宫内膜结核。其病变首先出现在宫腔两侧角；随着病情进展，子宫内膜受到不同程度结核病变的破坏；最后代以瘢痕组织，可使宫腔粘连、变形、缩小。

（3）卵巢结核：亦由输卵管结核蔓延而来，占生殖器结核的20%~30%。因卵巢有白膜包围，通常仅有卵巢周围炎，侵犯卵巢深层较少，但由血液循环传播的感染，可在卵巢深部形成结节及干酪样坏死性脓肿。

（4）宫颈结核：常由于宫内膜结核蔓延而来或经淋巴或血液循环传播，占生殖器结核的10%~20%。病变可表现为乳头状增生或溃疡，此时外观不易与宫颈癌相鉴别。

（5）盆腔腹膜结核：多合并输卵管结核。根据病变特征不同分为渗出型及粘连型。渗出型以渗出为主，特点为腹膜上布满无数大小不等的散在灰黄色结节，渗出物为浆液性草黄色澄清液体，积聚于盆腔，有时因粘连可形成多个包裹性囊肿；粘连型以粘连为主，特点为腹膜增厚，与邻近脏器之间发生紧密粘连，粘连间的组织常发生干酪样坏死，易形成瘘管。

2. 临床表现

由于个体差异，女性生殖器结核的症状表现差别很大。有些人症状很轻或无明显症状；有些人症状严重，一般可有以下几种表现：

（1）不孕：由于输卵管黏膜破坏与粘连，常使宫腔阻塞；或因输卵管周围粘连，有时宫腔尚保持部分通畅，但黏膜纤毛被破坏，输卵管僵硬、蠕动受限，丧失其运输功能；子宫内膜受到结核病灶的破坏也可致不孕，故绝大多数生殖器结核患者不孕，且在原发性不孕患者中生殖器结核常为主要原因之一。

（2）月经失调：早期因子宫内膜充血及溃疡，可有经量过多；多数患者就诊时患病已久，子宫内膜已遭受不同程度的破坏，表现为月经稀少或闭经。

（3）下腹疼痛：由于盆腔炎性疾病和粘连，可有不同程度的下腹坠痛，经期加重。

（4）全身症状：若为活动期，可有结核病的一般症状，如发热、盗汗、乏力、食欲缺乏、体重减轻。轻者全身症状不明显，有时仅有经期发热；症状重者可有高热等全身症状。

（5）全身及妇科检查：由于病变程度与范围不同而有较大差异，较多患者因不孕行诊断性刮宫、子宫输卵管碘油造影及腹腔镜才发现患有盆腔结核，而无明显体征和其他自觉症状。较严重患者若有腹膜结核，检查时腹部有柔韧感或腹水征，形成包裹性积液时，可触及囊性肿块，边界不清，不活动，表面因有肠管粘连，叩诊空响；子宫一般发育较差，往往因周围有粘连而使活动受限；若附件受累，在子宫两侧可触及大小不等及形状不规则的肿块，质硬、表面不平、呈结节或乳头状突起，或可触及钙化结节。

3. 辅助检查

（1）子宫内膜病理检查：是诊断子宫内膜结核最可靠的依据。由于经前子宫内膜较厚，此时阳性率高，故应选择在经前 1 周或月经来潮 6 小时内做刮宫术。由于子宫内膜结核多由输卵管结核蔓延而来，故刮宫时应注意刮取子宫角部内膜，并将刮出物送病理检查，在病理切片上找到典型的结核结节，即诊断结核感染。若为强阳性说明目前仍有活动性病灶，但不能说明病灶部位；若为阴性表示未有过结核感染。这些检查均为非特异性，只能作为诊断参考。

（2）X 线检查：可行胸部 X 线检查；必要时行消化道或泌尿道 X 线检查，以便发现原发病灶。盆腔 X 线检查发现孤立钙化点，提示曾有盆腔淋巴结结核病灶。

（3）子宫输卵管造影：可观察到宫腔呈不同形态和不同程度的狭窄或变形，边缘呈锯齿状；输卵管宫腔有多个狭窄部分，呈典型串珠状或显示宫腔细小而僵直；在盆腔淋巴结、输卵管、卵巢部位有钙化灶；若碘油进入子宫一侧或两侧静脉丛，应考虑有子宫内膜结核的可能。

（4）腹腔镜检查：能直接观察子宫、输卵管浆膜面有无粟粒样结节，并可取腹腔液行结核菌培养，或在病变处做活组织检查。

（5）结核菌检查：取经血、宫腔刮出物或腹腔液做结核菌检查。

（6）结核菌素试验：结核菌素试验阳性说明体内曾有结核分枝杆菌感染；若为强阳性说明目前仍有活动性病灶。

【饮食宜忌】

1. 饮食宜进

（1）饮食原则

①宜进食富含优质蛋白质的食物：结核病是一种对人体消耗性很强的疾病，患病之后体重迅速减轻、营养状况下降，同时在治疗过程中结核病灶的恢复又有赖于蛋白质做原料。若蛋白质摄入不足，可使机体抵抗力降低，不利于结核病的康复，故生殖器结核患者宜高蛋白饮食。食物中蛋白质的主要来源有蛋、奶、瘦肉、鱼类及豆类，这些食物不仅蛋白质含量高，而且生物效价也高，易于机体吸收。因此，生殖器结核患者应进食足量的蛋、奶、瘦肉、鱼类及豆类食物。

②宜进食富含维生素及无机盐的食物：谷类、豆类及新鲜蔬菜、水果中含有丰富的维生素 E、维生素 C、B 族维生素及微量元素锌、锡、铜等，有利于炎症的控制及结

核病的恢复。故生殖器结核患者宜多进食富含维生素及无机盐的食物。

③宜进食适量的糖类饮食：摄入足量的糖类以供给人体足够的热能，这样就能减少蛋白质为提供热能而分解，有利于炎症的控制。但糖类摄入过多，又会使血糖升高，不利于结核病的治疗。故生殖器结核患者应进食适量的糖类。

④宜进食低脂肪饮食：由于结核病患者消化功能低下，食欲也较差，若过食高脂肪食物，更会影响消化功能，使必需的营养得不到补充，以致机体抵抗力降低，不利于疾病的康复。因此，生殖器结核患者宜选择低脂肪、易消化的清淡膳食，如新鲜蔬菜、水果、米汤、稀粥、豆浆等。

⑤宜进食滋阴清热之品：因为结核病以阴虚为本，故生殖器结核患者宜选用既能养阴，又能清虚热的滋阴清热之品以加速疾病的康复。这类食品有燕窝、乌鸡、鸽子肉、鸭肉、海参、黄鳝、生地黄、熟地黄、枸杞、黄精、灵芝、芝麻、何首乌、雌鸡、黑豆、猪肺、冬虫夏草、山药、百合、银耳、雪梨、莲藕、牛奶、蜂蜜、甲鱼、鸡蛋、豆浆等。

（2）饮食搭配

①百合与冰糖、粳米：百合与冰糖、粳米搭配熬成百合粥，有润肺调中、镇静止咳、清热养阴的功效，对肺结核、生殖器结核有辅助治疗作用。

②山药与薏苡仁、白萝卜：山药有补中益气、健脾和胃等功效；与薏苡仁、白萝卜加水煮粥食用，具有健脾行气之功效，对粘连性盆腔结核有一定辅助治疗作用。

③乌鸡与粳米：乌鸡肉有相当高的滋补药用价值，特别是富含具有极高滋补价值的黑色素，有滋阴补肾、养血益肝、填精补虚、退热之功效，并能调节机体的免疫力；与粳米搭配食用，具有养阴退热、补气益血的功效，对生殖器结核有辅助治疗作用。

④百合与鸭肉：百合有润肺止咳、养阴安神等功效；与鸭肉搭配食用，具有滋阴清热的作用，对生殖器结核、肺结核有一定辅助治疗作用。

（3）药膳食疗方

①银耳5g，冰糖60g，鸡蛋1个，猪油适量。把银耳加温水泡发30分钟后，去蒂，挑净杂物，再撕为片，然后加入适量清水，置火上煎煮2~3小时，以银耳炖烂为度；将冰糖放入另一锅内加水溶化；鸡蛋倒出蛋清，兑入清水少许搅匀；冰糖汁倒入锅内搅匀，煮沸后将蛋清、银耳倒入锅内，加猪油即可。不定时适量服食。适用于生殖器结核，证属阴虚内热者。

②水鸭1只，冬虫夏草10g，黄酒15mL，姜、葱、胡椒粉、食盐各适量。水鸭宰杀后去毛、内脏，洗净；冬虫夏草洗净放入鸭腹，再将姜、葱一起放入鸭腹，以竹签封好切口，盅内加适量的水及黄酒、胡椒粉、食盐，隔水炖熟即成。喝汤吃鸭肉。适用于生殖器结核，证属阴虚内热者。

③粳米200g，乌鸡脂肪30g，葱2根，五香粉、食盐各适量。将粳米淘洗干净，加适量清水煮粥，待粥将熟时，加入切细的乌鸡脂肪、葱，使其在粥内煮化，熟后加五香粉、食盐调味即可食用。可常服食。适用于生殖器结核，证属阴虚内热者。

④母鸭1只，新鲜百合30g，黄酒、白糖、食盐各适量。将母鸭宰杀后，去毛、内

脏，洗净；新鲜百合洗净后放入鸭肚，淋上黄酒、白糖、食盐，用白线将鸭身扎牢，旺火隔水炖至鸭肉熟烂。饭前空腹食，每次 1 小碗，每日 2 次，隔夜加热。适用于生殖器结核。

⑤将新鲜的甘蔗洗净，榨取汁 100～150mL，兑水适量，同粳米 50～100g 一起置砂锅内煮粥，以稀粥为度，可随意饮服。适用于生殖器结核，证属阴虚内热，症见舌干口渴明显。

⑥洗净的猪蹄 2 个，放入开水锅内煮至五六成熟捞出，除去水分，涂上糖汁，然后将猪蹄放入烧至八九成熟的花生油 750mL 中，炸至金黄色捞出，再把炸过的猪蹄投入开水中煮片刻捞出，加酱油、盐、白糖、葱段、姜片、花椒、大料、辣椒油、黄酒、汤适量，上蒸笼 1.5 小时取出，拣出调料，拆去蹄尖的大骨，摆在盘中。勺内放油，烧热，用葱炝锅，加黄酒、汤和调料，待汤开后调味，用水淀粉少量勾芡，淋上辣椒油，浇在猪蹄上。把冬菇 15g、玉兰片 15g 用开水烫一下，摆在上面即成，佐餐食之。用于生殖器结核，证属阴虚内热，症见月经过多、血色鲜红、平时有血性白带或性交出血、下腹部隐痛或不痛、全身乏力、低热汗出、夜晚为甚、手足心发热、口干口渴烦躁。

⑦用天冬 500g 取心煮汁，同曲、米适量酿酒；或用米酒 1500mL 于干净瓶中浸天冬 5 日，去渣，每日服 1～2 小杯。适用于生殖器结核，证属阴虚内热，症见月经过多、血色鲜红或深红、平时有血性白带或性交出血、下腹部隐痛或不痛、全身乏力、低热汗出、夜晚为甚、手足心发热、口干烦躁。

⑧将燕窝 5g 用开水泡发，拣出杂质，与淘洗干净的粳米 50g 同煮粥，先用武火煮沸，然后改用文火慢炖，加入冰糖 10g，待粥汁黏稠，燕窝极烂即成，可常服。用于气阴两虚型生殖器结核，症见月经过多、血色鲜红、平时有血性白带或性交出血、下腹部隐痛或不痛、全身乏力、低热汗出、夜晚为甚、手足心发热、口干口渴烦躁。

⑨把黄鳝 150g 剥好，放盘内，以姜汁 10～20mL、花生油拌匀待用。将粳米 250g 蒸煮至水分将干时，放黄鳝于饭面上，再以小火焖 15～25 分钟即可。作早晚餐，连服 5～6 日。用于气阴两虚型盆腔结核，症见月经失调、疲倦乏力、口干咽燥、食欲不振。

⑩雄乌鸡 500g，陈皮 6g，姜 3g，胡椒 6g，苹果 2 个，水 2000mL。以适量葱、醋、盐炖熟，连汤带肉食之。每日 1 次，连服 3 个月。用于气血虚弱型生殖器结核，症见月经减少、白带量多或夹血丝、腹痛隐隐、疲倦乏力、消瘦、面色苍白、懒言少动。

⑪将海藻 15g、海带 20g，洗净，加水 500mL、黄酒 50mL，煎至 200mL 饮用。每日 1 次，每疗程连服 10 日。适用于盆腔有粘连或有包裹性黏液。

⑫将鲜百合 60g 洗净捣碎，敷于宫颈或外阴患处。每日 2 次换药。适用于宫颈或外阴部结核性溃疡，症见局部溃疡、久不收口、带下黄稠或有异味、接触性出血、疼痛不已。

⑬马蹄 40 个、海蜇头 120g（漂洗），分别洗净，一同放入锅中，加水 2000mL，先用武火煮沸，再用文火慢煮至熟烂，调味连汤服食。每 4 日服 1 次。用于盆腔有包块或粘连性生殖器结核，症见下腹疼痛、可触及包块或结节、白带过多、经前、站立过久、性交后出现下腹疼痛明显，时有肛门排便感等。

⑭生山药、生薏苡仁各30g，白萝卜150g（切片）。加水1000mL煮粥。每日1次服食。用于粘连性盆腔结核，症见下腹疼痛，白带过多，经前、站立过久、性交后出现下腹疼痛明显，时有肛门排便感等。

⑮将人参3g切片或研粉，与淘洗干净的粳米100g同放入砂锅，加适量清水以武火煮沸后，改用文火慢煲至烂熟。另用一砂锅以冰糖适量煎煮汁，然后将糖汁徐徐加入煮熟的人参粥中，搅拌均匀即可服食。每天早晚服食，以饱为度，长期服食效果好。制作过程中，忌铁器和萝卜。用于生殖器结核病久、体质虚弱、元气不足，症见气短乏力、心悸心慌。

2. 饮食禁忌

（1）辛辣之品：中医学认为，结核是由于患者抵抗力降低，感染痨虫，致人体阴虚火旺而发生。辛辣之品（如辣椒、姜、葱、鹿茸、肉桂等）食之易助火伤阴，加重病情。因此，生殖器结核患者不宜食用辛辣之品。

（2）甜味食物：结核病患者吃糖后，体内白细胞的杀菌作用会受到抑制，吃糖越多，抑制就越明显，不利于结核病的控制。糖类食物还可与抗结核药物异烟肼形成复合物，减少初期药物的吸收速率，降低药物的疗效。

（3）生冷食物：西瓜汁、黄瓜、苦瓜、丝瓜等过分寒凉，伤脾胃，而不利于其他营养成分的吸收，造成患者食欲降低，而影响疾病康复。

（4）营养不足：结核病是一种对人体消耗性很强的疾病，患病之后体重迅速减轻，营养状况下降，且在治疗过程中结核病灶的康复又有赖于蛋白质做原料，因此必须供给高蛋白饮食，并辅以适量脂肪。同时应注意照顾患者胃肠道功能情况，饮食应营养丰富、易于消化，要少量多餐，不要过饱，且忌因精神压力而减少或拒绝进食，导致营养不良，不利于身体健康及疾病康复。

（5）肥腻、油炸、热性食物：结核病患者消化功能低下、食欲也较差，若过多食用动物油、羊肉、狗肉、肉桂、火烤及油炸食物，则更不利于消化吸收，使必需的营养得不到补充，从而影响康复。

（6）滋补食物：胡桃肉、羊肉、狗肉、鹿肉、麻雀肉、虾、枣等补阳类食物，结核病患者不宜食用，以免加重阴虚症状，而对疾病康复不利。对于其他补阴、补气、补血的食物，可作为结核病患者的基本滋补品而交替使用，但忌过多的滋补食物，以免引起胃肠道不适。若过分强调高营养食品，患者往往难以耐受。

【药物禁忌】

1. 西医治疗

（1）支持疗法：活动期患者应卧床休息，加强营养，至少休息3个月；慢性患者可从事部分轻松工作和学习，但要注意劳逸结合，增强体质。

（2）抗结核治疗：抗结核治疗对女性生殖器结核90%有效，但必须坚持早期、联合、适量、规律和全程的用药原则。根据病情酌情选用利福平0.45~0.6g，口服；异烟肼0.3g，口服；链霉素0.75~1.0g，肌内注射；乙胺丁醇0.75~1.0g，口服；吡嗪酰胺 1.5 ~ 2.0g，口服。每周 2 次，抗结核药物治疗 6 ~ 12 个月。

（3）手术治疗

①手术指征：正规量药物治疗无效或治疗后复发者；盆腔包块经药物治疗后缩小，但不能完全消退，特别是不能除外恶性肿瘤者；子宫内膜结核经药物治疗持续存在者；较大的包裹性积液、输卵管积脓、卵巢脓肿。

②手术方式：一般以行子宫及双侧附件全切除术为宜；年轻妇女尽量保留卵巢，但保留的卵巢须术中剖视或做冷冻切片；若病变局限于输卵管，又迫切希望生育者，可行单侧输卵管切除术。手术前后需应用抗结核药物治疗，以免手术时感染扩散。

2. 中医治疗

（1）辨证治疗：本病虚证多而实证少；故治疗当以补虚培元、治痨杀虫为原则；以养阴清热为主，随证施治。

①阴虚内热

主症：下腹隐痛，经期加重，五心烦热，或骨蒸劳热，或午后潮热，或经行发热，月经量多，或经期延长，或漏下不止，经色红，甚则经闭不行，或下腹结块，婚久不孕，或颧红面赤，口燥咽干，舌红，苔少，脉细数无力。

治法：养阴清热杀虫。

方药：生鳖甲 15g，地骨皮 12g，青蒿 6g，知母 6g，生龟板 20g，生地黄 20g，玄参 15g，当归 12g，赤芍 15g。

用法：每日 1 剂，水煎服。

②气血虚弱

主症：下腹隐痛，经后加重，月经后期，或月经量少，或点滴即止，色淡质稀，甚或停经不行，婚久不孕，面色萎黄，头晕乏力，心悸怔忡，饮食不振，大便溏泄，舌淡，苔薄白，脉细弱。

治法：益气养血。

方药：党参 30g，黄芪 20g，白术 15g，茯苓 20g，远志 9g，陈皮 6g，五味子 9g，当归 12g，白芍 15g，熟地黄 15g，桂心 6g，炙甘草 3g。

用法：每日 1 剂，水煎服。

③肾阳虚衰

主症：小腹冷痛，腰膝酸冷，喜温喜按，肢冷畏寒，月经量少，色淡暗，质稀，甚至闭经，食欲缺乏，大便溏薄，小便清长，或夜尿频多，婚久不孕，或小腹结块，舌淡，苔白，脉沉迟。

治法：温补肾阳，散寒通滞。

方药：熟地黄 15g，鹿角胶 12g，白芥子 6g，肉桂 6g，炙麻黄 6g，杜仲 20g，紫河车 10g，牛膝 15g，泽兰 12g。

用法：每日 1 剂，水煎服。

（2）验方

①西洋参 30g，米酒 500mL。西洋参放在干净的容器中，用米酒密封浸泡 7 日后取用。每次 1 小杯，每日 2 次，空腹服。

②白及、百部各 60g，党参、黄芩、龙骨、牡蛎各 30g。研末为蜜丸，每丸重 9g，每日早晚各服 1 丸，连服 10 日。

③夏枯草 120g，沙参 60g，红糖 30g。熬膏分服，每 2 日 1 剂，连服 7 日。

④丹参 15g，百部 12g，桃仁、黄芩各 9g。每日 1 剂，水煎连服 10 日。

⑤百部、胎盘、川贝母各 60g，白及 240g，海螵蛸 15g。共为细末，每次 6g，每日早晚各服 1 次，连服 10 日。

⑥夏枯草（全草）1000g，加水 2500mL，煎煮浓缩至 500mL，加红糖适量，制成糖浆。每次 15mL，每日 3 次，口服，连服 10 日。

⑦白及、侧柏叶各 50g，川贝母 20g。共为细末，每日早晚各服 3g，连服 5~7 日。

3. 药物禁忌

（1）服抗结核药忌吃茄子：在抗结核治疗中，吃茄子容易过敏。有关专家研究发现吃茄子的结核患者，在服用抗结核药物 40~60 分钟后，可出现不同程度的过敏反应，如颜面潮红、皮肤瘙痒、全身红斑、恶心呕吐，严重者血压下降、胸部憋闷，停吃茄子后则过敏反应自愈。所以在使用抗结核药治疗期间应忌吃茄子。

（2）异烟肼

①不宜饭后服用：因为异烟肼饭后服用，易降低药物在血中的浓度及药物的吸收量，影响药物疗效，故异烟肼应饭前服用。

②不宜睡前服用：因为异烟肼易使维生素 B_6 缺乏，使脑内 γ-氨基丁酸下降而出现中枢神经兴奋症状，如失眠、头痛、眩晕等，故异烟肼不宜睡前服用，且在服用异烟肼的同时要服用维生素 B_6。另外，因为异烟肼有中枢神经兴奋作用，所以癫痫患者及有精神病史者应慎用或禁用。

③不宜饮用咖啡：异烟肼可使单胺类的神经递质，如去甲肾上腺素不被破坏，贮存在神经末梢。咖啡因可刺激神经末梢，使去甲肾上腺素大量释放而出现恶心、呕吐、腹泻、腹痛、头痛、头晕、抽搐、心律失常等症状。

④不宜食用含糖量多的食物：因为糖类食物可与异烟肼形成复合物，减少初期药物的吸收速度，降低药物的疗效。故在服用异烟肼期间不宜食用含糖量多的食物，如荔枝、桃、甜石榴等。

⑤不宜食用鱼类：服用异烟肼的患者如果食用鱼类，容易产生变态反应，轻则出现恶心、头痛、皮肤潮红、眼结膜充血等症状，重则出现心悸、口唇及面部麻木、皮疹、腹痛、腹泻、呼吸困难、血压升高，甚至出现脑出血。因为鱼肉中常含有较多的组氨酸，在体内可转化为组胺，进入人体的少量组胺可由体内的单胺氧化酶氧化灭活，而异烟肼是一种单胺氧化酶抑制药，进入人体后有抑制和杀灭结核杆菌的作用，但同时也抑制了单胺氧化酶的转化和合成。因此，肺结核病患者在服用异烟肼期间不宜食

用鱼类（如比目鱼、带鱼、鲫鱼、鲅鱼、鲳鱼等），以免造成组胺在体内蓄积，发生变态反应。

⑥不宜食用乳酪：服用异烟肼后食用乳酪食物（如牛奶、奶制品等）可出现皮肤潮红、冷感、寒战、头痛、心悸、稀便、脉搏异常、血压升高等症状而加重病情。

⑦不宜食用含铁、镁、铝、钙等离子的食物：因为异烟肼易与铁、镁、铝、钙等离子生成螯合物而影响酶的活性，导致疗效降低。故在服用异烟肼期间不宜食用豆制品、油条、熟制卤肉、咸鱼、海蜇、海带等富含铁、镁、铝、钙等离子的食物。

⑧不宜食用富含组胺的食物：异烟肼可使人体内组胺代谢减慢、浓度增高，若再进食组胺含量高的食物（如菠萝、红葡萄酒等），则可能使机体内组胺浓度进一步增高而引起中毒反应。

⑨不宜食用茄子：在抗结核治疗中，吃茄子容易过敏。有关专家研究发现，吃茄子的结核病患者在服用抗结核药物40～60分钟后可出现不同程度的变态反应，如颜面潮红、皮肤瘙痒、全身红斑、恶心、呕吐，严重者血压下降、胸部憋闷，停吃茄子后则变态反应自愈。

⑩葡萄糖、苯甲醇：葡萄糖或苯甲醇能促进异烟肼分解，降低其疗效。

⑪安达血平：异烟肼与安达血平合用可增大异烟肼的毒性反应。

⑫泼尼松：泼尼松为药酶诱导剂，能使异烟肼在肝脏发生快速乙酰化代谢，而造成肝功能受损；并且当抗结核药物用量不足以控制结核时，异烟肼与泼尼松合用有可能导致结核扩散。另外，糖皮质激素还能掩盖结核病症状，易使患者丧失警惕而失去及时治愈的机会，故异烟肼一般不宜与泼尼松合用。但对结核性胸膜炎、结核性腹膜炎且有积液者，泼尼松可与异烟肼合用，但合用不得超过6周。

⑬苯海拉明：苯海拉明能使胃肠蠕动减慢，使异烟肼吸收减少，血药浓度降低，疗效减弱。

⑭苯妥英钠：异烟肼与苯妥英钠合用，可使苯妥英钠的代谢受到抑制，从而增加其中毒机会。故二者合用时应注意减少苯妥英钠的用量。

⑮肼苯哒嗪：异烟肼和肼苯哒嗪均经乙酰化代谢而失活，二者合用时可使异烟肼血药浓度增高而蓄积中毒。

⑯磺胺甲噁唑：异烟肼与磺胺甲噁唑合用有可能引起急性溶血性贫血。

⑰麻黄碱、苯丙胺、抗胆碱药：异烟肼与麻黄碱、苯丙胺及抗胆碱药（如阿托品、苯海索、琥珀胆碱等）合用可导致不良反应增强。

⑱硫酸亚铁、氢氧化铝、三硅酸镁：异烟肼易与铁、镁、铝离子生成螯合物而影响酶的活性，导致其疗效降低，故异烟肼不宜与硫酸亚铁、氢氧化铝、三硅酸镁等合用。若两药必须联用时，应间隔3～4小时给药。

⑲双硫仑（戒酒硫）：异烟肼和双硫仑都对肾上腺素能神经传导递质的代谢有影响，二者合用可导致精神的改变。

⑳哌替啶：异烟肼与哌替啶合用可使一些患者出现严重甚或致死性反应（如低血

压、昏迷等）。

㉑中成药酒花素片：酒花素片含有氢氧化铝，能干扰异烟肼的吸收，降低其疗效。

㉒含铁、镁、铝、钙等离子的中成药：异烟肼易与铁、镁、铝、钙等离子生成螯合物而影响酶的活性，降低其疗效，故异烟肼不宜与含铁、镁、铝、钙等离子的中成药（如防风丸、解肌宁嗽丸、橘红丸、鹭鸶涎丸、清眩丸、追风丸、明目上清丸、牛黄上清丸、黄连丸、胃痛宁、舒胃丸、白金丸、震灵丹、女金丹等）合用。

（3）利福平

①不宜饭后服用：因为利福平饭后服用，易降低药物在血中的浓度及药物的吸收量，影响药物疗效。故利福平宜饭前服用。

②不宜饮酒类：利福平进入人体后在肝脏和胆汁中的浓度最高，对肝脏有一定毒性，能使丙氨酸氨基转移酶升高。酒类能抑制肝内某些酶的活性，降低肝脏的解毒作用，因而增加了利福平对肝脏的毒性。

③对氨基水杨酸钠：对氨基水杨酸制剂常含皂苷类物质，可延长胃排空时间，显著减慢和降低利福平的吸收，易使结核杆菌对利福平产生耐药性，故利福平一般不宜与对氨基水杨酸钠合用。如果必须联用，两药给药时间应间隔8小时。

④巴比妥类（如苯巴比妥）：巴比妥类药物能加速利福平的代谢，降低利福平的血药浓度，削弱其疗效，故利福平不宜与巴比妥类药物合用。如果必须合用，两药服用时间应间隔6~8小时。

⑤酮康唑：利福平与酮康唑合用，会使彼此的血药浓度降低，疗效减弱。

⑥石榴皮等中药：利福平不宜与石榴皮、地榆、酸枣根、诃子、五味子等中药联合应用，以防引起中毒性肝病。

⑦含鞣质的中成药：因为利福平与含鞣质的中成药合用，可降低利福平的作用。故利福平不宜与四季青片、虎杖浸膏片、感冒片、复方千日红片、肠风槐角丸、肠连丸、紫金粉、舒痔丸、七厘散等含鞣质的中成药合用。

（4）链霉素

①肉、鱼、蛋、乳制品与素食混合可酸化尿液，降低链霉素的疗效。故在应用链霉素期间，应避免食用酸化尿液的食物。

②链霉素属氨基糖苷类抗生素，也是有效的抗结核药物，但其肾毒性、耳毒性较常见，对孕妇及胎儿均有一定危害，故妊娠合并肺结核的患者应禁用。

（5）吡嗪酰胺与链霉素：链霉素与吡嗪酰胺发挥抗菌活性时所要求的 pH 值不同，二者合用可使其疗效降低。

（6）对氨基水杨酸钠

①其他水杨酸制剂：对氨基水杨酸钠与其他水杨酸制剂（如阿司匹林、水杨酸钠等）合用可增强对氨基水杨酸钠的毒性反应。

②对氨基苯甲酸制剂：对氨基水杨酸钠可阻碍叶酸的生物合成，抑制结核菌的繁殖，若与对氨基苯甲酸制剂（如普鲁卡因、苯佐卡因、丁卡因等）合用，则补充了结

核菌所必需的物质，使抗结核作用减弱。

③四环素：对氨基水杨酸钠对肝脏有毒性作用，而四环素亦能引起肝、肾的病理改变，两药合用，毒性增强。

④氢氧化铝凝胶、苯海拉明：氢氧化铝凝胶、苯海拉明与对氨基水杨酸钠合用可使胃肠蠕动减慢，影响对氨基水杨酸钠的吸收，从而降低其疗效。

（7）乙胺丁醇

①氢氧化铝凝胶：氢氧化铝凝胶可使部分患者对乙胺丁醇的吸收减少，疗效降低。

②异烟肼：异烟肼能加重乙胺丁醇对视神经的损害。

（8）单味抗结核药物治疗：结核病早期，结核炎性病灶以渗出性病变为主，此时应用抗结核药物易渗入病灶，同时结核菌代谢旺盛，药物最能发挥其杀灭结核菌的作用，因此结核病早期主张联合、足量应用抗结核药物，以迅速杀死结核杆菌，使病情好转以至于痊愈。否则，单味药物用量不足会造成病灶扩大，发生干酪样坏死，形成慢性纤维性空洞，使药物难以渗入，同时由于迁延日久，结核杆菌易产生耐药性，致使疾病迁延，日久难愈。一旦出现急性粟粒性肺结核，引起严重的血行播散，病情多急重，治疗时仅用单味抗结核药物，不仅不能杀死结核杆菌，而且还可增加耐药菌株的产生，病情缠绵难愈。

（9）糖皮质激素：肺结核患者一旦出现发热，在未使用抗结核药物治疗时，禁止应用糖皮质激素，以免引起结核扩散。另外，糖皮质激素还能掩盖结核病症状，易使患者丧失警惕而失去及时治愈的机会。

（10）温热辛燥、伤阴动血之品：中医学认为，肺结核病以阴虚为本，并多伴有咯血。因此在选用补药时，要避免温热辛燥、伤阴动血的药物，如鹿茸（精）、人参（精）、苍术、肉桂、附子等。

第三章　妇科常见肿瘤

一、外阴鳞状细胞癌

【概述】

外阴癌包括许多不同组织结构的恶性肿瘤，约占女性全身恶性肿瘤的1%；占女性生殖道癌的3%~5%。常见于60岁以上妇女。以外阴鳞状细胞癌最常见，占外阴癌的80%~90%。

1. 病因

本病病因尚不完全清楚，但外阴癌患者常并发外阴色素减退疾病，其中5%~10%伴不典型增生者可能发展为外阴癌；外阴受慢性长期刺激（如乳头瘤、尖锐湿疣、慢性溃疡等）也可发生癌变。外阴癌可与宫颈癌、阴道癌合并存在。目前认为单纯疱疹病毒2型、人乳头瘤病毒、巨细胞病毒等与外阴癌的发生可能有关。

2. 临床表现

（1）症状：主要为不易治愈的外阴瘙痒和各种不同形态的肿物，如结节状、菜花状、溃疡状。肿物合并感染或较晚期癌可出现疼痛、渗液或出血。

（2）体征：癌灶可生长在外阴任何部位，大阴唇最多见，其次为小阴唇、阴蒂、会阴、尿道口、肛门周围等。早期局部丘疹、结节或小溃疡；晚期见不规则肿块，伴或不伴破溃，或呈乳头样肿瘤。若癌灶已转移至腹股沟淋巴结，可扪及一侧或双侧腹股沟淋巴结增大、质硬、固定。

3. 辅助检查

病理活检为金标准，可查见癌细胞。

4. 临床分期

外阴上皮内瘤样病变分为3级：即VIN I级，指轻度外阴不典型增生；VIN II级，中度外阴不典型增生；VIN III级，指重度外阴不典型增生及外阴原位癌。

根据国际妇产科协会（FIGO）1989年提出的临床分期法（表3-1）进行分期。

表3-1　外阴癌的临床分期

分期	肿瘤范围
0期	原位癌
I期 $T_1N_0M_0$	癌灶位于外阴和（或）会阴，病灶最大径线≤2cm，淋巴结无转移

分期	肿瘤范围
Ⅱ期 $T_2N_0M_0$	癌灶局限于外阴和（或）会阴，病灶最大径线 >2cm，淋巴结无转移
Ⅲ期 $T_3N_0M_0$ $T_3N_1M_0$（1） $T_3N_1M_0$（2）	不论肿瘤大小，伴病灶直接蔓延下尿道和（或）阴道或肛门和（或）其他部位，单侧局部淋巴结转移
Ⅳ期A $T_1N_2M_0$ $T_2N_2M_0$ $T_3N_2M_0$ T_4 any NM_0	肿瘤侵犯尿道上段、膀胱黏膜、直肠黏膜、盆骨，双侧淋巴结转移
Ⅳ期B any T any NM_1	任何远处转移（包括盆腔淋巴结）

注：T 原发性肿瘤；T_1 肿瘤局限于外阴，病灶直径 ≤2cm；T_2 肿瘤局限于外阴，病灶直径 >2cm；T_3 任何大小的肿瘤已扩散到尿道、阴道、会阴和（或）肛门；T_4 任何大小的肿瘤已浸润膀胱和（或）直肠黏膜，包括尿道黏膜的上段和（或）固定于骨骼；N 局部淋巴结；N_0 未扪及淋巴结；N_1 一侧腹股沟扪及淋巴结，但未增大且活动（临床未疑转移）；N_2 一侧腹股沟扪及淋巴结，增大，实质性，活动（临床疑转移）；N_3 淋巴结固定、融合或溃疡形成；M 远处转移；M_0 临床无转移；M_{1a} 扪及深部盆腔淋巴结；M_{1b} 其他远处转移。

【饮食宜忌】

1. 饮食宜进

（1）饮食原则

①宜进食高蛋白、高维生素饮食：对于恶性肿瘤患者，尤其是晚期患者，大多出现食欲缺乏、饮食无味、食量下降，但肿瘤又过度消耗人体能量，甚至出现恶病质，如果此时营养摄入不足，抗病力会减弱，不利于病情康复。因此，外阴癌患者应以高蛋白、高维生素饮食为宜，以弥补肿瘤过分消耗、提高机体的免疫功能和抗癌能力。可根据患者胃肠道功能情况适当给予蛋、奶、瘦肉、鱼类、豆类及新鲜蔬菜和水果。

②宜进食低脂肪饮食：由于恶性肿瘤患者消化功能低下、食欲也较差，若过食高脂肪食物，更加影响消化功能，使必需的营养得不到补充，以致机体抵抗力降低，不利于疾病的康复。因此，恶性肿瘤患者宜选择低脂肪、易消化的清淡膳食，如新鲜蔬菜、水果、米汤、稀粥、豆浆等。

③宜进食有利于毒物排泄和解毒的食物：恶性肿瘤患者多表现为热毒、阴虚，各种代谢毒物积聚于体内，可加重病情，不利于疾病的康复。故恶性肿瘤患者宜多食用有利于毒物排泄和解毒的食物，如绿豆、赤小豆、冬瓜、西瓜等。

④宜进食药食兼备的食物：如黄花菜、马齿苋、山药、百合、菱角、藕、胡萝卜、大蒜、核桃、猕猴桃、桃、杏、香菇、银耳、木耳、灵芝、海参、冬虫夏草等。

⑤宜进食富含微量元素硒的食物：硒有调整细胞分裂、分化及癌基因表达，使癌细胞向正常转化的作用。因此，癌症患者宜多食海产品、肉、谷物、芦笋、蘑菇、芝麻等富含微量元素硒的食物。

（2）饮食搭配

①胡萝卜与牛肉：中医学认为，牛肉具有补中益气、滋养脾胃、强筋健骨、化痰息风之功效；胡萝卜含有的胡萝卜素能转化成维生素 A，可防治夜盲症，增强机体抵抗力，亦能降低肺癌的患病率；胡萝卜中含有的叶酸、木脂素也具有防癌抗癌功效。二者同食，可防病抗癌，强身健体。适用于外阴癌患者食用。

②菜花与蚝油：近年研究证明，菜花中含有多种吲哚衍生物，能增强机体对苯并芘等致癌物的抵抗力，因而具有抗癌作用。菜花与蚝油同食，能健脾开胃、益气壮阳、防癌抗衰。适于外阴癌患者食用。

③冬瓜与芦笋：芦笋营养丰富，含有的天门冬酰胺能有效地抑制癌细胞生长；若配以甘淡微寒、清热利尿、解毒生津的冬瓜，不仅清凉爽口，而且有良好的保健效果。适于外阴癌等癌症患者食用。

④莼菜与鲫鱼：莼菜富含蛋白质及多种维生素和无机盐，有防癌、降压、降脂作用，与鲫鱼搭配食用，可为机体提供丰富的营养，并能和胃调中、补虚泻火、消炎解毒。适于高血压、高血脂、癌症等患者食用。

⑤平菇与口蘑、草菇：均有滋补、降压、降脂、抗癌功效。适于体质虚弱、癌症、高血压、高血脂等患者食用。

⑥芦笋与海参：芦笋有明显的抗癌效果；海参亦有抑癌作用。二者搭配，适用于各种癌症患者的辅助治疗。

⑦豆腐与金针菇：金针菇有益智强体、防癌抗癌功效；豆腐高蛋白、低脂肪，且含有多种无机盐。二者搭配，适用于营养不良、高血脂、高血压、糖尿病及各种癌症患者食用。

（3）药膳食疗方

①薏苡仁 30g，菱角 60g。浓煎。内服，每日 1 剂，连服 30 日为一疗程。

②鸡蛋 3 个，胡桃枝 45g。鸡蛋煮熟，去壳，与胡桃枝加水同煎 4 小时。分 3 次连汤同食。

2. 饮食禁忌

（1）刺激性食物：如辛辣之品（辣椒、辣酱、辣油、咖喱粉、芥末、川椒等）、助阳发物（猪肉、羊肉、驴肉、鹿肉、狗肉、公鸡肉等）、不易消化的蔬菜（韭菜、蒜苗、韭黄、芹菜、竹笋、毛笋、冬笋等）及油煎油炸之品等，均对恶性肿瘤患者有一定的不良刺激作用，可使病情恶化。

（2）腐烂的食物：几乎所有的物质当其腐烂时，都会产生乙醛，致癌率很高。

（3）酒与咖啡：酒中所含的酒精可以刺激垂体激素的分泌，从而影响恶性肿瘤的易感性；而咖啡中的咖啡因是对人体具有毒性的物质，可使体内 B 族维生素被破坏，而缺乏 B 族维生素与癌症的发生有密切关系。

（4）糖：尤其是精白糖，不但缺乏维生素及无机盐，而且会消耗体内较少的无机盐及 B 族维生素，进而削弱了机体的抗癌能力。食糖过多还会对机体的免疫系统产生直接的影响，会使白细胞的吞噬能力降低，使机体难以消灭癌细胞。此外，癌症患者的血液中含有相当多的乳酸，是糖酵解作用的产物。癌细胞的生存是靠糖酵解作用来维持的，故癌症患者应少吃糖。

（5）酸菜、腌菜、腌肉：酸菜、腌菜、腌肉在制作过程中容易发霉，其中常含有致癌性真菌及致癌物质亚硝胺。

（6）蛋白摄入不足：当营养素摄入不足，尤其是蛋白质每日摄入量低于 60g 时，化疗易使肝脏受损。因此，癌症患者切忌营养摄入不足。在化疗过程中，一旦发现肝脏受损，如丙氨酸氨基转移酶升高，应停止化疗，并补充蛋白质，待肝功能恢复正常后再继续化疗。

（7）高脂肪食物：食入过多脂肪，不仅可导致体重增加，而且过多脂肪还可导致机体激素发生变化、限制机体免疫监视的效能、影响细胞的代谢方式、增加体内镁的排出，这些因素都会促使肿瘤的发生。此外，由于恶性肿瘤患者消化功能低下，食欲也较差，若过食高脂肪食物，如猪肥肉、黄油等，会加重消化不良，使必需的营养得不到补充，以致机体抵抗力降低，不利于疾病的康复。

（8）烟熏烧烤食物：烟熏烧烤食物（如烟熏香肠、熏肉、烤羊肉等）中含有3,4 - 苯并芘致癌物质，食用该类食物过多，癌症患病率较高。

（9）食盐：世界卫生组织艾罗拉博士曾以日本为对象研究了南北地区癌症患病率的差异，研究确定食盐的消费量与癌症发生率存在着一定的关系。过多的钠盐致癌可能是钠会抑制免疫系统，如使白细胞减少等。故现在有专家还提出的抗癌食谱就是要求严格控制食盐的摄入量。

（10）荞麦：实验研究表明，荞麦中所含的芦丁及烟酸等成分，有促进肿瘤扩散和生长的作用。

【药物宜忌】

1. 西医治疗

外阴鳞状细胞癌应以手术为主，辅以放射治疗（放疗）和化学药物治疗（化疗）。

（1）手术治疗

① 0 期可行单侧外阴切除。

② ⅠA 期行外阴广泛切除。ⅠB 期病灶位于侧边，则行外阴根治术及同侧腹股沟淋巴结清扫术；若病灶位于中线，则行外阴根治术及双侧腹股沟淋巴结清扫术。

③ Ⅱ期手术范围同 ⅠB 期；若有腹股沟淋巴结转移，术后加放射治疗，也可加用化学药物治疗。

④ Ⅲ期手术范围同 Ⅱ期，或伴尿道前部切除与肛门皮肤切除。

⑤Ⅳ期行外阴广泛切除、直肠下端和肛管切除、人工肛门成形术及双侧腹股沟、盆腔淋巴结清扫术。若癌灶浸润尿道上段与膀胱黏膜，则需做相应切除。

（2）放射治疗：外阴鳞癌虽对放射线敏感，但外阴正常组织对放射线耐受性差，使外阴癌灶难以达到最佳放射剂量。

外阴癌放疗指征：不能手术或手术危险性大；癌灶范围大，不可能切干净或切除有困难者；晚期患者先行放疗，待病灶缩小后，再行保守性手术；复发可能性大的病例，如淋巴有转移、手术残端癌细胞残留、病灶靠近尿道及直肠，既要保留这些部位，又要切除病灶，但又难以保留这些部位者。

（3）化学药物治疗：较晚期癌或复发癌可采用化学药物治疗手段。常用药物有多柔比星、顺铂、环磷酰胺、氟尿嘧啶和长春新碱。

①单独用药：氟尿嘧啶 150mg/kg，4～5 日；以后 75mg/kg，一直维持到出现毒副作用为止。环磷酰胺每日 200mg。多柔比星每次 $60mg/m^2$，静脉注射，每 3 周 1 次。

②晚期患者：多柔比星 $30mg/m^2$，加顺铂 $50mg/m^2$、长春新碱 $0.2mg/m^2$。

2. 中医治疗

（1）鹤虱草 50g，苦参、狼毒、蛇床子、当归尾、威灵仙各 25g，公猪胆（汁）2个。上药除猪胆（汁）外，加水适量，水煎后过滤去渣，贮盆内，待凉至温度适宜时，再兑入猪胆汁，搅匀，外洗患处。

（2）枳实 250g。将其研碎，炒热，装入布袋中，热熨于外阴部，冷后重新炒热再熨。

3. 药物禁忌

（1）阿霉素

①环磷酰胺、光辉霉素及其他心脏毒性药物：阿霉素与环磷酰胺、光辉霉素及其他心脏毒性抗肿瘤抗生素（如丝裂霉素）合用，可加重阿霉素介导的心力衰竭和心脏毒性。

②维拉帕米：维拉帕米可增加阿霉素在细胞内的蓄积，降低其清除率。两药联用可使心功能减退。

③巴比妥类药物：巴比妥类药物可降低阿霉素的作用，影响其疗效。

（2）平阳霉素：动物实验证明，复方丹参制剂以不同途径给药，均能促进恶性肿瘤的转移；当与博来霉素合用时，其在抑制肿瘤生长方面均未显示明显的增效作用。

（3）顺铂

①氨基糖苷类抗生素：氨基糖苷类抗生素可加重顺铂的毒性反应。如顺铂联用庆大霉素或妥布霉素，可发生急性肾衰竭。

②抗高血压药：抗高血压药与顺铂联用可引起肾衰竭。

③依他尼酸：依他尼酸可明显增加顺铂的听神经毒性。

④亚硫酸钠：亚硫酸钠可与顺铂发生化学反应使之失活，属于配伍禁忌。

（4）氟尿嘧啶

①维生素 C、叶酸：维生素 C、叶酸可增强氟尿嘧啶的毒性反应。

②酸性药物：氟尿嘧啶注射液为碱性药物，与酸性药物（如阿糖胞苷、地西泮、

阿霉素、氨基酸、胰岛素及多种维生素）混合应用，可降低其药效。

（5）氮芥

①骨髓抑制药：骨髓抑制药（如氯霉素等）与氮芥联用可发生不可恢复的骨髓抑制。

②干扰素：氮芥与干扰素联用时，可出现典型的干扰素毒性症状。

（6）攻下法：有人认为患有肿瘤是体内有毒，应攻下以排毒。但临床并非如此，用攻下法的存活率并不比用调补法高。因此，除火毒内盛者可用攻下法外，其他类型患者慎用攻下法，以免重伤元气。

（7）丹参：丹参及其复方制剂可促进恶性肿瘤的转移。

（8）滥用补药：据临床统计，肿瘤患者使用补法的存活时间要比其他疗法长。但在进补时要注意适当进补，不可滥用补药。应采用滴水穿石的进补方法，避免进补过量而产生副作用。

二、宫颈癌

【概述】

宫颈癌是最常见的妇科恶性肿瘤，占女性生殖系统恶性肿瘤的半数以上，其病死率为妇女恶性肿瘤的首位。患者年龄分布呈双峰状，分别是 35～39 岁和 60～64 岁；平均患病年龄为 52.2 岁。由于宫颈癌有较长的癌前病变阶段，因此宫颈细胞学检查可使宫颈癌得到早期诊断与早期治疗，并有希望达到治愈。

1. 病因

（1）国内外资料认为其发病与早婚、性生活紊乱、过早性生活、早年分娩、密产、多产、经济状况、种族和地理环境等因素有关。过早性生活是指 18 岁前已有性生活；早婚指 20 岁前已结婚，此时其下生殖道发育尚未成熟，对致癌因素的刺激比较敏感，一旦感染某些细菌或病毒后，又在多个男子性关系的刺激下发展而导致宫颈癌。在未婚及未产妇女中，宫颈癌发病率明显低。约 50% 患者有早婚史。多次结婚也是发病因素之一。高危男子是宫颈癌发病因素的论点已被重视，有阴茎癌、前列腺癌或其前妻曾患宫颈癌者均为高危男子，与高危男子有性接触的妇女，易患宫颈癌。

（2）高危型人乳头瘤病毒感染是宫颈癌的主要危险因素。90% 以上宫颈癌伴有高危型人乳头瘤病毒感染。高危型人乳头瘤病毒亚型产生 E6 和 E7 癌蛋白，与宿主细胞的抑癌基因 p53 和 pRb 相结合，导致细胞周期控制失常而发生癌变。此外，单纯疱疹病毒 2 型及人巨细胞病毒等也可能与宫颈癌的发生有关。

2. 临床表现

早期子宫颈癌症状不明显，仅有性交后出血或白带增多，无疼痛，易被忽略。晚期有下列症状：

（1）多数患者有不规则阴道出血，量多少不一，也可发生大出血。

（2）阴道排出多量带有恶臭味的液体，常为淘米水样或血性。

（3）下腹部、腰背部或下肢疼痛。

（4）后期可有直肠坠感、消瘦、贫血及下肢水肿。

（5）癌细胞侵犯膀胱，可出现尿频、尿痛、血尿及排尿困难；癌细胞侵犯直肠可引起便血、腹泻、里急后重等。

3. 辅助检查

（1）宫颈刮片细胞学检查：是宫颈癌筛查的主要方法，应在宫颈转化区取材。

（2）碘试验：正常宫颈阴道部鳞状上皮含糖原丰富，易被碘溶液染为棕色或深赤褐色；若不染色，为阳性，说明鳞状上皮不含糖原。瘢痕、囊肿、宫颈炎或宫颈癌等鳞状上皮不含或缺乏糖原，均不染色，故本试验对癌症无特异性。然而碘试验主要是识别宫颈病变的危险区，以便确定活检取材部位，提高诊断率。

（3）阴道镜检查：宫颈刮片细胞学检查Ⅲ级或Ⅲ级以上，TBS 分类为鳞状上皮内癌变，均应在阴道镜观察下选择病变部位进行活组织检查，以提高诊断正确率。

（4）宫颈和宫颈管活组织检查：是确诊宫颈癌及其癌前病变最可靠和不可缺的方法。选择宫颈转化区 3、6、9、12 点处取 4 点活检，或在碘试验、阴道镜观察到的可疑部位取活组织做病理检查。所取组织既要有上皮组织，又要有间质组织。若宫颈刮片为Ⅲ级或Ⅲ级以上涂片，宫颈活检阴性时，应用小刮匙搔刮宫颈管，刮出物送病理检查。

（5）宫颈锥切术：当宫颈刮片多次检查为阳性，而宫颈活检为阴性；或活检为原位癌，但不能排除浸润癌时，均应做宫颈锥切术，并将切下的宫颈组织分成 12 块，每块做 2～3 张切片检查以确诊。

4. 宫颈癌临床分期

0 期：原位癌。

Ⅰ期：癌灶局限于宫颈（癌扩展到宫体，不影响分期）。

ⅠA：肉眼未见病灶，仅在显微镜下可见浸润癌。间质浸润深度最深≤5mm，宽度≤7mm。

ⅠB：临床可见癌灶局限于宫颈，肉眼可见浅表的浸润癌，病灶范围超过 IA 期。

Ⅱ期：癌灶已超出宫颈，但未达盆壁。癌累及阴道，但未达阴道下 1/3。

ⅡA：癌累及阴道，无宫旁浸润。

ⅡB：癌累及宫旁。

Ⅲ期：癌灶超过宫颈，阴道浸润已达下 1/3，宫旁浸润已达盆壁，有肾盂积水或肾无功能（非癌所致的肾盂积水或肾无功能者除外）。

ⅢA：癌累及阴道为主，已达下 1/3。

ⅢB：癌浸润宫旁为主，已达盆壁，或有肾盂积水或肾无功能。

Ⅳ期：癌播散超出真骨盆，或癌浸润膀胱黏膜及直肠黏膜。

ⅣA：癌浸润膀胱黏膜或直肠黏膜。

ⅣB：癌浸润超出真骨盆，有远处转移。

【饮食宜忌】

1. 饮食宜进

（1）饮食原则

①宜进食高蛋白、高维生素饮食：早期宫颈癌对消化道功能一般影响不大，应尽可能补充蛋白质、糖类、脂肪、维生素等。大多数晚期宫颈癌患者出现食欲缺乏、饮食无味、食量下降，但肿瘤又过度消耗人体能量，甚至出现恶病质，如果此时营养摄入不足，抗病力会减弱，不利于病情恢复。因此，晚期宫颈癌患者应以高蛋白、高维生素饮食为宜，以弥补肿瘤过分消耗，且可提高机体的免疫功能和抗癌能力。可根据患者胃肠道功能情况适当给予蛋、奶、瘦肉、鱼类、豆类食物及新鲜蔬菜和水果。

②宜进食低脂肪、易消化食物：由于中晚期宫颈癌患者常有腹部疼痛或腰骶部疼痛，肿块如压迫或侵犯直肠，可出现排便困难、里急后重、黏液血便等消化道表现。此时患者消化功能低下，食欲也较差，饮食调养十分重要。若过食高脂肪食物，会影响消化功能，使必需的营养得不到补充，以致机体抵抗力降低，不利于疾病的康复。因此，宫颈癌患者，尤其是中晚期宫颈癌患者宜选择低脂肪、易消化、新鲜稀软的膳食，如猪瘦肉、猪肝、青菜、菠菜、莲藕、龙眼肉、桑葚、怀山药、薏苡仁、木耳、香菇、新鲜水果、米汤、稀粥、豆浆等。

③宜进食具有补血、止血、抗癌作用的食物：宫颈癌患者阴道出血量多时，应食用一些具有补血、止血、抗癌作用的食物，如莲藕、薏苡仁、山楂、黑木耳、乌梅、花生衣、荠菜、金针菇、百合等。

④宜进食具有补益气血作用的食物：宫颈癌手术后的患者气血大伤，宜选用具有补益气血作用的食物加以调理，如大枣、菠菜、猪肝、桑葚、枸杞等。

⑤宜进食具有健脾和胃作用的食物：宫颈癌化疗或放疗的患者，由于药物或放射线的作用，出现消化道反应，如食欲缺乏、恶心、呕吐、腹痛、腹泻等，宜选用具有健脾和胃的食物加以调理，如姜汁、甘蔗汁、乌梅、金橘等。

⑥宜进食具有补气养血、生精补肾作用的食物：宫颈癌化疗、放疗产生骨髓抑制者，可出现白细胞、血小板下降而影响化疗、放疗继续进行，应配以补气养血、生精补肾的食物调理，如山药、龙眼肉、桑葚、枸杞、猪肝、甲鱼、阿胶等。

⑦宜进食具有清热利湿、滋阴解毒作用的食物：宫颈癌患者放疗后出现放射性膀胱炎或放射性直肠炎时，应给予具有清热利湿、滋阴解毒作用的食物，如绿豆、赤小豆、冬瓜、西瓜、薏苡仁、莲藕、菠菜、荸荠等。

⑧应选食有抑制宫颈肿瘤作用的食品，如薏苡仁、山药、海参、甲鱼、香菇、菱角、芦笋、金针菜等。

⑨有出血症状者，宜选食既有凝血功能又有抑癌作用的食品，如荠菜、淡菜、藕粉、苜蓿、海参、黑木耳等。

（2）饮食搭配

①龙眼肉与乌梅：龙眼肉浸出液能有效地抑制宫颈癌细胞的生长；乌梅性平味酸，

对宫颈癌亦有辅助治疗作用。二者搭配作用更强，适于宫颈癌患者食用。

②芦笋与海参：芦笋有明显的抗癌效果；海参亦有抑癌作用。二者搭配，适用于各种癌症患者的辅助治疗。

③豆腐与金针菇：参见"外阴癌"。

④黑木耳、大枣与粳米：黑木耳含有的一种多糖是极好的免疫促进剂，能显著提高机体的免疫力，经常食用可增强体质，预防癌症发生；大枣不仅营养丰富，而且还具有抑制肿瘤细胞生长的作用。二者与粳米搭配，具有滋养肝肾、润燥止血、抗癌的作用，适于宫颈癌患者食用。

⑤百合与大枣、糯米：百合与大枣、糯米搭配制成汤圆，有健脑益智、防老抗衰、醒脾开胃的功效，亦是癌症患者的理想食品。

⑥栗子与薏苡仁：栗子与薏苡仁均含有丰富的糖类、蛋白质及多种维生素、氨基酸。薏苡仁中还含有阻止癌细胞生长的物质，具有防癌抗癌的功效。栗子与薏苡仁搭配食用营养丰富，能补益脾胃、补肾利尿、利湿止泻、防癌，适于宫颈癌患者食用。

⑦桑葚、黑芝麻与粳米：桑葚、黑芝麻与粳米三者搭配，具有滋补肝肾、养阴抗癌之功效。适于宫颈癌患者食用，对癌症患者放化疗后脱发、便秘也有一定辅助治疗作用。

（3）药膳食疗方

①山药15g，山茱萸10g，女贞子20g，龟板25g，猪瘦肉100g。将上药用凉水浸泡1小时后，加适量水煎熬，去渣留汁后加猪瘦肉煮熟，再加适量调料即可。食肉喝汤，每日1剂。用于滋阴养血。

②薏苡仁50g，菱角20g，大枣10枚，黄鱼鳔5g。将其淘洗干净后，同煮成粥。温热服食，每日1剂。健脾利湿，清热解毒。

③蘑菇150g，水发海参250g。蘑菇洗净；水发海参洗净、切片。锅中素油烧至七成热，加少量姜片、葱花，出香后，加入海参，急火翻炒片刻，加料酒适量，再加鲜汤适量，再炒片刻，然后加入蘑菇，煮沸后，加少许精盐、味精，煨5分钟，湿淀粉勾芡，淋上麻油，佐餐食用。每日1剂，分2次食，时时服食。适于各型子宫颈癌。脾胃虚弱，痰多便溏者不宜多食。

④芡实50g，鳝鱼250g。芡实洗净；鳝鱼剖开，去内脏及头，洗净，切段。同入锅，加水适量，煮沸后，小火煨2小时，调味，分次饮汤，吃鳝鱼及芡实。每日1剂，时时服食。适于子宫颈癌，症见腰酸腿软、带多恶臭、尿频、尿急，属肝肾精血亏虚、湿热下注者。见阴道出血者不宜服食。

⑤菱角20只，藕粉50g，红糖20g。菱角壳肉分开，取肉晒干，研细粉。菱壳加水适量，煎30分钟，滤去壳，调入菱粉、藕粉，搅拌呈糊状，加入红糖，调匀食用。每日1剂，时时服食。适于各型子宫颈癌，尤适于时见阴道出血者；也可用于乳腺癌、胃癌等。纳呆、腹胀、便溏者不宜服食。

⑥新鲜山楂50g，胡萝卜100g，红糖15g，蜂蜜15g。山楂洗净，切碎，去核；胡萝卜洗净，切片。同入锅煎30分钟。入榨汁机榨取浆汁，调以红糖、蜂蜜，拌匀分2

次食用。每日 1 剂，时时服食。适于口苦咽干、尿黄、便艰、带多色黄秽臭、苔黄腻属湿热瘀结型子宫颈癌，也可用于肺癌、鼻咽癌。形寒肢冷、带下清稀、阴道流血量多者不宜食用。

⑦红苋菜 200g，洗净，水煎，温服。每日 1 剂，分次饮服，连饮数日至数周。适于口渴、便艰、带多色黄、苔黄腻属湿热下注型子宫颈癌。畏寒、便溏者不宜多饮。

⑧新鲜苦瓜 100g，洗净，加调料煮汤，佐餐服食。每日 1 剂，连食数周。适于各型子宫颈癌，尤适于热毒盛、肝肾阴虚见口苦口渴、便艰、尿黄、阴道流血、舌红、心烦者。

2. 饮食禁忌

（1）辛辣刺激性食物：宫颈癌患者身体虚弱，若食用辣椒、姜、葱、蒜、酒等辛辣及刺激性较强的食物，可刺激癌细胞，从而加重病情。

（2）不宜食肥腻厚味、油煎烤炸等生湿、生痰、生热食品，及易导致出血的具有活血作用的食品。

（3）禁饮酒、咖啡等热性饮料。

【药物宜忌】

1. 西医治疗

普及防癌知识、提倡晚婚晚育并开展性教育。定期开展子宫颈癌普查普治，做到早发现、早治疗。积极治疗子宫颈中、重度糜烂，及时诊断和治疗子宫颈不典型增生，以阻断子宫颈癌的发生。

（1）手术治疗：适用于 IA 至 ⅡB 期患者，年轻患者可保留卵巢及阴道功能。

①ⅠA1 期：选用经腹筋膜外子宫切除术，要求保留生育功能者可行宫颈锥形切除术。

②ⅠA2 期：选用改良式广泛子宫切除术及盆腔淋巴结清扫术。

③ⅠB 至 ⅡB 期：多选用广泛子宫切除术及盆腔淋巴结清扫术。术中冷冻切片检查髂总淋巴结有癌转移者，应做腹主动脉旁淋巴结清扫或取样，以进一步明确病变范围，选择术后治疗方案。

（2）放射治疗：适用于各期患者，特别是晚期或无法手术的患者。包括腔内照射和体外照射。

（3）手术和放射联合治疗：局部病灶较大，先做术前放射治疗，待病灶缩小后再做手术。术后放射治疗对手术治疗后有盆腔淋巴结转移、宫旁转移或阴道有残留病灶者，可消灭残存癌灶，减少复发。

（4）化学药物治疗：用于较晚期病灶大或复发者的手术前及放射线治疗前的综合治疗。常用药物有顺铂、多柔比星、氟尿嘧啶、环磷酰胺等。

①环磷酰胺 200～400mg，氟尿嘧啶 500mg，静脉注射，共 10 日。

②多柔比星每次 60mg/m²，3 周。

③晚期可用顺铂 50mg/m²，加长春新碱 0.2mg/m²、多柔比星 30mg/m²。

2. 中医治疗

（1）辨证治疗

①湿热瘀毒

主症：白带增多，或黄白相间，或如米泔水，或如黄水，或为脓性，或黄色带下，秽臭难闻，口干咽燥，下腹疼痛，宫颈局部见癌灶感染、坏死，舌淡红或有瘀点，苔黄腻或薄腻，脉弦数。

治法：清热解毒，活血化瘀。

方药：黄连解毒汤加减。

黄连10g，黄芩98，黄柏12g，栀子9g，土茯苓30g，薏苡仁20g，牡丹皮12g，赤芍12g，紫河车20g，半枝莲20g，白花蛇舌草20g。

用法：每日1剂，水煎服。

加减：腹痛甚者，加延胡索15g、香附10g，行气止痛；若出现白带增多、偶夹血性、情志抑郁、心烦易怒、胸胁胀闷、喜叹息、少腹隐痛、口干欲饮、舌苔薄、脉弦细等，为肝郁化火，宜疏肝解郁、利湿解毒，以丹栀逍遥散加减（牡丹皮12g、栀子9g、柴胡9g、当归12g、白芍12g、白花蛇舌草30g、半枝莲25g、板蓝根15g、郁金12g、甘草6g）治疗。

②肝肾阴虚

主症：白带增多，或阴道不规则出血，或白带夹血，头晕目眩，腰骶疼痛，手足心热，口干便秘，舌红嫩，苔薄少或光剥，脉细数。

治法：滋肾养肝，清热解毒。

方药：六味地黄丸加减。

熟地黄20g，山药15g，山茱萸12g，茯苓15g，泽泻15g，牡丹皮12g，黄柏15g，紫河车15g，夏枯草15g，白花蛇舌草15g，甘草6g。

用法：每日1剂，水煎服。

加减：阴道不规则出血、量多者，可加仙鹤草12g以止血。

③脾肾阳虚

主症：带下量多，质稀薄，秽臭不重，崩中漏下，腰脊酸楚，头晕目眩，倦怠乏力，形寒畏冷，纳减便溏，舌胖，边有齿印，苔薄，脉沉细无力。

治法：温肾健脾，益气固涩，佐以清热解毒。

方药：附子理中汤合四神丸加减。

熟附子10g，人参15g，白术12g，干姜10g，紫河车15g，白花蛇舌草25g。

用法：每日1剂，水煎服。

加减：带下量多、气臭，加薏苡仁20g；阴道出血量多，加乌贼骨15g、仙鹤草15g以止血。

（2）验方

①生白芍、醋柴胡、炒白术各10g，昆布、海藻各15g，全蝎6g，蜈蚣2条（研末、冲服），香附15g。每日1～2剂，水煎服。

②皂角刺 18g，黄芪、当归、生地黄、金银花、连翘各 12g，全蝎、天花粉各 9g，川连、赤芍、甘草各 6g，木鳖子 18g。每日 1 剂，水煎服。

③丹参、茜草、阿胶（烊化分冲）、黄芪各 15g，紫花地丁、沙参、楮实子、制龟板、海螵蛸各 30g，制乳香、制没药、皂角刺、白蔹、甘草各 9g。水浓煎，每 2 日 1 剂，共分 6 次服完。

（3）中药灌肠：桃仁、三棱各 15g，莪术 12g，穿山甲 10g，夏枯草 20g，王不留行 10g，生龙骨、生牡蛎、枳实、陈皮、海藻、昆布各 15g。煎取药液约 200mL，每日分 2 次保留灌肠。

（4）中药外用

①乳香、没药各 20g，儿茶 10g，血竭 6g，冰片 10g，蛇床子 12g，雄黄 10g，麝香 1g，白矾 50g，硼砂、硇砂各 10g。将上药制成粉，外敷，每日 1 次。

②天南星制成栓剂，每粒含药 10g，放在宫颈内，每 2 日上药 1 次。

3. 药物禁忌

（1）环磷酰胺

①氯霉素：氯霉素可阻止环磷酰胺在体内转变成有效产物，对抗环磷酰胺的抗癌作用。

②巴比妥类药物：巴比妥类药物（如苯巴比妥、戊巴比妥等）能干扰环磷酰胺的代谢。二者合用可增强环磷酰胺的毒性。

③别嘌醇、氯喹：别嘌醇、氯喹可增强环磷酰胺的骨髓毒性。

④长春新碱：环磷酰胺与长春新碱合用，可降低环磷酰胺的抗癌作用。故环磷酰胺一般不宜与长春新碱合用。如二者必须合用时，应先用长春新碱。

⑤丹参：动物实验证明，复方丹参制剂以不同途径给药，均能促进恶性肿瘤的转移；当其与环磷酰胺合用时，在抑制肿瘤生长方面均未显示明显的增效作用。

（2）长春新碱与谷氨酸、辅酶 A：谷氨酸、辅酶 A 可拮抗长春新碱的抗癌作用。

（3）丝裂霉素与其他对造血功能有损害的药物：丝裂霉素对骨髓有抑制作用，可引起白细胞和血小板下降。因此，在应用丝裂霉素时不宜同时应用其他对造血功能有损害的药物，如甲氨蝶呤、环磷酰胺等。但可与维生素 B_6，维生素 B_4、辅酶 A 合用，以降低其副作用。

余参见"外阴癌"。

三、子宫肌瘤

【概述】

子宫肌瘤是女性生殖器官最常见的良性肿瘤，是由子宫平滑肌组织增生而形成的纤维肌瘤，又称子宫平滑肌瘤或子宫纤维瘤。多发生于 35～50 岁的妇女，其恶变率为 0.3%～1.39%。有资料统计，35 岁以上的妇女约 20% 有子宫肌瘤，但多数患者因肌瘤小、无症状而未能发现。

1. 病因

本病确切病因尚不明了，根据好发于生育年龄妇女，绝经后肌瘤停止生长，甚至萎缩、消失等，提示子宫肌瘤的发生可能与女性激素有关。生物化学检测证实，肌瘤中雌二醇向雌酮转化明显低于肌组织；肌瘤中雌激素受体明显高于周围肌组织，故认为肌瘤组织局部对雌激素的高敏感性，是肌瘤发生的重要原因之一。此外，研究证实，孕激素有促进肌瘤有丝分裂活动、刺激肌瘤生长的作用。细胞遗传学研究显示，25%~50%子宫肌瘤存在细胞遗传学异常。分子生物学研究结果显示，子宫肌瘤是由单克隆平滑肌瘤细胞增殖而成；多发性子宫肌瘤是由不同克隆细胞形成。

2. 临床表现

（1）月经改变：月经量过多、月经持续时间过长是最常见的症状。由于肌瘤使子宫内膜的面积增大，并妨碍子宫收缩，或因并发子宫内膜增生而引起。

（2）下腹部包块：如肿瘤超过拳头大，则往往可在下腹部正中摸到实质性肿物，生长较慢。查体可发现子宫增大、不规则、质地硬。

（3）疼痛：部分患者可有下腹坠胀，腰背酸痛；浆膜下肌瘤发生蒂扭转时可出现急性腹痛；肌瘤红色变性时，腹痛剧烈且伴发热。

（4）大小便异常：子宫前壁肌瘤，可压迫膀胱发生尿频、排尿困难或尿潴留。子宫后壁肌瘤可压迫直肠，引起大便困难或里急后重。

（5）阴道分泌物增多：黏膜下肌瘤伴感染坏死，可产生有臭味的血性分泌物。

（6）不孕：子宫肌瘤患者中有20%~30%合并不孕。可能是由于肌瘤压迫致输卵管扭曲、宫腔变形，妨碍孕卵着床。

3. 辅助检查

B型超声、宫腔镜、腹腔镜、子宫输卵管造影可协助诊断。

【饮食宜忌】

1. 饮食宜进

（1）饮食原则

①宜进食易消化、富有营养的食物：如牛奶、鸡、鸡蛋、猪瘦肉、鲫鱼、鲤鱼、甲鱼、豆类食品等，以增强机体的抗病能力。

②宜进食富含维生素的食物：如动物肝脏、肾脏、猪瘦肉、鸡蛋、鹌鹑蛋、牛奶、胡萝卜、菠菜、白菜、韭菜、荠菜、金针菇、紫菜、芹菜、冬瓜、黄瓜、香菇、苹果等新鲜蔬菜和水果。

③宜进食富含铁质的食物：由于黏膜下子宫肌瘤长期月经量过多而致继发性贫血，故可多食动物肝脏、乌鸡、黑木耳、黑芝麻、花生、瓜子等含铁量多的食物，以增强造血功能。

④宜进食低脂肪食物：由于子宫肌瘤的形成与长期大量雌激素刺激有关，高脂肪食物促进了某些激素的生成和释放，故肥胖妇女子宫肌瘤的发生率明显升高。而低脂肪饮食对子宫肌瘤有一定的抑制作用。

（2）饮食搭配

①田七与乳鸽：乳鸽肉具有滋肾益气、祛风解毒的作用。田七炖乳鸽，不仅营养丰富，而且具有补气活血、化瘀散结的功效。适于子宫肌瘤患者食用。

②山药、核桃仁与鸡肉：山药、核桃仁与鸡肉搭配，具有补气健脾、活血化瘀的功效。适于子宫肌瘤患者食用。

③海米与白萝卜：白萝卜具有顺气消食、散瘀解毒的功效，与营养丰富的海米搭配，具有行气散结的作用。对子宫肌瘤有一定辅助治疗作用。

（3）药膳食疗方

①鸡蛋 3 个，桂皮 10g，小茴香 5g，乳香、没药各 10g。将鸡蛋煮熟后去皮，与桂皮、小茴香、乳香、没药一同放入锅中，加适量水，大火煮沸后，再用小火煮 30 分钟即可。每次吃 1 个鸡蛋，每日 3 次。温经散寒，养血消癥。

②猕猴桃根 50g，鸡血藤 30g，败酱草 20g，木香 10g，冰糖 20g。用适量水煎熬，去渣取汁，再加入冰糖。代茶饮，每日 3 次。清热解毒，化瘀消癥。

③将肉桂 5g、干姜 15g、三棱 20g，洗净后同入锅中，加适量水，大火煮沸，改用小火煎煮 30 分钟，去渣取汁，待茶汁转温调入蜂蜜 20mL，搅匀即成。可在上、下午分服。适于子宫肌瘤，证属寒凝血瘀。

④将羊肉 300g 洗净，切成 1.5cm 厚的片；大葱 100g 洗净，切成菱形片；蒜 15g 切成片；姜 5g 团成米粒状。羊肉放入碗内，加入葱、姜、蒜、花椒粉、精盐、酱油适量拌匀，炒锅上大火，放精制油适量烧热，将拌好的羊肉投入锅内，淋上黄酒 10mL，放入小茴香 3g、肉桂 3g 爆炒，待肉变色后加盖，移小火焖 1 分钟，装盘即成。佐餐食用。适于子宫肌瘤，证属寒凝血瘀。

⑤将阿胶 20g 洗净，晒干或烘干，敲碎，研成粗粉粒状，备用；将田七粉 3g 拣去杂质，一分为二，装入洁净的绵纸袋中，待用；将肉桂 2g、小茴香 6g 分别拣去杂质，洗净，晾干后，肉桂敲碎，与小茴香同放入砂锅，加适量水，浓煎 30 分钟，过滤，取汁备用；将粳米 100g 淘洗干净，放入砂锅，加适量水，大火煮沸，改用小火煨煮成稠粥，粥将成时，调入阿胶粗粉粒及肉桂、小茴香浓煎汁，拌匀，继续煨煮至阿胶完全烊化。早晚分服，每次服时取 1 小包田七粉（1.5g）撒入粥中，拌和均匀。适于子宫肌瘤，证属寒凝血瘀。

⑥桂皮 12g、小茴香 12g、乳香 10g、没药 10g、鸡蛋 6 枚同放锅内煎煮，蛋熟去壳再煮 1 小时，使鸡蛋发黑，汁收尽。每日服 2 次，每次吃 1 个鸡蛋，连服 50 个鸡蛋为一疗程。用于子宫肌瘤，证属寒凝血滞、瘀血内阻者。

⑦先将核桃仁 15g、鸡内金 12g 捣烂如泥，加水研汁去渣，同粳米 100g 煮为稀粥。上为 1 日量，分顿食用，连服 10 天为一疗程。适于子宫肌瘤，证属气滞血瘀，症见腹中瘀滞疼痛、月经量不甚多者。

⑧将草河车 30g、白花蛇舌草 30g、鳖甲 30g、核桃仁 9g、红花 9g 共煎汤，去渣取汁，加入蔗糖适量调味。每日 1 剂，代茶饮，常服。用于子宫肌瘤，证属气滞血瘀兼下焦湿热者。

⑨将采摘的新鲜嫩益母草 30g 洗净，晾干，切成段，备用；将鲜牡蛎肉 200g 洗净，剖成薄片，放入碗中，加黄酒、精盐、湿淀粉适量拌匀，抓揉上浆，待用。烧锅置火上，下植物油适量，烧至六成热时，放入葱花、姜末适量，煸炒出香，下鲜牡蛎肉薄片，随即加入适量清汤（或清水），大火煮沸，放入嫩益母草段，加精盐适量，煨煮至沸，待嫩益母草变色泛绿，撒入田七粉 5g，拌和均匀，即成。可当菜佐餐，随意服食。适于子宫肌瘤，证属气滞血瘀。

⑩鸡蛋 2 个、莪术 9g、蚯蚓 5 条，加水 500mL 共煮，蛋熟后剥皮再煮，弃药食蛋。每晚服 1 次。适于子宫肌瘤，证属气滞血瘀，症见小腹疼痛、时发时止、腰酸胀、月经量多、色暗有块。

⑪将山豆根 30g、赤芍 15g、橘核 20g、丹参 20g、香附 12g、桂枝 12g、山慈菇 12g，加水共煎汤，去渣取汁。上为 1 日量，分 3 次服，经期连服 15 剂为一疗程。适于子宫肌瘤或卵巢肿瘤，证属气滞血瘀者。

⑫将白萝卜 500g 洗净，刮去皮，切成柱丝；鲜姜 10g 去皮，切细丝；香菜少许切段；海米 50g 用温水浸软。将汤锅洗净，置旺火上，加清水 2000mL，放入猪油 25g，煮沸后，加入萝卜丝煮至五成熟，撇去浮沫，再放入海米、姜末，待萝卜煮至柔软，发出萝卜的清香味时，加入精盐适量，调好口味，出锅前撒入香菜段，倒入汤盆内即可食用，佐餐。适于子宫肌瘤，证属气滞血瘀。

⑬将失笑散 15g 放入纱布袋中，扎紧袋口，备用；将鲜牡蛎肉 200g 洗净，剖成薄片，放入碗中，加黄酒、精盐、湿淀粉适量拌匀，抓揉上浆，待用。炒锅置火上，加植物油适量烧至六成热，放入葱花、姜末煸炒出香，随即加入清汤适量（或清水），放入失笑散布袋，并投入鲜牡蛎肉，大火煮沸，改用小火煨煮至牡蛎肉熟烂，取出布袋，加精盐适量，再煮至沸，撒入田七末 5g，拌和均匀即成。可当菜佐餐，随意服食。适于气滞血瘀引起的子宫肌瘤。

⑭将丹参 30g、赤芍 15g、紫草根 20g、大黄 6g、甘草 6g，煎汤去渣，入薏苡仁 60g、白糖适量煮成粥。每日 1 剂，分 2 次食，连服 15 ~ 20 天为一疗程。适于子宫肌瘤，证属气滞血瘀、湿热瘀阻者。

⑮黄芪 30g、三棱 10g、莪术 10g 分别拣去杂质，洗净，晒干或烘干。三棱、莪术切成片，同放入碗中，备用；黄芪切成饮片，放入纱布袋中，扎紧袋口，待用；将鳖甲 30g 洗净，晾干后敲碎，放入砂锅，加水浸泡片刻，大火煮沸，改用中火先煎 30 分钟，将盛入碗中的三棱、莪术片倒入砂锅，放入黄芪药袋，可酌加适量的温开水，再煎煮 30 分钟，取出药袋，取汁放入容器，待其温热时，兑入蜂蜜 30mL，拌和均匀即成。可在上、下午分服。适于子宫肌瘤，证属气虚血瘀。

3. 饮食禁忌

（1）含酒精饮品：如人参酒、鹿茸酒等，可使瘤体增大，加重病情。

（2）辛辣、煎炸及热性食物：辛辣、煎炸食物，如辣椒、胡椒、茴香、花椒、洋葱、生葱、生蒜、油条、烤羊肉、炸猪排等；热性食物，如牛肉、羊肉、狗肉及花生等，食后可引起瘤体充血，症状加重。

（3）海鲜发物：海鱼、海蜇、海参、蟹、虾、鳗鱼、咸鱼、黑鱼、鲇鱼等水产品多属发物，食用后不利于疾病的康复。

（4）高雌激素污染的食物：由于子宫肌瘤与女性体内雌激素过高或性激素水平紊乱有关，因此不宜食用高雌激素污染的食物，如用激素饲料喂养的鸡、鸭、鱼及使用生长激素的蔬菜等。

（5）忌食茄子、芥菜、毛笋、桂圆、红枣、阿胶浆、蜂王浆、橘子，及辣椒、生葱、生蒜、白酒等辛辣刺激性食物。

【药物宜忌】

1. 西医治疗

根据患者的年龄、生育要求、症状、肌瘤大小等情况全面考虑，综合分析，做出治疗方案。

（1）随访观察：肌瘤小，无症状者不需治疗。3～6个月随访检查1次。随访中若发现肌瘤增大较快或症状明显时，要及时修正治疗方案。

（2）药物治疗：若子宫增大如2个月妊娠大小以内、症状不明显或月经量稍有增多、近绝经期或全身情况不适宜手术，可给予药物治疗。

①雄激素治疗：雄激素对抗雌激素，使子宫内膜萎缩，减少出血；近绝经期患者可提早绝经。丙酸睾酮每次25mg，每5日肌内注射1次；月经期每次25mg，每日1次，口服，共3次。或用甲睾酮每次5～10mg，每日1～2次，口服，每月总量不超过300mg。

②拮抗孕激素药：米非司酮每次10mg，每日1次，连服3个月。

（3）手术治疗：适用于子宫两个半月以上妊娠大小，或症状明显并导致继发性贫血者。手术方式有子宫肌瘤剔除术，适用于35岁以下未婚或未孕者。子宫切除术，适用于肌瘤较大，症状明显，经药物治疗无效，不需保留生育功能者或疑有恶变者。黏膜下肌瘤摘除术，适用于黏膜下肌瘤脱出宫颈口者，可经阴道直接摘除，或用宫腔镜摘除。

（4）恢复期治疗：剖宫手术后应鼓励患者早下床活动，以促进各系统恢复，减少肺部并发症，加速肠蠕动，减少肠粘连，促进伤口愈合；营养不良及体质衰弱者，应适当延迟活动期限。出院后可适当休息，同时要根据身体情况进行一些活动量较小的体育锻炼，以身体不感觉疲劳为宜，避免营养过剩，不活动，体重增加过多，不利于身体健康。全子宫切除的患者，性生活于手术后3个月可恢复。

2. 中医治疗

（1）辨证治疗：中医学认为，本病多为脏腑功能失调，气滞血瘀；或痰湿蕴结，壅阻胞宫、胞络而成。治疗多用破血、散结、止血的方法。

①血瘀

主症：下腹正中积块坚牢，固定不移，月经周期多无明显改变，但多表现为经期延长，经血量增多，常伴有痛经，平时白带增多，或有臭味，舌质暗或有紫点，脉沉涩。

治法：破血消坚，化瘀止血。

方药：桂枝茯苓汤加味。

桂枝9g，茯苓、赤芍各12g，炒桃仁15g，牡丹皮、酒大黄、莪术各9g，鳖甲12g。

用法：每日1剂，水煎服。

②气血虚

主症：患者多突然血崩，出血甚多，或长期淋沥不断，血色淡，质清稀，面色白，舌质淡，苔白，脉细或虚大。

治法：补气摄血，养血行血化瘀。

方药：十全大补汤合小化坚汤。

十全大补汤：红参9g，黄芪30g，白术、茯苓、当归、白芍各10g，熟地黄24g，川芎、肉桂、生姜各6g，炙甘草3g，大枣5枚。

小化坚汤：夏枯草、皂角刺各15g，香附、炒蒲黄、昆布、海藻各9g，艾叶炭、红花各7g。

用法：先服十全大补汤，再服小化坚汤。每日1剂，水煎服。

（2）验方

①桂枝、桃仁、赤芍、海藻、牡蛎、鳖甲各60g，茯苓、牡丹皮、当归各90g，红花45g，三棱、莪术、乳香、没药各30g。共研细末，蜜制为丸，每丸重9g，每次服1丸，每日2次。

②三棱、莪术各12g，陈皮、藿香、香附各9g，青皮、桔梗、肉桂各6g，益智仁10g，甘草6g。每日1剂，水煎服。

3. 药物禁忌

（1）甲基睾丸素、丙酸睾丸素

①巴比妥类药物：因为巴比妥类药物能诱导肝药酶，可使甲基睾丸素、丙酸睾丸素在体内代谢加快、作用减弱，故甲基睾丸素、丙酸睾丸素应尽量避免与巴比妥类药物合用。

②四环素：因为甲基睾丸素与四环素合用对肝脏的毒性增加，尤其对肾衰患者，二者合用可使四环素的半衰期延长、毒性损害明显增加。故甲基睾丸素不宜与四环素长期合用。

（2）含有雌激素的保健品、药物及化妆品：子宫肌瘤与女性体内雌激素过高或性激素水平紊乱有关。长期服用含有雌激素的保健品、药物（如减肥药、瘦身药等）或应用含有雌激素的化妆品，会使瘤体增大，病情加重。

（3）中医补药：如人参、补骨脂、鹿茸、龙眼肉、大枣、阿胶浆、蜂王浆等多性热，可使瘤体增大、充血，症状加重。

四、子宫内膜癌

【概述】

子宫内膜癌是指子宫内膜发生的恶性肿瘤，绝大多数为腺癌，是女性生殖道常见三大恶性肿瘤之一，仅次于宫颈癌，占女性生殖系统恶性肿瘤的 20%～30%，约占女性癌症总数的 7%。由于原发于子宫体部，故又称子宫体癌。本病多发于 50 岁以上绝经前后的妇女，但其高发年龄为 58～61 岁。近年来，其发病率有上升趋势，已接近（甚至）超过宫颈癌。

1. 病因

本病病因不十分清楚。目前认为子宫内膜癌可能有 2 种发病类型。

（1）雌激素依赖型：其发生可能是在无孕激素拮抗的雌激素长期作用下，发生子宫内膜增生症（单纯型或复杂型，伴或不伴不典型增生）、分泌雌激素的卵巢肿瘤（颗粒细胞瘤、卵泡膜细胞瘤）、长期服用雌激素的绝经后妇女及长期服用他莫昔芬的妇女。这种类型占子宫内膜癌的大多数，且均为子宫内膜样腺癌，肿瘤分化较好，雌孕激素受体阳性率高，预后好。患者较年轻，常伴有肥胖、高血压、糖尿病、不孕或不育，以及绝经延迟的妇女，其中约 20% 内膜癌患者有家族史。

（2）非雌激素依赖型：其发病与雌激素无明显关系。这种子宫内膜癌的病理形态属少见类型，如子宫内膜浆液性乳头状癌、透明细胞癌、腺鳞癌等。多见于老年体瘦妇女，在癌灶周围可以是萎缩的子宫内膜；肿瘤恶性程度高、分化差；雌、孕激素受体多呈阴性，预后不良。

2. 临床表现

（1）症状：极早期无明显症状，仅在普查或因其他原因检查时偶然发现。一旦出现症状则多有如下表现：

①阴道出血：主要表现为绝经后阴道出血，量一般不多，大量出血者少见，或为持续性或间歇性出血；尚未绝经者则诉经量增多、经期延长或经间期出血。

②阴道排液：少数患者诉排液增多，早期多为浆液性或浆液血性排液；晚期合并感染则有脓血性排液，并有恶臭。

③疼痛：通常不引起疼痛；晚期癌灶浸润周围组织或压迫神经，引起下腹及腰骶部疼痛，并向下肢及足部放射；癌灶侵犯宫颈，堵塞宫颈管导致宫腔积脓时，出现下腹胀痛及痉挛样疼痛。

④全身症状：晚期患者常伴全身症状，如贫血、消瘦、恶病质、发热及全身衰竭等。

（2）体征：早期妇科检查无明显异常，子宫正常大、活动，双侧附件软、无肿物；当病情逐渐发展，子宫增大、稍软；晚期时偶见癌组织自宫口脱出、质脆，触之易出血；若合并宫腔积脓，子宫明显增大、极软，癌灶向周围浸润，子宫固定或可在宫旁或盆腔内扪及不规则结节状物。

3. 辅助检查

（1）B 型超声检查：极早期时见子宫正常大，仅见宫腔线紊乱、中断。典型内膜癌，声像图为子宫增大或绝经后子宫相对增大，宫腔内见实质不均匀回声区，形态不规则，宫腔线消失，有时见肌层内不规则回声紊乱区，边界不清，可做出肌层浸润程度的诊断。

（2）分段刮宫：是确诊内膜癌最常用、最可靠的方法。先用小刮匙环刮宫颈管，再进宫腔搔刮内膜，取得的刮出物分瓶标记送病理检查。分段刮宫操作要小心，以免穿孔，尤其是当刮出多量豆腐渣样组织疑为内膜癌时。只要刮出物足够送病理检查，即应停止操作。

（3）宫腔镜检查：可直视宫腔，若有癌灶生长，能直接观察病灶大小、生长部位、形态，并可取活组织送病理检查。

（4）细胞学检查：仅从阴道后穹或宫颈管处吸取分泌物，做涂片寻找癌细胞，阳性率不高；若用特制的宫腔吸管或宫腔刷放入宫腔，吸取分泌物找癌细胞，阳性率可达 90%。此法可作为筛选，最后确诊仍须根据病理检查结果。

（5）MRI、CT 等检查及血清 CA125 测定：MRI、CT 等检查可协助判断病变范围。有子宫外癌肿瘤播散者，其血清 CA125 值明显升高。

（6）子宫内膜活检：可明确诊断。

4. 分期标准

0 期：腺瘤样增生或原位癌（不列入治疗效果统计）。

Ⅰ期：癌局限于宫体。

Ⅰa：宫腔深度≤8cm。

Ⅰb：宫腔深度＞8cm。

Ⅱ期：癌已侵犯宫颈。

Ⅲ期：癌扩散至子宫以外盆腔内（阴道或宫旁组织可能受累），但未超出真骨盆。

Ⅳ期：癌超出真骨盆或侵犯膀胱黏膜或直肠黏膜，或有盆腔以外的播散。

Ⅳa 期：癌侵犯附近器官，如直肠、膀胱黏膜。

Ⅳb 期：癌有远处转移。

【饮食宜忌】

1. 饮食宜进

（1）饮食原则

①宜进食高蛋白饮食：对于恶性肿瘤患者，尤其是晚期患者，大多数出现食欲缺乏、饮食无味、食量下降，但肿瘤又过度消耗人体能量，甚至出现恶病质，如果此时营养摄入不足，尤其是蛋白质摄入不足，抗病力会减弱，不利于病情康复。因此，子宫内膜癌患者应以高蛋白饮食为宜，以弥补肿瘤过分消耗，提高机体的免疫功能和抗癌能力。可根据患者胃肠道功能情况适当给予蛋、奶、瘦肉、鱼类、豆类食物及新鲜蔬菜和水果。

②宜进食富含维生素的食物：如油菜、菠菜、小白菜、西红柿、柿子、山楂、鲜枣、猕猴桃等。维生素 C 可保护细胞间质结构完整，还可阻断亚硝酸胺和亚硝酰胺的产生，从而起到防癌作用；维生素 A 的主要功能是维持上皮组织的正常结构，刺激机体免疫系统，调动机体抗癌的积极性。

③宜进食低脂肪饮食：由于子宫内膜癌患者消化功能低下、食欲也较差，若过食高脂肪食物，更会影响消化功能，使必需的营养得不到补充，以致机体抵抗力降低，不利于疾病的康复。此外，有资料表明，高脂肪饮食还可诱发子宫内膜癌。因此，子宫内膜癌患者宜选择低脂肪、易消化的清淡膳食，如新鲜蔬菜、水果、米汤、稀粥、豆浆等。

④宜进食药食兼备的食物：如荠菜、甜瓜、菱角、薜荔果、乌梅、牛蒡子、牡蛎、甲鱼、海马等。出血者宜吃鱼翅、海参、鲛鱼、黑木耳、香菇、淡菜、蚕豆等；水肿者宜吃鲟鱼、石莼、赤小豆、玉蜀黍、鲤鱼、鲮鱼、泥鳅、鸭肉、莴苣、椰汁等；腰痛者宜吃莲子、核桃仁、薏苡仁、韭菜、梅子、栗子、芋艿、甲鱼、海蜇、蜂乳、梭子蟹等；白带多者宜吃乌贼、淡菜、蛏子、牡蛎、龟、海蜇、赤小豆、白果、核桃、莲子、芹菜、芡实等。

⑤宜进食防化疗、放疗副作用的食物：如豆腐、猪肝、青鱼、鲫鱼、墨鱼、鸭、牛肉、田鸡、山楂、乌梅、绿豆、无花果等。

⑥宜进食滋阴生津的甘凉食物：子宫内膜癌患者放疗后往往有口舌干燥、舌红少苔等津液耗损的表现，可多食一些滋阴生津的甘凉食物，如藕汁、荸荠汁、梨汁、绿豆汤、冬瓜汤、西瓜等。

⑦宜进食升高白细胞及健脾和胃的食物：子宫内膜癌患者化疗期间免疫力下降、白细胞减少、食欲缺乏，可进食枸杞、大枣、鳝鱼、牛肉等有助于升高白细胞的食物；以及山楂、萝卜、姜汁、甘蔗汁、乌梅、金橘等健脾和胃的食物。

⑧宜进食补气养血的食物：子宫内膜癌患者手术后气血亏虚，此时可多进食人参、银耳、山药、大枣、龙眼肉、莲子等以补气养血。

⑨宜食用富含微量元素硒的食物：参见"宫颈癌"。

（2）饮食搭配

①墨鱼与瘦肉：墨鱼肉可滋阴养血、补心通脉，常食墨鱼能提高机体的免疫力，与猪瘦肉搭配，具有养血益精、滋阴抗癌之功效。适于子宫内膜癌患者食用。

②核桃仁与猪腰子：核桃仁富含不饱和脂肪酸及多种维生素，能降低胆固醇；所含有的维生素 C、维生素 E 能抗氧化、防老抗癌。若与补肾气、益精髓的猪腰子搭配，补肾壮阳的功效更强。适于肾虚型子宫内膜癌患者食用。

③扁豆与大枣：扁豆含有植物血凝素，能提高白细胞和巨噬细胞的吞噬功能；大枣不仅营养丰富，而且还具有抑制肿瘤细胞生长的作用。二者搭配，对子宫内膜癌有一定辅助治疗作用。

④菱角、乌梅与薏苡仁：菱角因含有 β - 谷甾醇和麦角甾四烯，故有防癌、抗癌功效，并已得到研究证实；乌梅对子宫内膜癌亦有治疗作用；薏苡仁中含有阻止癌细胞

生长的物质，具有防癌、抗癌功效。三者搭配，抗癌作用更强，适于子宫内膜癌患者食用。

（3）药膳食疗方

①王不留行100g，夏枯草30g，生牡蛎30g，紫苏子30g。上药入锅加水煎汤，去渣取汁，入红糖适量调味。每日或隔日1剂，分2次饮，30剂为一疗程。行血通经，消肿散结。用于证属气滞血瘀，或卵巢肿瘤等症。

②将核桃仁100g、鳖甲300g洗净，晒干或烘干，共研成细末，装入密封的瓶中，备用。每日2次，每次10g，用蜂蜜30mL温开水送服。活血化瘀，软坚散结。适于证属气滞血瘀。

③将核桃仁15g、三棱15g、莪术15g、当归10g、丹参30g、枳壳10g分别拣去杂质，洗净，晒干或烘干，切成片或切碎，同放入碗中，备用。将鳖甲30g洗净，晾干后，敲碎，放入砂锅，加水浸泡片刻，大火煮沸，改用中火煎30分钟，将盛入碗中的其他6味药倒入砂锅，可酌加适量温开水，煎煮30分钟，用洁净纱布过滤，收取滤汁放入容器，待其温热时，加入蜂蜜30mL，拌和均匀即成。上、下午分服。活血化瘀，行气消癥。适于证属气滞血瘀。

④将荔枝核、香附各30g研成细末，混合后以瓷瓶密封保存。每次服6g，以黄酒适量调服，每日3次。行气活血，散结止痛。用于证属气滞血瘀。

⑤用冷水500mL，煮沸后把高级绿茶叶9g、干玫瑰花瓣、干茉莉花各5g放在大茶壶内，将开水徐徐冲入，待茶叶沉底后，先把茶水倒出冷却，再续泡2次，待冷后一并装入玻璃瓶，放入冰箱冷冻，成为冰茶，慢慢取茶饮用。理气，活血，调经。用于证属气滞血瘀，伴月经不调。

⑥白将萝卜500g洗净，去皮，切成5cm长的细丝，撒上干面粉100g搅匀，制成30个小"燕窝"，平摆在盘内，放笼屉上蒸10分钟，取下备用；香菜少许，切碎段；鲜姜10g去皮，切末；鸡脯肉50g，切成米粒大。将汤锅洗净，倒入高汤2000mL，放中火上烧沸，入鸡肉粒略煮，撇去浮沫，放入姜末、精盐适量调好口味，再将"燕窝"逐个放至汤内稍煮，再撇去浮沫，撒入香菜后倒入汤盆中即可。营养丰富，行气补虚。用于证属气虚血瘀。

⑦将乳鸽1只宰杀，去毛及内脏，洗净，放入锅中，加入洗净的田七2g，姜、精盐、清水适量，先用大火烧沸，再用小火炖熟即成。可当菜佐餐，吃肉饮汤。补气活血，化瘀散结。适于证属气虚血瘀。

⑧将鲜牛肉50g洗净，切成丁；鲜山楂15g洗净，切成片；当归10g、川芎15g洗净，放入砂锅中，加入葱段、姜片和清水适量，用小火煎煮20分钟，去渣取汁，加水600mL，将牛肉丁、山楂片放入锅中，用小火炖至牛肉熟烂，加入精盐适量调味，稍煮即成。可当菜佐餐，吃肉饮汤。活血化瘀，补气散结。适于证属气虚血瘀。

⑨将牛蛙去皮、内脏，洗净；将丹参30g、党参15g用纱布包好。油锅烧热，入牛蛙250g爆炒，加适量水及药包，小火炖煮30分钟，加精盐、麻油适量调味即成。可食牛蛙饮汤，每日1次，连服半月。活血化瘀，补气化癥。适于证属气虚血瘀。

⑩将山药 40g 去皮，纵切成长约 10cm 的薄片；核桃仁 30g 洗净；将净母鸡 1 只（重约 1500g）去爪，剖开背脊，抽去头颈骨（留皮），下沸水锅焯水，洗净血秽，将鸡腹向下放在汤碗内，加黄酒 50mL、精盐适量、鲜汤 1000mL、山药、核桃仁。将水发香菇 25g、笋片 25g、火腿片 25g 摆在鸡面上，随即上笼蒸 2 小时左右，待鸡肉酥烂时取出即成。佐餐食用。补气健脾，活血化瘀。适于证属气虚血瘀。

⑪将鲜芦笋 10g 洗净，去粗皮，切丝；胡萝卜半个去外皮，切丝；冬笋尖 3 块清漂，切丝；鸡胸肉 2 片去肥脂，切丝，放黄酒、生粉糊少量，浸泡 5 分钟。锅内倒入橄榄油 2 匙，待油八分热时，放入姜、葱各 5g 略爆，即倒入鸡丝急炒，再放入芦笋、胡萝卜、冬笋等同炒，再放入盐、黄酒、白糖适量，调匀后起锅即可食用。益气散结。适于证属气虚血瘀。

⑫将白参 5g 洗净，晒干或烘干，切片后，研成极细末，备用。将炒蒲黄 15g、五灵脂 15g 分别拣去杂质，同放入砂锅，加水浸泡片刻，大火煮沸，改用中火煎煮 30 分钟，用洁净纱布过滤，收取滤汁，回入洗净的砂锅，可酌加温开水，混匀，用小火煮沸，加入红糖 20g，待其完全溶化，停火，调入白参细末，搅拌均匀即成。上、下午分服。益气固冲，活血化瘀。适于证属气虚血瘀。

2. 饮食禁忌

（1）刺激性食物：恶性肿瘤患者的饮食应以清淡而富有营养为宜，各种刺激性食物，如辛辣之品（辣椒、辣酱、辣油、咖喱粉、芥末、川椒等）、助阳发物（猪肉、羊肉、驴肉、鹿肉、狗肉、公鸡肉等）、不易消化的蔬菜（韭菜、蒜苗、韭黄、芹菜、竹笋、毛笋、冬笋等）及油煎油炸之品等，均对恶性肿瘤患者有一定的不良刺激作用，可使病情恶化。

（2）营养不良：如果饮食缺乏营养，尤其是蛋白质摄入不足，身体不能获得充足的养分，免疫功能低下，则易使癌变加重。

余见"宫颈癌"。

【药物宜忌】

1. 西医治疗

治疗应根据子宫大小、肌层是否被癌浸润、宫颈管是否累及、癌细胞分化程度及患者全身情况等而定。主要的治疗为手术、放疗及药物治疗，可单用或联合应用。

（1）手术治疗：为首选的治疗方法，尤其适用于早期病例。

①I 期患者应行筋膜内全子宫切除术及双侧附件切除术。具有以下情况之一者，应行盆腔及腹主动脉旁淋巴结取样和（或）清扫术：病理类型为透明细胞癌、浆液性癌、腺鳞癌或分化程度为 G3 的内膜样癌，侵犯肌层深度 ≥1/2，癌症累及宫腔面积超过50% 或有峡部受累者。

②II 期应行广泛子宫切除术、双侧盆腔淋巴结清扫及腹主动脉旁淋巴结清扫术。当进入腹腔后应立即取腹水（若无腹水则注入生理盐水 200mL 冲洗腹腔，取冲洗液）离心沉淀后找癌细胞。

（2）手术加放射治疗

①Ⅰ期患者腹水中找到癌细胞或深肌层已有癌细胞浸润、淋巴结可疑或已有转移，手术后均需加用放射治疗。

②Ⅱ、Ⅲ期患者根据病灶大小，可在术前加用腔内照射或体外照射。腔内照射治疗结束后1～2周进行手术。体外照射结束4周后进行手术治疗。

（3）放射治疗：腺癌虽对放射线不敏感，但对老年、有严重并发症不能耐受手术与Ⅲ、Ⅳ期病例不宜手术者均可考虑放射治疗，仍有一定效果。放射治疗应包括腔内照射及体外照射。

（4）孕激素治疗：对晚期或复发癌患者、不能手术切除或年轻、早期、要求保留生育功能者，均可考虑孕激素治疗。各种人工合成的孕激素制剂（如甲羟孕酮、己酸羟孕酮等）均可应用，用药剂量宜大。甲羟孕酮每日200～400mg；己酸羟孕酮每次500mg，每周2次，至少需用10～12周才能评价有无效果。其作用机制可能是直接作用于癌细胞，延缓DNA和RNA的复制，从而抑制癌细胞的生长。对分化好、生长缓慢且雌、孕激素受体含量高的内膜癌，黄体酮治疗效果较好，不良反应较轻。若引起水钠潴留、水肿、药物性肝炎等，停药后可逐渐好转。

（5）抗雌激素制剂治疗：他莫昔芬是一种非甾体类抗雌激素药物，并有微弱的雌激素作用，也可用以治疗内膜癌。其适应证与孕激素治疗相同，一般剂量为10～20mg，每日2次，口服，长期或分疗程应用。他莫昔芬有促使孕激素受体水平升高的作用，受体水平低的患者可先服他莫昔芬使孕激素受体含量上升后，再用孕激素治疗或两者同时应用可望提高疗效。其不良反应有潮热、畏寒、急躁等类似围绝经期综合征的表现；骨髓抑制表现为白细胞、血小板计数下降；其他不良反应可有头晕、恶心、呕吐、不规则阴道少量出血、闭经等。

（6）化学治疗：晚期不能手术或治疗后复发者可考虑使用化学药物治疗。常用药物有多柔比星、氟尿嘧啶、环磷酰胺、丝裂霉素等。可单独应用，也可几种药物联合应用或与孕激素合并应用。

2. 中医治疗

（1）辨证治疗：中医学经典著作中见于"月经不调""崩漏""年老经水复行""五色带下"等。

①瘀毒壅滞

主症：经期紊乱，淋沥不断，或绝经多年之后又见阴道出血，量时多时少，色红，有块，块下腹痛减，带下量多，赤白相间，味秽臭，精神抑郁，或心烦易怒，胸闷不舒，小腹、乳房胀痛，舌质暗红或有瘀斑，苔薄白，脉弦或细弦。

治法：行气化瘀，解毒散结。

方药：柴胡10g，郁金10g，水蛭10g，紫草15g，穿心莲15g，八角莲10g，石见穿15g，王不留行15g，急性子4.5g，露蜂房12g，夏枯草30g，香菇30g。

用法：每日1剂，水煎服。

加减：气郁化火者，加石上柏30g、白花蛇舌草60g，以苦寒直接清热解毒；阴道出血多者，加大蓟、小蓟各 30g，以凉血止血、抗肿瘤。

②湿毒壅滞

主症：经期紊乱，或崩或漏，日久不止，或绝经数年又阴道下血，量或多或少，色红，质黏有块，带下量多，色白或红白相间，质黏稠，眼睑或下肢水肿，大便黏腻不爽，舌质暗淡，苔薄白，脉滑。

治法：化痰除瘀，解毒散结。

方药：夏枯草 30g，生牡蛎 30g，海藻 15g，白术 15g，水蛭 10g，穿心莲 30g，石上柏 30g，胆南星 10g，全蝎 1 条，蜈蚣 2 条。

用法：每日 1 剂，水煎服。

加减：偏寒湿者，加皂荚 10g、蜀椒 10g，以辛温涤痰；偏湿热者，加僵蚕 15g、苦参 15g，以清热燥湿解毒。

③瘀毒走窜

主症：阴道浊血时沥，带下赤白如脓或浑浊味秽臭，形体消瘦，面色苍白，口干舌燥，纳差食少，低热不退，舌红或红紫，苔白少津，或光剥无苔，脉弦细或软无力。

治法：补气益阴，祛瘀解毒。

方药：人参 18g，龟板 15g，鳖甲 15g，白术 15g，生黄芪 15g，枸杞 12g，何首乌 15g，沙参 15g，紫草 15g，紫河车 30g，石上柏 30g，全蝎 1 条，蜈蚣 2 条。

用法：每日 1 剂，水煎服。

加减：阴道出血多者，加杜仲炭 10g、三七粉 2g（冲服），以补肾化瘀止血；带下量多、味臭严重者，加败酱草 15g、半边莲 15g、半枝莲 15g，以清热解毒、抗肿瘤。

（2）验方

①五加参茶，每次 1 袋，代茶饮。补气益精，益智安神。用于放、化疗后气虚患者。

②贞芪扶正冲剂，每次 1 袋，每日 3 次，口服。补气益阴，阴阳俱补。用于气阴两虚型。

3. 药物禁忌

参见"宫颈癌"。

五、卵巢囊肿

【概述】

卵巢囊肿属广义上的卵巢肿瘤的一种，是妇科常见病，各种年龄均可患病，但以 20～50 岁最多见。良性卵巢肿瘤占卵巢肿瘤的 75%，多数呈囊性、表面光滑、境界清楚、可活动。其常见类型有浆液性囊腺瘤，约占卵巢良性肿瘤的 25%，常见于 30～40 岁患者；黏液性囊腺瘤，占卵巢肿瘤的 15%～25%，最常见于 30～50 岁；成熟畸胎瘤，又称囊性畸胎瘤或皮样囊肿，占卵巢肿瘤 10%～20%，占畸胎瘤的 97%，大多发生在生育年龄。

1. 病因

卵巢囊肿的确切原因尚不完全清楚，目前认为可能与内分泌功能失调、促黄体素分泌不足、排卵功能受到破坏有关。

2. 临床表现

卵巢囊肿发展缓慢。早期肿瘤较小，多无症状，腹部扪不到包块，往往在妇科检查时偶然发现。肿瘤逐渐增大时，常感腹胀或腹部扪及肿块；妇科检查时在子宫一侧或双侧触及球形肿块，多为囊性、单侧、表面光滑、活动较好。

3. 辅助检查

（1）B型超声检查：能检测盆腔肿块部位、大小、形态及性质，可提示肿瘤性质（囊性、实性或囊实性）。

（2）肿瘤标志物：CA125：80%卵巢上皮癌患者CA125水平高于正常值；CA125水平的消长与病情缓解或恶化相一致，无特异性。AFP：对卵巢内胚窦瘤有特异性价值；未成熟型畸胎瘤、混合型无性细胞瘤也可升高。HCG：对原发性卵巢绒癌有特异性。性激素：颗粒细胞瘤、卵泡膜细胞瘤可产生较高水平的雌激素；浆液性、黏液性或纤维上皮瘤有时也分泌一定量的雌激素。

（3）腹腔镜检查：用于诊断较少，多用于手术。

（4）放射学诊断：CT、MRI能清晰显示肿块大小、质地及与周围脏器的关系。

（5）细胞学检查：多用于临床怀疑为恶性卵巢肿瘤，但又不能耐受手术治疗的病例。经腹腔穿刺取腹水找癌细胞能帮助诊断。

【饮食宜忌】

1. 饮食宜进

（1）饮食原则

①宜进食清淡、富有营养的食物：卵巢囊肿患者宜进食清淡、富有足够营养的食物，如牛奶、瘦肉、鲫鱼、鲤鱼、甲鱼、豆类及其制品等，并纠正偏食及不良饮食习惯，以增强机体的抗病能力。

②宜进食富含维生素和无机盐的食物：如动物肝脏、肾脏、瘦肉、鸡蛋、鹌鹑蛋、牛奶、胡萝卜、菠菜、白菜、荠菜、油菜、金针菇、紫菜、花生、山药、鸭梨、大枣、香菇、苹果等，有利于疾病的恢复。

③宜进食低脂肪食物：由于卵巢囊肿的形成与内分泌功能失调、促黄体素分泌不足、排卵功能受到破坏有关。高脂肪食物可促进某些激素的生成和释放，易致内分泌功能失调。因此，卵巢囊肿患者宜低脂肪饮食。

④宜进食有疏肝理气、化痰散结作用的食物：中医学认为，卵巢囊肿主要由气血凝滞；或产后受寒，寒凝血滞；或内伤情志，抑郁伤肝，气机运行不畅，气滞则血滞，气血瘀滞而致；或痰瘀凝结，忧思伤脾，脾虚生痰，痰饮停聚而阻滞气机，引起气滞血瘀，痰饮与血瘀结成块。因此，卵巢囊肿患者宜多食具有疏肝理气、化痰散结作用的食物，如橘叶、橘核、橘络、橘饼、丝瓜、桃、鲜藕、陈皮、青皮、海带、紫菜、

海藻、牡蛎、贝母、全瓜蒌、佛手、玫瑰花、绿梅花、代代花等。

（2）饮食搭配

①莲藕与桃仁：莲藕有解渴、醒酒、止血、散瘀的功效；桃仁具有破血行瘀、润燥滑肠等功效。二者搭配，有活血化瘀、理气散结的作用。适于卵巢囊肿患者食用。

②桃与牛奶：桃具有益气血、活血消积等作用，与牛奶搭配，不仅能为机体提供丰富营养，而且具有疏肝理气、活血散结的作用。适于卵巢囊肿患者食用。

（3）药膳食疗方

①把粳米 50g 加水 600mL 煮粥，粥将好时放莱菔子 15g，粥成时入白糖少许，搅匀即成。每日 1 次。理气化痰。适用于证属痰湿，症见月经稀发或闭经或不孕、体形肥胖、晨起痰多、恶心欲呕、食欲不振、脘腹胀闷、口腻、口不干或口干不欲饮水。

②将海浮石 30g、半夏 12g、南星 6g、椿树皮 15g、川芎 12g、苍术 10g，加水共煎汤，去渣取汁，入蜂蜜适量调味。上为 1 日量，分早、晚温服，连服 10 天为一疗程。清热化痰，软坚散结。适于胖人痰湿流注的赤白带下、月经不调等症。

③将瓜蒌瓤 250g 去籽剁碎，加白糖 100g 拌匀为馅，发酵面团 1000g 擀皮后加馅，制成烙饼或馍，烙或蒸至熟。可空腹食用，每日 1 ~ 2 次作主食。清热利湿，化痰通经。适于证属痰湿，症见经闭不行、形体肥胖、胸中满闷等症。

2. 饮食禁忌

（1）忌生冷寒凉、辛辣香燥之品，以免损伤脾胃而致生化不足，不能滋养先天之肾或聚湿生痰。

（2）忌暴饮暴食；避免过食膏粱厚味。

【药物宜忌】

1. 西医治疗

一经确诊应手术治疗。根据患者年龄、生育要求及对侧卵巢情况决定手术范围。年轻、单侧良性肿瘤应行患侧附件或卵巢切除术，或卵巢肿瘤剥除术，保留对侧正常卵巢；即使双侧肿瘤，也应争取行卵巢肿瘤剥除术，以保留部分卵巢组织；绝经后期妇女应行全子宫及双侧附件切除术。

2. 药物禁忌

参见"多囊卵巢综合征"。

六、卵巢癌

【概述】

卵巢癌是女性生殖官常见的三大恶性肿瘤之一，患病率占妇科恶性肿瘤的 29%，仅次于宫颈癌和子宫内膜癌而位居第三。随着宫颈癌及子宫内膜癌诊断和治疗的发展，因卵巢癌致死者逐渐占各类妇科肿瘤的首位，卵巢癌已日益成为严重威胁妇女健康甚至生命的恶性肿瘤。卵巢癌可发生于任何年龄，一般多见于更年期和绝经期的妇女。其高发阶段在 40 ~ 70 岁，20 岁以下发病者较少。迄今为止，其 5 年存活率仍徘徊在

25%~30%。

1. 病因

卵巢癌的确切病因至今未明，目前认为主要与生育状况、遗传或基因变化、血型、精神因素及高脂饮食等因素有关。

2. 临床表现

早期常无症状，多因妇检时被发现。一旦出现症状常表现为腹胀、腹部肿块及腹水等，病情发展迅速。症状轻重与肿瘤的组织类型、分化程度、病程长短有关。三合诊检查在阴道后穹可触及盆腔内散在质硬结节，肿块多为双侧、实性或囊实性、表面凹凸不平、活动差，常伴有腹水；有时在腹股沟、腋下或锁骨上可触及肿大的淋巴结。

3. 辅助检查

参见"卵巢囊肿"。

【饮食宜忌】

1. 饮食宜进

（1）饮食原则

①宜进食高蛋白饮食：对于恶性肿瘤患者，尤其是晚期患者，大多数出现食欲缺乏、饮食无味、食量下降，但肿瘤又过度消耗人体能量，甚至出现恶病质，如果此时营养摄入不足，尤其是蛋白质摄入不足，抗病力会减弱，不利于病情康复。因此，卵巢癌患者应以高蛋白饮食为宜，以弥补肿瘤的过度消耗，提高机体的免疫功能和抗癌能力。可根据患者胃肠道的功能情况适当给予蛋类、牛奶、瘦肉、鱼类、豆类食物及新鲜蔬菜和水果。

②宜进食富含维生素、微量元素及纤维素的食物：卵巢癌患者饮食不应偏嗜，宜多食用富含维生素、微量元素及纤维素的新鲜蔬菜和水果，如油菜、菠菜、小白菜、西红柿、柿子、山楂、鲜枣、猕猴桃、香菇、黄豆、冬菇及甲鱼等海产品。维生素 C 可保护细胞间质的结构完整，还可阻断亚硝酸胺和亚硝酰胺的产生，从而起到防癌的作用；维生素 A 的主要功能是维持上皮组织的正常结构，刺激机体免疫系统，调动机体的抗癌功能。研究表明，若每天服用维生素 C 90mg 和维生素 E 30mg，患卵巢癌的概率会减少 50%。

③宜进食清淡、低脂肪食物：由于卵巢癌患者消化功能低下、食欲也较差，若过食高脂肪食物，更会影响消化功能，使必需的营养得不到补充，以致机体抵抗力降低，不利于疾病的康复；此外，有资料表明，高脂肪饮食（特别是高胆固醇饮食）与卵巢癌的发生与发展密切相关。因此，卵巢癌患者宜选择低脂肪、易消化的清淡膳食，如新鲜蔬菜、水果、米汤、稀粥、豆浆等。

④宜进食高钙食物：美国最新的研究显示，每天摄取高钙食物可降低卵巢癌的发生率。有数据显示，每日摄取高钙食物的人会比摄取钙质不足的人降低 46% 的卵巢癌发生率。

⑤宜进食富含叶酸的食物：瑞士的研究人员发现，常吃富含叶酸食物的女性，其

发生卵巢癌的概率比很少吃叶酸食物的女性将减少 74%。至于叶酸，它是一种水溶性的 B 族维生素，富含于绿色蔬菜、柑橘类水果及全谷类食物中。

⑥宜多吃胡萝卜：英国的营养学家发现，每周平均吃 5 次胡萝卜的女性，其患卵巢癌的可能性比普通女性降低 50%。

（2）饮食搭配

①鲫鱼与赤小豆：鲫鱼能益气散结、补虚羸、益五脏、消水肿、温中和胃、健脾利湿、解热毒等，与赤小豆搭配，具有补气血、益脾胃、利水湿等功效。适于卵巢肿瘤有腹水的辅助治疗。

②山楂与鲍鱼：山楂具有开胃止痛、消食化积、活血化瘀、防癌抗癌等功效，与鲍鱼搭配，具有活血散瘀、消食化积、防癌抗癌的作用。适于卵巢癌患者食用。

③牛奶与麦片：牛奶与麦片搭配，具有补钙、养血、安神等功效。适于卵巢癌等患者手术后或放化疗期间食用。

④荠菜与肉片：荠菜与肉片搭配，具有健胃消食、补血止血的作用。适于卵巢癌等患者手术后或放化疗期间食用。

（3）药膳食疗方

①北黄芪 30~50g，乌骨鸡半只或 1 只（250~500g），生姜 5 片，油、盐各少许，清水适量。将乌骨鸡去毛、内脏后，清洗干净，切成块，与北黄芪、生姜一起隔水炖熟后，加油、盐调味服食。喝汤吃鸡肉，每周 1 次。补气健脾，升阳固表。适用于患者手术后见卫气虚损者。

②嫩藕 2 节，色拉油 4mL，醋 5mL，花椒、盐、酱油各少许。将藕去皮，切片，放入开水锅内，加盐，烫半分钟立即捞出，放入盘中（放进冰箱备用）。锅内加花椒、色拉油，用小火爆香，取出花椒，把油浇在藕上，再浇上其他调料，即成。佐餐食用。止血散瘀，凉血安神。适用于血热出血者。

③葛花 11g，鸡蛋花 11g，金银花 11g，槐花 12g，木棉花 11g，甘菊花 11g，甘草 11g，生薏苡仁 11g，白扁豆 11g。将上药浸入 10 碗水中 5~10 分钟，然后文火煮 1 小时，滤出药材，滤液中加入适量冰糖即可。每次 1 小碗，每日 2~3 次。清热解毒，抗癌消肿。适用于卵巢癌合并感染者。

④当归 15g，黄花菜 15g，瘦猪肉丝 200g，盐、料酒、葱、姜等调料少许，清水2000mL。将已洗净的当归、黄花菜与猪肉丝加水 2000mL，加盐、料酒、葱、姜等调味，大火烧开，小火煎汤，烧浓入味，加少许味精调味即可食用。补血和血，温中止痛。适用于卵巢癌患者术后血虚血瘀，伴有疼痛者。

⑤山楂 50g，红花 3g，青鱼 1 条（约 1000g），花生油 1000mL，红糖 30g，白糖、麻油、淀粉、葱、姜各适量。先将山楂、红花、红糖煎汁备用；青鱼洗净，用水将淀粉搅匀，抹在鱼的两边，再提起鱼尾，将干淀粉抹一遍。将油放入锅中至七八成熟，置鱼于油锅中，炸至金黄色，捞出装盆备用。最后取麻油 50mL 放入锅中烧热，放入山楂汁、少量醋和淀粉，勾成稀芡，稍稍搅和，加上少许姜末、葱末后出锅，浇在鱼上，即可食用。佐餐食用。活血化瘀，止血止痛。适用于月经失调伴有疼痛者。

⑥马铃薯 250g，地瓜粉 150g，韭菜子 3g，瘦猪肉 50g，花菜 25g，虾米、紫菜、葱、糖、酱油、味精各适量。将马铃薯于高压锅内蒸熟，去皮，放在有孔铁盒内挤压，加地瓜粉，搓揉成条，揪成小剂子，每个 30g 左右，按扁；韭菜子炒香研细；猪肉剁成馅；花菜等切碎，加佐料，放入少量食油中炒熟，搓成馅丸。把馅放在剂皮中，捏成丸，放入蒸笼，蒸 1 小时左右，取出即可食用。具有和中养胃、调摄冲任之功效。适用于症见白带多或内含血丝的患者。

⑦鸡冠花 20g，墓头回 30g，车前草 30g，蜂蜜 20g。将鸡冠花、墓头回、车前草分别拣去杂质，洗净，晾干后切成碎小段，同放入砂锅，加水浸泡片刻，煎煮 30 分钟，用洁净纱布过滤，去渣，滤汁放入容器，待其温热时兑入蜂蜜，拌和均匀即成。早、晚分服。清热利湿，抗癌止白带。适用于湿热内蕴型白带增多者。

⑧百合 30g，田七 15g，菜鸽 1 只。先将田七拣去杂质，洗净，晒干或烘干，研成细末，备用。再将百合瓣成瓣，洗净，放入清水中漂洗片刻，待用。将菜鸽子宰杀，去毛及内脏，放入沸水锅中焯透，捞出放入砂锅，加足量清水（以浸没鸽子为度），放入百合瓣，大火煮沸，烹入黄酒，改用小火煨炖至鸽肉熟烂、百合瓣呈开花状，调入田七细末，拌匀，加精盐、味精、五香粉，再煨煮至沸即成。当菜佐餐，随意服食，当日吃完。养阴补气，活血止血。适用于气阴两虚型阴道出血者。

2. 饮食禁忌

（1）忌多食盐：早期患者对食盐并不需要限制；晚期患者，尤其是伴有腹水，出现水盐代谢障碍的时候，必须严格限制食盐的摄入量；严重者应给予无盐饮食，因为摄入过多的食盐会造成或加重水、钠潴留，使腹水加重且难治。

（2）禁饮酒及含酒精的饮料：乙醇及其代谢产物乙醛均对肝脏有损害，会加重病情，故需禁用。

（3）忌辛燥动火、滋腻、油腻及煎炸炙烤之品：如辣椒、韭菜、羊肉、狗肉、公鸡肉、鸽肉、烤鸭等。因其助热生湿、动风发病、加重病情，故应忌食。

【药物宜忌】

1. 西医治疗

治疗原则是手术为主，术后加用化疗、放疗。

（1）手术：手术起关键作用，强调首次手术的彻底性。怀疑为恶性肿瘤，应尽早剖腹探查。先吸取腹水或腹腔冲洗液做细胞学检查，然后全面探查盆、腹腔，包括横膈、肝、脾、消化道、腹膜后各组淋巴结及内生殖器等。对可疑病灶及易发生转移部位应多处取材做组织学检查。根据探查结果，决定肿瘤分期及手术范围。

手术范围：Ⅰa、Ⅰb 期应做全子宫及双侧附件切除术。Ⅰc 期及以上需同时行大网膜切除术。肿瘤细胞减灭术是指对晚期（Ⅱ期及以上）患者应尽量切除原发病灶及转移灶，使肿瘤残余灶直径≤2cm。现多主张同时常规行后腹膜后淋巴结清扫术（包括腹主动脉旁及各组盆腔淋巴结）。

符合下列条件的年轻患者可考虑保留对侧卵巢：Ⅰa 期，肿瘤分化好；剖视对侧卵巢未发现肿瘤；术后有条件严密随访。

（2）化学药物治疗：为主要的辅助治疗。Ⅰa 期以上术后均应补充化疗；不能耐受手术的晚期患者，化疗可使肿瘤缩小，为以后手术创造条件。化疗疗程与分期有关。

常用药物：铂类，如顺铂和卡铂。烷化药，如环磷酰胺、异环磷酰胺。抗肿瘤药物植物成分类，如长春新碱、紫杉醇等。

化疗方案多采用联合用药，并以铂类药物为主药。常用联合化疗方案有以下方法。根据病情，可采用静脉化疗或腹腔内化疗。腹腔内化疗优点在于药物可直接作用于肿瘤、局部浓度明显高于血浆浓度、不良反应较全身用药为轻。

①PC 方案：顺铂（P），70mg/m^2 静滴 1 次，每 4 周重复 1 次；环磷酰胺（C），70mg/m^2，静滴 1 次，每 4 周重复 1 次。

②PT 方案：紫杉醇（T），135mg/m^2（或 175mg/m^2），静滴 1 次，3 小时滴完，每 4 周重复 1 次；顺铂（P），70mg/m^2，静滴 1 次，每 4 周重复 1 次。

2. 中医治疗

（1）辨证治疗

①气滞血瘀

主症：腹部包块坚硬不移，腹胀腹痛，按之痛增，面色无华，形体消瘦，肌肤甲错，神疲乏力，二便不畅，舌有瘀斑或暗紫，脉细涩或细弦。

治法：行气活血，软坚消积。

方药：行气化瘀消癥汤。

当归 15g，三棱 15g，莪术 15g，郁金 10g，乌药 10g，青皮 10g，龙葵 30g，生牡蛎 30g（先煎），水蛭 15g，干蟾 10g，生黄芪 15g。

用法：每日 1 剂，水煎服。

加减：若腹胀甚者，酌加槟榔 15g、枳实 15g，行气导滞；若包块坚硬者，加䗪虫 10g、穿山甲 10g、桃仁 12g、虻虫 6g、昆布 15g，软坚散结、破瘀消癥；若属恶性肿瘤，可酌加半枝莲 15g、半边莲 15g、全蝎 10g、蜈蚣 3 ~ 5 条，蟾酥 12g 等清热解毒、抗肿瘤的药物。

②痰湿凝聚

主症：腹部肿块，按之坚，推揉不散，胸脘痞满，时有恶心，身倦无力，苔薄滑或白腻，脉弦滑。

治法：燥湿豁痰，化瘀消癥。

方药：涤痰消癥饮。

苍术 15g，陈皮 10g，茯苓 15g，胆南星 10g，山慈菇 15g，夏枯草 15g，赤芍 10g，郁金 10g，瓦楞子 30g，半夏 10g，薏苡仁 30g，海藻 15g，厚朴 10g。

用法：每日 1 剂，水煎服。

加减：脾虚湿盛者，加党参 30g、黄芪 30g、白术 15g。

③湿热郁毒

主症：小腹部肿块，腹胀或痛，或满，或不规则阴道出血，甚伴有腹水，大便干燥，尿黄灼热，口干、口苦不欲饮，舌质暗红，苔厚腻，脉弦滑或滑数。

治法：清热利湿，解毒散结。

方药：清热利湿解毒汤。

半枝莲 30g，龙葵 30g，白花蛇舌草 30g，白英 30g，川楝子 12g，车前草 30g，土茯苓 30g，瞿麦 15g，败酱草 30g，鳖甲 30g，大腹皮 10g，水蛭 10g。

用法：每日 1 剂，水煎服。

加减：若毒热盛者，加龙胆草 15g、苦参 15g、蒲公英 15g，以加强清热解毒之力；若腹水多者，加水红花子 10g、抽葫芦 10g，以活血利湿。

（2）中成药

①乌龙注射液：抗癌止痛。适用于癌症疼痛者。肌内注射，每日 2 次，每次 4mL。

②平消片：行气活血，解毒散结。适用于各类肿瘤。口服，每日 4 片，日服 2 次。

③平瘤丸：清热解毒，化瘀止血。适用于寒热持平的各类肿瘤患者。大蜜丸，每丸 9g，早、晚各 1 丸，口服 2 次。

④化癥丸：活血化瘀，软坚消癥。适用于血瘀型肿瘤患者。大蜜丸，每丸 9g，每服 1 丸，日服 2 次。

3. 药物禁忌

噻替派与氯霉素、磺胺类药：噻替派与氯霉素、磺胺类药合用可加重骨髓抑制。

余参见"宫颈癌"。

第四章　滋养细胞疾病

一、葡萄胎

【概述】

葡萄胎因妊娠后胎盘绒毛滋养细胞增生、间质水肿，而形成大小不一的水泡，水泡间借蒂相连成串，形如葡萄而得名，也称水泡状胎块。葡萄胎分为完全性葡萄胎和部分性葡萄胎两类。

1. 病因

葡萄胎发生的确切原因尚不完全清楚，可能与地域及种族有关。亚洲和拉丁美洲国家发生率高。细胞异常可导致葡萄胎；营养状况及社会经济因素也是可能的高危因素；年龄是另一高危因素，可发生于生育期的任何年龄，妊娠年龄在 40 岁以上、20 岁以下的发病率高；前次妊娠有葡萄胎史也是高危因素。

2. 临床表现

（1）完全性葡萄胎：典型临床表现为停经后阴道出血，子宫异常增大、变软，腹痛，妊娠剧吐，卵巢黄素囊肿，甲状腺功能亢进征象。

（2）部分性葡萄胎：可有完全性葡萄胎的大多数症状，但程度较轻；子宫体积与停经月份多数相符或小于停经月份，一般无腹痛；妊娠呕吐也较轻；常无妊娠期高血压征象；一般不伴卵巢黄素囊肿。凡有停经后不规则阴道出血、腹痛、妊娠呕吐严重且出现时间较早；体格检查时有子宫体积大于停经月份、变软，子宫孕 5 个月大小时尚不能触及胎体，不能听到胎心，无胎动，应怀疑葡萄胎。较早出现妊娠期高血压征象，尤其在孕 28 周前出现子痫前期、双侧卵巢囊肿及出现甲亢征象，均支持诊断；如在阴道排出物中见到葡萄样水泡组织，则诊断基本成立。

3. 辅助检查

（1）绒毛膜促性腺激素异常升高。

（2）B 超示宫腔内充满不匀质密集或短条状回声，呈"落雪状"；若水泡较大而形成大小不等的回声区，则呈"蜂窝状"。

【饮食宜忌】

1. 饮食宜进

（1）饮食原则

①宜进食富含维生素的食物：如油菜、菠菜、小白菜、西红柿、柿子、山楂、鲜枣、猕猴桃等。维生素 C 可保护细胞间质结构的完整，还可阻断亚硝酸胺和亚硝酰胺的产生，从而起到防癌作用；维生素 A 的主要功能是维持上皮组织的正常结构，刺激

机体免疫系统，调动机体抗癌的积极性。

②宜进食药食兼备的食物：如荠菜、甜瓜、菱角、薜荔果、乌梅、牛蒡子、牡蛎、甲鱼、海马等；出血者宜吃鱼翅、海参、鲛鱼、黑木耳、香菇、淡菜、蚕豆等；水肿者宜吃鲟鱼、石莼、赤小豆、玉蜀黍、鲤鱼、鲮鱼、泥鳅、鸭肉、莴苣、椰汁等；腰痛者宜吃莲子、核桃仁、薏苡仁、韭菜、梅子、栗子、芋艿、甲鱼、海蜇、蜂乳、梭子蟹等；白带多者宜吃乌贼、淡菜、蛏子、牡蛎、龟、海蜇、赤小豆、白果、核桃、莲子、芹菜、芡实等。

③宜进食富含微量元素硒的食物：硒有调整细胞分裂、分化及癌基因表达，使癌行为向正常转化的作用。因此，患者宜多食海产品、肉、谷物、芦笋、蘑菇、芝麻等富含微量元素硒的食物。

④宜进食有利于毒物排泄和解毒的食物：本病患者多表现为热毒、阴虚。各种代谢毒物积取于体内，可加重病情，不利于疾病的康复，故患者宜多食用有利于毒物排泄和解毒的食物，如绿豆、赤小豆、冬瓜、西瓜等。

（2）饮食搭配

①胡萝卜与牛肉：中医学认为，牛肉具有补中益气、滋养脾胃、强筋健骨、化痰息风之功效。胡萝卜含有的胡萝卜素能转化成维生素 A，可防治夜盲症，增强机体抵抗力，亦能降低癌症的患病率；胡萝卜中含有的叶酸、木脂素也具有防癌抗癌功效。二者同食，可防病抗癌、强身健体。适用于本病患者食用。

②芦笋与海参：芦笋有明显的抗癌效果；海参亦有抑癌作用。二者搭配，适用于本病患者的辅助治疗。

③豆腐与金针菇：金针菇有益智强体、防癌抗癌的功效；豆腐高蛋白、低脂肪，且含有多种无机盐。二者搭配，适用于营养不良、葡萄胎患者食用。

（3）药膳食疗方

①薏苡仁 30g，菱角 60g。浓煎内服，每日 1 剂，30 日为一疗程。适用于脾虚湿困患者。

②鸡蛋 3 枚，胡桃枝 45g。鸡蛋煮熟、去壳，与胡桃枝加水同煎 4 小时，分 3 次连汤同服。适用于葡萄胎患者，症见食欲减退、疼痛。

③蘑菇 9g，薏苡仁、食盐、味精各适量。薏苡仁煮成粥；将蘑菇切片，放粥内烫熟，加食盐、味精调味，温热服食。适用于葡萄胎患者，免疫力低下者。

④高粱根 15g，薏苡仁 30g，红糖 1 匙。高粱根加水煎取汁，入薏苡仁煮粥，粥成加红糖，常食。适用于证属脾虚湿困者。

2. 饮食禁忌

（1）刺激性食物：辛辣之品（辣椒、辣酱、辣油、咖喱粉、芥末、川椒等）、助阳发物（猪肉、羊肉、驴肉、鹿肉、狗肉、公鸡肉等）、不易消化的蔬菜（韭菜、蒜苗、韭黄、芹菜、竹笋、毛笋、冬笋等）及油煎油炸之品等，均对恶性肿瘤患者有一定的不良刺激作用，使病情恶化。

（2）腐烂食物：几乎所有的物质当其腐烂时，都会产生乙醛，其致癌率很高。

（3）酒与咖啡：酒中所含的酒精可以刺激垂体激素的分泌，从而影响恶性肿瘤的易感性；而咖啡中的咖啡因是对人体具有毒性的物质，可破坏体内的 B 族维生素，而缺乏 B 族维生素与癌症的发生有密切关系。

（4）酸菜、腌菜、腌肉：酸菜、腌菜、腌肉在制作过程中容易发霉，其中常含有致癌性真菌及致癌物质亚硝胺。

（5）高脂肪食物：食入过多脂肪，不仅可导致体重增加，而且过多脂肪还可致机体激素发生变化，限制机体免疫监视的效能，影响细胞的代谢方式，增加体内镁的排出，这些因素都会促使肿瘤的发生。此外，由于恶性肿瘤患者消化功能低下，食欲也较差，若过食高脂肪食物，如猪肥肉、黄油等，更会影响消化功能，使必需的营养得不到补充，以致机体抵抗力降低，不利于疾病的康复。

（6）烟熏烧烤食物：如烟熏香肠、熏肉、烤羊肉等含有 3，4 - 苯并芘致癌物质，过多食用该类食物，癌症患病率较高。

【药物宜忌】

1. 西医治疗

（1）清除宫腔内容物：葡萄胎确诊后应及时清除宫腔内容物。由于葡萄胎子宫大而软，容易发生子宫穿孔，一般采用吸刮术较安全，且能迅速排空宫腔，即使子宫增大至妊娠 6 个月左右大小，仍可使用负压吸引。注意在输液、配血准备下，充分扩张子宫颈管，选用大号吸管吸引，待子宫缩小后轻柔刮宫，刮出物选取宫腔内及近种植部位组织分别送病理检查。术时使用缩宫素静脉滴注加强宫缩，可减少失血及子宫穿孔，但需在宫口扩大后给药，以防滋养细胞压入宫壁血窦，引起肺栓塞或转移。子宫大于妊娠 12 周者，一般吸刮 2 次，1 周后行第 2 次刮宫，每次刮出物均需送病理检查。

（2）子宫切除术：年龄超过 40 岁者葡萄胎恶变率较年轻妇女高 4～6 倍，可直接切除子宫，保留附件；若子宫超过妊娠 14 周大小，应考虑先吸出葡萄胎组织再切除子宫。然而，单纯切除子宫只能去除病变侵入局部的危险，不能防止转移的发生。

（3）卵巢黄素囊肿的处理：因囊肿可自行消退，一般不需处理；即使并发扭转，在 B 超或腹腔镜下穿刺吸液后多可自然复位；若扭转时间较长，血运恢复不良，需剖腹行患侧附件切除术。

（4）预防性化学治疗：我国完全性葡萄胎的恶变率为 14.5%，高危病例宜行预防性化学治疗。年龄在 40 岁以上；葡萄胎排出前，绒毛膜促性腺激素值异常升高 > 10^5U/L；葡萄胎清除后，绒毛膜促性腺激素下降曲线不呈进行性下降，而是降至一定水平后即持续不降，或始终处于高值；子宫明显大于停经月份；黄素囊肿直径 >6cm；第 2 次刮宫仍有滋养细胞高度增生；无条件随访者。一般选用氟尿嘧啶或放线菌素 D 单药化学治疗 1 疗程。部分性葡萄胎一般不进行预防性化学治疗，除非排空宫腔后绒毛膜促性腺激素持续升高者。

（5）随访：定期随访可早期发现持续性或转移性滋养细胞肿瘤。葡萄胎清除后每周 1 次做绒毛膜促性腺激素定量测定，直到降低至正常水平。开始 3 个月内仍每周复查 1 次，此后 3 个月每半月 1 次，然后每月 1 次持续半年 1 次，第 2 年起改为每半年 1 次，共随访 2 年。随访内容除每次必须监测外，应注意有无异常阴道出血、咳嗽、咯血及其他转移灶症状，并做妇科检查，盆腔 B 型超声及 X 线胸片检查也应重复进行。

葡萄胎处理后应避孕 1～2 年，最好用阴茎套，不宜使用宫内节育器，因可混淆子宫出血原因；含有雌激素的避孕药可能促进滋养细胞生长，以不用为妥。

2. 中医治疗

（1）辨证治疗

①血瘀胞宫

主症：妊娠后阴道出血淋沥不断，或突然下血量多，夹有水泡状胎块，小腹疼痛，块状物下痛减，或腹部可扪及包块，舌紫暗或有瘀斑瘀点，脉细涩。

治法：活血祛瘀，佐以清热解毒。

方药：当归 30g，肉桂 6g，车前子 10g（包煎），红花 10g，桃仁 10g，川牛膝 10g，益母草 30g，土茯苓 30g，半枝莲 15g，紫草 30g，白花蛇舌草 20g。

用法：每日 1 剂，水煎服。

加减：阴道出血量多，伴心悸、气短、乏力者，酌加黄芪 20g、人参 10g、三七粉 3g，以益气固脱、祛瘀止血。

②瘀毒蕴结

主症：妊娠后阴道出血淋沥不断，或突然出血量多，下腹部疼痛拒按，或发热，或腹部可扪及包块，恶心呕吐，口干舌燥，胸闷不适，食少纳呆，大便秘结，小便短赤，舌质暗红，苔黄，脉弦数或弦涩。

治法：清热解毒，活血祛瘀。

方药：野菊花 20g，蒲公英 20g，马齿苋 20g，莪术 10g，三棱 10g，牡丹皮 10g，紫草 20g，半枝莲 15g，大黄 10g，山慈菇 15g，七叶一枝花 1g。

用法：每日 1 剂，水煎服。

加减：阴道出血不止，自觉心悸、气短、神疲乏力等，可酌加黄芪 20g、人参 10g、茜草炭 15g、仙鹤草 30g、三七粉 3g，以益气固脱、凉血祛瘀、止血；下腹部疼痛明显者，加制乳香 10g、制没药 10g、白芍 30g、炙甘草 6g，以祛瘀定痛、缓急止痛；恶心呕吐重者，可酌加竹茹 15g、清半夏 15g、枇杷叶 10g，以清热除秽、和胃降逆止呕。

③邪毒蕴肺

主症：咳嗽，咯血，或痰中带血，胸闷作痛，或发热，舌暗红，苔黄，脉数。

治法：清热解毒，凉血散结。

方药：金银花 15g，连翘 15g，鱼腥草 15g，薏苡仁 30g，瓜蒌仁 15g，川贝母 10g，沙参 15g，生地黄 15g，麦冬 15g，牡丹皮 10g，桃仁 10g，山慈菇 20g，白茅根 20g，生甘草 6g。

用法：每日 1 剂，水煎服。

加减：若瘀毒不祛，病缠日久，损伤正气；或阴道出血不止，以致气血大亏。症见心悸怔忡，疲乏无力，纳少便溏，面色萎黄无华，爪甲不荣，形体消瘦，舌淡苔白，脉细弱。治宜益气养血，扶正祛邪。人参 10g，黄芪 30g，当归 12g，熟地黄 15g，白芍 15g，阿胶 10g，制何首乌 15g，半枝莲 15g，白花蛇舌草 20g。

（2）中成药

①天花粉针剂：功效清热解毒，散结抗癌。适用于侵蚀性葡萄胎及绒癌。针剂，

静脉给药，每次100mg，溶于500mL生理盐水中，隔日或数日1次，静脉滴注，速度不得超过每分钟40滴，4～5小时滴完。滴注期间要密切观察血压变化及全身反应。

②穿心莲注射液：功效清热解毒，抗癌。适用于侵蚀性葡萄胎及绒癌。每次5mL，肌内注射，每日2次。

（3）验方

①紫草30g，水煎服，每日1次。

②预知子、白花蛇舌草、山稗根各60g。每日1剂，水煎服。适用于绒癌及侵蚀性葡萄胎。

③壁虎40条，蜈蚣粉10g。壁虎研粉，加蜈蚣粉混匀。每日服2～3次，10日服完。忌海味、咸、酸、辣、酒、冷等食品。适用于恶性葡萄胎患者。

3. 药物禁忌

（1）含有雌激素的保健品、药物及化妆品：长期服用含有雌激素的保健品、药物（如减肥药、瘦身药等）或应用含有雌激素的化妆品，会使瘤体增大，病情加重。

（2）中医补药：如人参、补骨脂、鹿茸、龙眼肉、大枣、阿胶浆、蜂王浆等多性热，可使瘤体增大、充血，症状加重。

二、绒毛膜癌

【概述】

绒毛膜癌（绒癌）绝大多数原发于子宫，但也有极少数可原发于输卵管、宫颈、阔韧带等部位。肿瘤常位于子宫肌层内，也可凸向宫腔或穿破浆膜，单个或多个，大小为0.5～5cm，但无固定形态，与周围组织分界清，质软而脆，海绵样，暗红色，伴出血、坏死。绒癌的恶性程度极高，在发现有效的化疗药物之前，病死率高达90%以上。

1. 病因

绒癌中50%继发于葡萄胎；25%发生于流产后；22.5%发生于足月妊娠之后；2.5%发生于异位妊娠之后。早期就可通过血液转移至全身，破坏组织及器官，引起出血、坏死。常见的转移部位依次为肺（80%）、阴道（30%）、脑（10%）及肝（10%）。

2. 临床表现

先行妊娠至绒癌发病的时间在3个月以内者占44%；1年以内者为67.2%；1年及以上者占32.8%。

（1）阴道出血：是最主要症状，由子宫病灶侵蚀血管或阴道转移结节破溃引起。产后、流产后或葡萄胎清除后，出现阴道不规则出血，量多少不定。由于绒毛膜促性腺激素作用，可能引起闭经。有时子宫原发灶已消失而继发灶发展，则无阴道出血症状。

（2）腹痛：因癌组织侵及子宫壁或子宫腔积血引起下腹胀痛；也可因癌组织穿破子宫或脏器转移灶破裂而致急性腹痛。

（3）盆腔肿块：因子宫内病灶、宫旁转移性肿块或卵巢黄素囊肿，妇科检查时可触及肿块。有时原发灶消失，子宫可不增大、黄素囊肿也不如葡萄胎时明显。

（4）转移灶表现：症状、体征视转移部位而异。

①肺转移：癌侵及支气管，多有咳嗽、血痰或反复咯血；阻塞支气管，则形成肺不张；转移灶接近胸膜，可出现胸痛及血胸；急性肺栓塞，表现为肺动脉高压及呼吸循环功能障碍。X线胸片的最初表现为肺纹理增粗；很快出现小结节状阴影；以后因病灶扩大呈棉球状；更大者为团块状。

②阴道转移：为宫旁静脉逆行性转移所致。转移灶多位于阴道下段前壁，呈紫红色结节突起。其破溃后可引起大出血。

③脑转移：常继发于肺转移，是绒癌致死的主要原因。瘤栓期因脑组织缺血出现一过性症状，如猝然跌倒、失明、失语等。脑瘤期症见头痛、呕吐、抽搐、偏瘫以至昏迷。病情逐渐加重，颅压不断升高，进入脑疝期易致死。

④肝转移：常同时有肺或阴道转移，是预后的不良因素之一；往往出现黄疸、肝区疼痛及消化道症状；通过B型超声等影像学检查可及时诊断。

3. 辅助检查

（1）绒毛膜促性腺激素测定：是诊断绒癌的最重要手段。一般绒毛膜促性腺激素降至正常值在人工流产和自然流产后分别约需30日和19日；足月妊娠分娩后为12日；异位妊娠为8~9日。若超过上述时间，绒毛膜促性腺激素仍持续在高值并有上升，结合临床情况，绒癌诊断可以确定。若临床疑有脑转移，可做腰穿测定脑脊液绒毛膜促性腺激素。由于绒毛膜促性腺激素不能迅速通过血–脑屏障，因此当血清与脑脊液绒毛膜促性腺激素值比率在20∶1以下时，应考虑为中枢神经系统转移。

（2）B型超声：除用以诊断滋养细胞肿瘤子宫内病灶外，彩色多普勒超声因可反映绒癌所致的低阻抗血流丰富信号，故能进一步提高子宫绒癌诊断的正确性。

（3）影像学检查：胸部X线可作为肺转移的常规检查；CT用以诊断普通X线片难以发现的早期肺部病灶；MRI主要用于诊断脑转移。

（4）组织学诊断：送检标本中，若仅见大片分化不良的细胞、滋养细胞、合体滋养细胞及出血坏死，而未见绒毛结构，即可诊断为绒癌。

4. 临床分期

根据国际妇产科联盟（FIGO）2000年分期，将绒癌分为4期。

Ⅰ期：病变局限于子宫。

Ⅱ期：病变扩散，但仍局限于生殖器官（附件、阴道、阔韧带）。

Ⅲ期：病变转移至肺，有或无生殖系统病变。

Ⅳ期：所有其他转移。

【饮食宜忌】

1. 饮食宜进

（1）饮食原则

①宜进食低脂肪、易消化食物：由于中晚期绒癌患者常有腹部疼痛或腰骶部疼痛，肿块如压迫或侵犯直肠，可出现排便困难、里急后重、黏液血便等消化道表现。此时患者消化功能低下、食欲也较差，饮食调养十分重要，若过食高脂肪食物，会影响消化功能，使必需的营养得不到补充，以致机体抵抗力降低，不利于疾病的康复。因此，

绒癌患者，尤其是中晚期绒癌患者宜选择低脂肪、易消化、新鲜稀软的膳食，如猪瘦肉、猪肝、青菜、菠菜、莲藕、龙眼肉、桑葚、怀山药、薏苡仁、木耳、香菇、新鲜水果、米汤、稀粥、豆浆等。

②宜进食高蛋白、高维生素食物：早期绒癌对消化道功能一般影响不大，应尽可能补充蛋白质、糖类、脂肪、维生素等。大多数晚期绒癌患者出现食欲缺乏、饮食无味、食量下降，但肿瘤又过度消耗人体能量，甚至出现恶病质，如果此时营养摄入不足，抗病力会减弱，不利于病情恢复。因此，晚期绒癌患者应以高蛋白、高维生素饮食为宜，弥补肿瘤的过分消耗，提高机体的免疫功能和抗癌能力。可根据患者胃肠道的功能情况适当给予蛋、奶、瘦肉、鱼类、豆类食物及新鲜蔬菜和水果。

③宜进食防化疗、放疗副作用的食物：如豆腐、猪肝、青鱼、鲫鱼、墨鱼、鸭、牛肉、田鸡、山楂、乌梅、绿豆、无花果等。

④宜进食滋阴生津的甘凉食物：绒癌患者放疗后往往有口舌干燥、舌红少苔等津液耗损的表现，故宜多食滋阴生津的甘凉食物，如藕汁、荸荠汁、梨汁、绿豆汤、冬瓜汤、西瓜等。

⑤宜进食升高白细胞及健脾和胃的食物：绒癌患者化疗期间免疫力下降、白细胞减少、食欲缺乏，可进食枸杞、大枣、黄鳝、牛肉等有助于升高白细胞的食物，以及山楂、萝卜、姜汁、甘蔗汁、乌梅、金橘等健脾和胃的食物。

⑥宜进食补气养血的食物：绒癌患者手术后气血亏虚，此时可多进食人参、银耳、山药、大枣、龙眼肉、莲子等以补气养血。

（2）饮食搭配

①墨鱼与瘦肉：墨鱼肉可滋阴养血、补心通脉。常食墨鱼能提高机体的免疫力，与猪瘦肉搭配，具有养血益精、滋阴抗癌之功效。适于绒癌患者食用。

②扁豆与大枣：扁豆含有植物血凝素，能提高白细胞和巨噬细胞的吞噬功能；大枣不仅营养丰富，而且还具有抑制肿瘤细胞生长的作用。二者搭配，对绒癌有一定辅助治疗作用。

③菱角、乌梅与薏苡仁：菱角因含有 β - 谷甾醇和麦角甾醇，故有防癌抗癌功效，并已得到研究证实；乌梅对绒癌亦有治疗作用；薏苡仁中含有阻止癌细胞生长的物质，具有防癌抗癌功效。三者搭配，抗癌作用更强，适于绒癌患者食用。

（3）药膳食疗方

①菱角 20 只，藕粉 50g，红糖 20g。菱角壳肉分离，取肉晒干，研细粉；菱壳加水适量，煎 30 分钟，滤去壳，调入菱粉、藕粉，搅拌呈糊状，再入红糖，调匀食用。每日 1 剂，时时服食。适于绒癌见阴道出血者，也可用于乳腺癌、胃癌等。纳呆、腹胀、便溏者不宜服食。

②新鲜山楂 50g，胡萝卜 100g，红糖 15g，蜂蜜 15g。山楂洗净，切碎，去核；胡萝卜洗净，切片，放入锅煎 30 分钟后放入榨汁机榨取浆汁，调以红糖、蜂蜜，拌匀分 2 次食。每日 1 剂，时时服食。适于口咽干、尿黄、便艰、带多色黄秽臭、苔黄腻属湿热瘀结型绒癌；也可用于肺癌、鼻咽癌。形寒肢冷、带下清稀、阴道流血量多者不宜食用。

③芡实 50g，鳝鱼 250g。芡实洗净；鳝鱼剖开，去内脏及头，洗净，切段。同入锅，加水适量，煮沸后，小火煨 2 小时，调味，分次饮汤吃鳝鱼及芡实。每日 1 剂，时时服食。适于绒癌见腰酸腿软、带多恶臭、尿频、尿急属肝肾精血亏虚、湿热下注者。绒癌见阴道出血者不宜服食。

2. 饮食禁忌

（1）忌食辛辣刺激性食物。

（2）不宜食肥腻厚味、油煎烤炸等生湿、生痰、生热食品，以及具有活血作用的食品。

（3）禁饮酒及咖啡等热性饮料。

【药物宜忌】

1. 西医治疗

治疗原则以化疗为主，手术和放疗为辅。

（1）化疗：对滋养细胞肿瘤有效的化疗药物很多，常用的有甲氨蝶呤（MTX）、放线菌素 D（ACT-D）或国产放线菌素 D（KSM）、氟尿嘧啶（5-FU）、环磷酰胺（CTX）、长春新碱（VCR）、依托泊苷（VP-16）等。化疗方案有单一药物化疗和联合化疗。Ⅰ期通常选用单药化疗；Ⅱ～Ⅳ期联合化疗；耐药患者则用强烈联合化疗（如 EMA-CO 方案）。

a. MTX 每日 0.4mg/kg，肌内注射，连续 5 日，2 周。

b. KSM 每日 8～10μg/kg，静脉滴注，连续 8～10 日，2 周。

c. 5-FU 每日 28～30mg/kg，静脉滴注，连续 8～10 日，2 周。

d. VP-16 每日 200mg/kg，口服，连续 5 日，2 周。

①疗效评判：在每个疗程结束后，应每周 1 次测定血 β-绒毛膜促性腺激素，结合妇科、B 超、胸部 X 线片、CT 等检查。在每个疗程化疗结束至 18 日内，血 β-绒膜促性腺激素下降至少 1 个对数（10 倍）称为有效。

②毒性反应防治：化疗主要的毒性反应为骨髓抑制；其次为消化道反应、肝功能损害、肾功能损害及脱发等。所以化疗前应先做血常规、尿常规、肝功能、肾功能等检查，了解骨髓及肝肾功能，用药期间应严密观察。

③停药指征：一般认为，化疗应持续到症状、体征消失，原发和转移灶消失，每周测定 1 次，连续 3 次正常，再巩固 2～3 个疗程方可停药。随访 5 年无复发者称为治愈。

④联合化疗：适用于滋养细胞肿瘤联合化疗的方案。

a. 5-FU+KSM 方案：5-FU 每日 26～28mg/kg，静脉滴注 8 日，3 周；KSM 每日 6μg/kg，静脉滴注 8 日。

b. EMA-CO 方案

第 1 日：VP-6 每日 100mg/m²，静脉滴注；ACT-D 0.5mg/m²，静脉滴注；MTX 100mg/m²，静脉滴注。

第 2 日：MTX 100mg/m²，静脉滴注 12 小时；VP-16 100mg/m²，静脉滴注；ACT-D 0.5mg/m²，静脉注射。CF 15mg，肌内注射（从静脉注射 MTX 开始算起 24 小时

给药，每12小时1次，共2次）。

第3日：CF 15mg，肌内注射，每12小时1次，共2次。

第4~7日：休息（无化疗）。

第8日：VCR 1mg/m²，静脉注射；CTX 609mg/m²，静脉滴注。

注：5 - FU 为氟尿嘧啶，KSM 为国产放线菌素 D，VP - 16 为依托泊苷，ACT - D 为进口放线菌素 D，MTX 为甲氨蝶呤，CF 为亚叶酸钙，VCR 为长春新碱，CTX 为环磷酰胺，EMA - CO 方案为强烈化学治疗方案。

（2）手术治疗：作为化学药物治疗的辅助手段，现很少采用。

①子宫切除：对于大病灶、耐药病灶或病灶穿孔出血，应在化学药物治疗的基础上给予手术切除。手术范围一般为全子宫；对有生育要求的年轻妇女，可行子宫病灶剜除术。

②肺切除术：对于多次化学药物治疗未能吸收的孤立耐药病灶，可考虑做肺叶切除。

（3）放射线治疗：目前少用。

（4）耐药复发病例的治疗：滋养细胞肿瘤约20%高危转移患者可出现耐药或复发。可选择的二线方案有顺铂、长春新碱、博来霉素、依托泊苷等。手术和放射线治疗是有效的辅助治疗手段，适当应用可提高治愈率。

2. 中医治疗

详见"葡萄胎"。

3. 药物禁忌

（1）攻下法：有人认为患有肿瘤是体内有毒，应用攻下以排毒，但临床并非如此，用攻下法的存活率并不比用调补法高。因此，除火毒内盛者可用攻下法外，其他类型患者慎用攻下法，以免重伤元气。

（2）丹参：丹参及其复方制剂可促进恶性肿瘤的转移。

（3）滥用补药：据临床统计，肿瘤患者使用补法的存活时间要比其他疗法长，但在进补时要注意适当进补，不可滥用补药。应用滴水穿石的进补方法，避免进补过量而产生副作用。

余参见"宫颈癌"。

第五章 妇科杂病

一、不孕症

【概述】

凡婚后未避孕，性生活正常，同居 1 年以上未怀孕者称不孕症。分为原发性不孕和继发性不孕。婚后一直未怀孕者称原发性不孕；有过妊娠而后未避孕 1 年不孕者称继发性不孕。

1. 病因

阻碍受孕的因素可能在女方、男方或男女双方。据调查，不孕属女性因素约占40%；属男性因素占 30% ~40%；属男女双方因素占 10% ~20%。

（1）女性不孕因素

①排卵障碍：占25% ~35%。排卵功能紊乱导致不排卵，主要有以下原因。

a. 下丘脑－垂体－卵巢轴功能紊乱，包括下丘脑、垂体器质性病变或功能障碍。

b. 卵巢病变，如先天性卵巢发育不全、多囊卵巢综合征、卵巢功能早衰、功能性卵巢肿瘤、卵巢不敏感综合征等。

c. 肾上腺及甲状腺功能异常也能影响卵巢功能。

②输卵管因素：不孕症的最常见因素。输卵管有运送精子、捡拾卵子及将受精卵运送到宫腔的功能。任何影响输卵管功能的因素，如输卵管发育不全（过度细长扭曲、纤毛运动及管壁蠕动功能丧失等）、输卵管炎症（淋菌、结核菌等）引起伞端闭锁及输卵管黏膜破坏时输卵管闭塞，均可导致不孕。此外，阑尾炎或产后、术后所引起的继发感染，也可导致输卵管阻塞，造成不孕。

③子宫因素：子宫先天畸形、子宫黏膜下肌瘤可造成不孕或孕后流产；子宫内膜炎、内膜结核、内膜息肉、宫腔粘连或子宫内膜分泌反应不良等影响受精卵着床。

④宫颈因素：宫颈黏液量和性状与精子能否进入宫腔关系密切。雌激素不足或宫颈管感染时，均会改变黏液性质和量，影响精子活力和进入数量。宫颈息肉、宫颈肌瘤能堵塞宫颈管，影响精子穿过。宫颈口狭窄也可造成不孕。

⑤阴道因素：阴道损伤后形成的粘连、瘢痕性狭窄，或先天无阴道、阴道横膈、无孔处女膜，均能影响性交并阻碍精子进入。严重阴道炎症时，大量白细胞消耗精液中存在的能量物质，降低精子活力，缩短其存活时间而影响受孕。

（2）男性不育因素：主要是生精障碍与输精障碍。应行外生殖器和精液检查，明确有无异常。

①精液异常：如无精子、精子数过少、活力减弱、形态异常。影响精子产生有以下因素。

a. 先天发育异常：先天性睾丸发育不全，不能产生精子；双侧隐睾导致曲细精管萎缩等，妨碍精子产生。

b. 全身原因：慢性消耗性疾病，如长期营养不良、慢性中毒（吸烟、酗酒）、精神过度紧张，可能影响精子产生。

c. 局部原因：腮腺炎并发睾丸炎可导致睾丸萎缩；睾丸结核可破坏睾丸组织；精索静脉曲张有时可影响精子质量。

②精子运送受阻：附睾及输精管结核可使输精管阻塞，阻碍精子通过；阳痿、早泄不能使精子进入女性阴道。

③免疫因素：精子、精浆在体内产生对抗自身精子的抗体，可造成男性不育，导致射出的精子发生自身凝集而不能穿过宫颈黏液。

（3）男女双方因素

①性生活不能或不正常。

②男女双方盼孕心切造成的精神过度紧张。

③近年来对免疫因素的研究认为，有2种免疫情况可影响受孕。

a. 同种免疫：精子、精浆或受精卵是抗原物质，被阴道及子宫内膜吸收后，通过免疫反应产生抗体物质，使精子与卵子不能结合或受精卵不能着床。

b. 自身免疫：某些不孕妇女血液中存在多种抗体，可能阻止精子和卵子结合而影响受孕。

2. 临床表现

（1）排卵障碍性不孕：已婚或曾孕育2年或以上，有正常性生活，配偶生殖功能正常，未避孕而未孕。由于造成排卵障碍的原因相当复杂，其临床表现不一，常伴有月经紊乱、闭经等。体格检查应注意全身发育、营养状态，第二性征发育情况，挤压乳房有无泌乳，甲状腺有无肿大，注意有无因脑垂体、肾上腺、甲状腺等内分泌失调所致异常。

（2）输卵管性不孕：应详细询问不孕患者有无急性盆腔炎史或阑尾炎史、流产后及分娩后情况、有无婚外性生活、有无结核史或经常接触的人中有无罹患结核者。应注意部分结核性输卵管炎患者因不孕就诊时无任何症状。外阴检查注意前庭大腺有无增大，外阴有无赘生物，尿道口及尿道旁腺有无炎症表现，宫颈口是否有脓性分泌物。双合诊除检查子宫外，更要注意双侧附件有无包块、压痛。结核性内生殖器官病变严重者可酿成冰冻骨盆。

（3）子宫性不孕

①子宫畸形：原发性闭经或月经不调，如月经稀发或过少、痛经、功能失调性子宫出血等。

a. 原发或继发不孕。

b. 生殖道畸形，如外阴、阴道、宫颈和子宫畸形等。

c. 卵巢功能低下，如无排卵、月经失调、功能失调性子宫出血和痛经等。

d. 性交困难或性功能障碍，如性交痛、阴道痉挛、性冷漠等。

e. 盆腔包块史，见于双子宫、残角子宫等。

f. 病理妊娠史，如复发性自然流产、早产、胎位异常、胎盘位置异常或死胎等。

g. 泌尿系统畸形，如多囊肾、马蹄肾、游走肾等。

②感染因素引起的子宫性不孕：急性子宫内膜炎起病较急，多有明显诱因，如经期不卫生、经期不洁性交、宫腔操作、阑尾炎和全身感染等。表现为寒战，发热（体温38℃～40℃），全身无力，下腹剧痛、下坠，腰酸，大量血性、脓性或水样白带，并有恶臭。患者下腹压痛，宫颈举痛，宫体柔软胀大，压痛明显。由于宫腔有良好的引流条件及周期性内膜剥脱，使炎症极少有机会长期存在于内膜，但如急性期治疗不彻底，或经常存在感染源，则可导致慢性子宫内膜炎。临床上最常见的不孕因素是慢性结核性内膜炎和子宫内膜息肉，可表现为原发或继发性不孕、月经失调、白带增多、下腹坠痛。轻者双合诊可无异常发现；若有宫腔积脓，则子宫呈球状增大、柔软压痛，可见血性脓液自颈管排出，常并存急性阴道炎。

③宫腔粘连引起的子宫性不孕：宫腔粘连是引起子宫性不孕的重要因素。依粘连部位和范围而异，表现为原发或继发性不孕、闭经、月经稀少、痛经、月经过多（也有月经正常者）、复发性自然流产、早产、胎盘早剥及前置胎盘等。合并宫颈管粘连者可引起经血潴留，宫腔积血、积液或积脓。

④子宫肌瘤引起的子宫性不孕：子宫肌瘤是最常见的妇科良性肿瘤，其合并不孕的概率达27%，但作为不孕的唯一因素，仅占2%左右。子宫肌瘤多发于孕龄女性，故其在不孕症治疗中仍值得注意。有月经失调（包括月经过多、经期延长、月经频发等，多见于黏膜下或肌壁间肌瘤）、下腹痛（坠痛、腰背痛、急腹症）、压迫症状（尿频、便秘等）、不孕及自然流产、盆腔包块、继发性贫血，以及较为罕见的红细胞增多症和低血糖症。

⑤子宫内异物引起的子宫性不孕：有相应的宫腔操作史或病理性妊娠史，如流产、胎盘粘连、植入史等；原发或继发性不孕；月经失调，如月经过多、经期延长、经间期出血、痛经等；下腹坠痛，白带增多；有慢性生殖器官炎症病史，或经期性交史。

（4）免疫性不孕：婚后性生活正常，未采取任何避孕措施，持续2年以上未受孕；或曾孕育过，未避孕2年以上未再孕。月经正常或月经后期，或有经期延长，或平素有下腹疼痛，带下量较多。妇科检查可无明显异常。有生殖器官炎症时可表现为外阴阴道分泌物较多，宫颈光滑或糜烂，子宫大小正常、居中、活动欠佳、有压痛，附件增厚、增粗，或有压痛。

3. 辅助检查

（1）男方检查：注意全身情况，有无结核、腮腺炎，了解性生活是否正常；检查生殖器官有无畸形和病变，特别要做精液检查。

（2）女方检查：详细了解月经和性生活情况，询问与婚育有关的病史；注意全身检查，以发现有否慢性消耗性疾病及内分泌、遗传性疾病；妇科检查除外生殖器官的各种疾病，检查阴道分泌物是否正常。如男方检查正常，女方上述各项检查未发现异常情况，需再做如下检查。

①卵巢功能测定：基础体温测定，宫颈黏液涂片检查，阴道细胞学检查，诊断性刮宫与子宫内膜活检，内分泌激素测定，B 超监测卵泡发育。

②输卵管通畅试验：常用输卵管通液、通气及子宫输卵管碘油造影。

③性交后试验：上述检查均正常时，可行此试验。选在排卵期，性交后 2～8 小时进行检查，先取后穹隆液，检查有无活动精子；然后取宫颈黏液在高倍镜下检查，若每高倍镜视野内有 20 个活动精子为正常。

④宫颈黏液、精液相合试验：该试验选在预测排卵期进行，取一滴宫颈黏液和一滴液化的精液放于玻片上，两者相距 2～3mm，轻晃玻片使两滴液体相互接近，在光镜下观察精子的穿透能力。若精子能穿过黏液继续向前运行，提示精子活动力和宫颈黏液性状正常，表明宫颈黏液无抗精子抗体。

⑤腹腔镜检查：可明确不孕原因，如子宫内膜异位、盆腔粘连、输卵管病变、盆腔结核、输卵管肿瘤、子宫肌瘤、子宫畸形等。

⑥宫腔镜检查：能发现宫腔粘连、黏膜下肌瘤，内膜息肉、内膜钙化等。

⑦其他检查：免疫学及染色体检查。

【饮食宜忌】

1. 饮食宜进

（1）饮食原则

①宜进食富含蛋白质、维生素和胆固醇的食物：不孕症患者宜进食富含蛋白质、胆固醇和维生素的食物，如蛋类、奶类、鱼类、肉类、豆类及其制品、动物肝脏、新鲜蔬菜和水果等，以增强体质和增进健康，有利于生育功能的改善。

②宜进食富含微量元素锌的食物：不孕症患者宜进食富含微量元素锌的食物，以促进性器官和功能的发育，有利于改善生育功能。动物性食物是锌的主要来源，其中内脏、肉类和一些海产品是锌含量丰富的来源，且以牡蛎含锌最为丰富。此外，牛肉、鸡肝、蛋类、羊排、猪肉等含锌也较多。各种植物性食物中含锌量比较高的有豆类、花生、小米、萝卜、大白菜等。

③宜进食动物内脏：该类食物中含有较多的胆固醇，10% 是糖皮质激素和性激素。适当食用该类食物，对增强性功能有一定作用，故不孕症患者宜多食动物内脏。

④宜进食具有补肾益精作用的食物：不孕症患者属于肾虚者可选用鹿肉、鸽肉、鹌鹑肉、黑芝麻、核桃仁、黑大豆、冬虫夏草、鹿角胶、桑寄生、菟丝子等具有补肾益精作用的食物及药食兼用之品，以补肾气、益精血、调养冲任，改善生育功能。

⑤宜进食具有疏肝理气作用的食物：不孕症属于肝郁者可选用金橘饼、青皮、陈皮、萝卜、莱菔子、薄荷、橘叶等具有疏肝理气作用的食物及药食兼用之品，以疏肝解郁、养血理脾，改善生育功能。

⑥宜进食具有化痰祛湿作用的食物：不孕症属于痰湿者可选用薏苡仁、陈皮、半

夏、茯苓、橘子、荸荠等具有化痰祛湿作用的药食佳品，以燥湿化痰、理气调经，改善生育功能。

⑦宜进食具有活血化瘀作用的食物：不孕症属于血瘀者可选用生山楂、黄酒、藕节、玫瑰花、月季花、凌霄花、益母草、核桃仁、红花等具有活血化瘀作用的食物及药食兼用之品，以活血化瘀、理气调经，改善生育功能。

（2）饮食搭配

①薏苡仁、扁豆与山楂：薏苡仁、扁豆与山楂加水适量煮成粥，加适量红糖食用。具有健脾燥湿、化痰调经之功效，对痰湿型不孕症有一定治疗作用。

②鹿茸与乌鸡：乌鸡肉有相当高的滋补药用价值，特别是富含极高滋补价值的黑色素，具有滋阴补肾、养血益肝、填精补虚、退热之功效。鹿茸炖乌鸡具有补肾益精、养血调经的作用，对肾虚型不孕症有一定辅助治疗作用。

③核桃仁与墨鱼：墨鱼肉可滋阴养血、补心通脉；墨鱼骨（乌贼骨）是传统的中药材，能制酸止血、固精止带、除湿敛疮；核桃仁能补血益精、补气养血。三者搭配，对血瘀型不孕症有一定辅助治疗作用。

④乳鸽与冬虫夏草：乳鸽肉具有滋肾益气、祛风解毒的作用；冬虫夏草炖乳鸽，具有滋阴降火、抑抗助孕等功效。适于免疫性不孕症患者食用。

⑤紫河车与韭菜：现代报道，紫河车含有多种激素，如雌激素、黄体酮、皮质激素、促性腺激素、促肾上腺激素，能促进乳腺、子宫、阴道、卵巢发育；韭菜可温中下气、补肾益阳、健胃提神、调和脏腑、理气降逆、暖胃除湿。二者搭配，具有补血益肾等功效，对不孕症有一定辅助治疗作用。

（3）药膳食疗方

①菟丝子15g，艾叶30g，川芎10g，鹌鹑2只。先将鹌鹑宰杀，去毛和内脏；将上3药用清水3碗煎至1碗，用纱布滤渣，用碗将药汁和鹌鹑装好，隔水炖熟，饮汤吃鹌鹑肉，佐餐食用。本汤有温肾固冲补虚之功。适用于肾阳虚宫寒不孕。

②羊肉100g，肉苁蓉15g，粳米100g。先取肉苁蓉加水300mL煮约20分钟，滤取汁；粳米洗净；羊肉洗净切碎。同放入锅内，加水适量煮粥，至米烂肉熟时，加入少许盐，调味即可。每次200～300mL，每日1次，7日为一疗程。本方具有温养肾精、补气养血之功。适用于肾阳虚、精血不足之不孕。

③鹿角胶15g，粳米100g，姜少许。先将粳米放锅内，加水适量煮粥，待粥成，加入鹿角胶烊化调匀，放姜末、盐少许调味即可。每次服200mL，每日1～2次，连用3～5日为一疗程。本方具有温补肝肾、调补冲任之功。

④小黄狗1只，酒曲30g，糯米7500g。将小狗去皮和内脏，洗净，煮烂，连汁和酒曲、糯米如常法酿酒。每日3次，每次空腹饮2～3杯。本方功能为补肾阳、温脾胃。适用于肾阳虚损、少腹冷痛、腰膝冷痛之不孕。

⑤猪后腿肉250g，枸杞15g，番茄酱50g，黄酒、姜、精盐、白糖、白醋各适量。将肉切成5mm的丁块，用刀背拍松，加酒、盐、湿淀粉搅拌，浸渍15分钟，包裹干淀粉，用六七成热油略炸捞起，待油热投入复炸捞起，油沸再炸至酥盛起；枸杞磨成浆

调入番茄酱、白糖、白醋成甜酸卤汁后，倒入余油中，翻炸至稠浓，投入肉丁拌和。每日 1 次，10 日为一疗程。本方功能为补益肾精、滋阴养血。适用于肝肾不足、精血虚少之不孕。

⑥何首乌 20g，鲜猪肝 250g，油菜 100g。先将何首乌加水 300mL，煮 20 分钟后取汁；将猪肝切小片，用素油煸炒猪肝、油菜，炒至将熟时将何首乌汁入锅，加少许佐料，炒熟后服食。每日 1 次。适用于血虚型不孕。

⑦牡丹皮 30g，乌龟 2 只（重约 500g）。将牡丹皮干品用冷开水快速冲洗灰尘，沥干水；将乌龟宰杀，侧面剖开，去内脏，洗净用烫水除去黑膜。上 2 料倒入砂锅内，加冷水浸没，中火烧开后，加黄酒 2 匙、盐半匙，再改用小火煨 2~3 小时，直至龟肉烂、龟板易脱落时离火。每日 2 次，每次 1 小碗，喝汤吃肉，饭前服。本方功能为滋阴清热、补肾养血。适用于肝肾阴虚之不孕。

⑧生芡实 18g，生鸡内金 90g，白面粉 250g，白糖适量。先将芡实用水淘去浮皮，晒干，打细，过筛；将鸡内金打细，过筛，置盆内，加开水浸半日许；将芡实粉、白面粉、白糖用浸有鸡内金的水和匀，做成极薄小饼，烙成焦黄色，如饼干样，可随时服食。本方功能为化痰理气、补虚调经。适用于痰湿型不孕。

⑨薏苡仁 30g，炒扁豆 15g，山楂 15g，红糖适量。将薏苡仁、扁豆、山楂洗净，放入砂锅内加水同煮粥，熟后加入红糖。每日 1 剂，连服 7 剂。本方功能健脾燥湿、化痰调经。适用于脾虚痰湿型不孕。

⑩鲜益母草汁 10g，鲜生地黄汁 40g，鲜藕汁 40g，生姜汁 2g，蜂蜜 10g，粳米 100g。先将粳米煮粥，待粥熟时，加入上述诸汁及蜂蜜，煮成稀粥即成。每日 2 次，温服。本方滋阴养血、化瘀调经。适用于阴血虚兼血瘀型不孕。

⑪鹿茸 3g，山药 30g，白酒 500mL。把鹿茸、山药切片，装入纱布袋内，扎紧口，放入酒罐内，倒入白酒，盖上盖子，浸 7 日即成。每次服 10mL，每日 2 次。适用于宫寒型不孕。

2. 饮食禁忌

（1）饮酒：饮酒可干扰或破坏卵巢的正常功能，而使受孕机会减少。

（2）不利于营养精血的食物：如蒜、大头菜、茶叶、白萝卜、咸菜、榨菜、冬瓜等，多食后均会造成精血生成受损，而且还可损伤人体正气，对生育有不利的影响。

（3）寒凉食物：螃蟹、田螺、河蚌、蛏子、海蜇、香蕉、柿子、西瓜、黄瓜、柚子、橙子、雪梨、石耳、石花、地耳、油菜、茭白、苋菜、荸荠、海带等食物，性质寒凉，多食后会导致月经不调而影响受孕。

（4）辛辣刺激性食物：如辣椒、胡椒、蒜、姜、葱、韭菜、肉桂、丁香及以辛辣调味品为佐料的食物，如辣腐乳、麻辣豆腐等，可使内分泌功能失调，从而使受孕机会减少。

（5）胡萝卜：胡萝卜是人们常吃的食物，含有丰富的胡萝卜素、多种维生素及对人体有益的其他营养成分。但有研究表明，女性过食胡萝卜，摄入大量的胡萝卜素会引起闭经和抑制卵巢的正常排卵功能。

（6）生冷食物：血之运行，贵在按时满盈，经候如常，则能摄精成孕。恣食生冷食物，如各种冰镇饮料、冰镇酒类和生拌黄瓜、拌海蜇、拌凉粉、拌萝卜等，则寒邪内客，血遇寒则凝滞，常可导致月经不调而影响受孕；经期胞宫、胞脉空虚，贪食生冷，还可损伤阳气，久之则形成胞宫虚寒之候，造成寒宫不孕。

【药物宜忌】

1. 西医治疗

（1）对症治疗：治疗引起各种不孕的疾病，改善全身状况；对夫妻双方进行性生活指导；有器质性病变，如子宫畸形、子宫肌瘤、子宫内膜异位、阴道畸形、生殖道炎症，要进行相应的治疗。

（2）促排卵治疗

①氯米芬，每次 50～150mg，每日 1 次，连用 5 日，于月经第 5 日开始服用。

②溴隐亭，每次 1.25mg，每晚 1 次，口服；1 周后无不适，改用每次 1.25mg，每日 2 次，口服。适用于无排卵伴有高泌乳血症者。

（3）甲状腺功能低下治疗：可给甲状腺素，口服。

（4）黄体功能不良治疗：可用绒毛膜促性腺激素 1000～2000U，于排卵期体温升高 1～2 日后，肌内注射，每日或隔日 1 次；或用黄体酮 20mg，肌内注射，每日 1 次，连用 7～10 日。

（5）免疫性不孕治疗：可用局部隔离法，性交时用避孕套使精子不能射入阴道，停止其与抗原接触而使体内抗体逐渐下降。一般半年后抗体可自然消失，停止使用避孕套后可自然受孕。同时，可使用激素类药物。

（6）手术治疗

①输卵管性梗阻或粘连引起的不孕，可行输卵管粘连松解术和输卵管吻合术等。

②输卵管通而不畅者行通液、理疗及中药治疗。输卵管通液一般用地塞米松 5mg，庆大霉素 4 万～8 万 U，糜蛋白酶 10mg，生理盐水 20mL。在月经干净 2～3 日通液，隔日 1 次，可通 2～3 次。

③宫腔粘连行分离术；纵隔子宫在宫腔镜下行纵隔切开术。

（7）辅助生育技术：包括人工授精、体外受精与胚胎移植。

2. 中医治疗

（1）辨证治疗

①肾虚

主症：月经后期，量少，色淡，面色晦暗，腰酸膝软，性欲淡漠，经期小腹冷痛，畏寒喜暖，舌淡，苔薄白，脉沉细。

治法：补肾气，调冲任。

方药：育孕汤加减。

淫羊藿、巴戟天、山茱萸、当归各 9g，党参、益母草各 15g，紫石英 30g，紫河车 2.5g，鹿角胶 9g（烊化）。

用法：每日 1 剂，水煎服。

加减：阴虚内热，症见月经先期、血色鲜红、手足心热、潮热盗汗、舌红少苔、脉细数者，加地骨皮 15g，黄精、女贞子各 30g，龟板胶 9g（烊化）；或用六味地黄丸。

②肝郁

主症：月经先后无定期，经前乳胀，胸胁、少腹胀痛，精神抑郁，烦躁易怒，舌暗红、隐青，脉弦细或沉弦。

治法：疏肝理气，活血调经。

方药：开郁种玉汤加减。

当归、白术各 15g，白芍 30g，茯苓、牡丹皮、香附各 9g，天花粉 6g，柴胡、郁金各 9g。

用法：每日 1 剂，水煎服。

加减：输卵管阻塞者，加穿山甲、鹿角片、路路通、桂枝各 9g，细辛 3g；小腹冷者，加紫石英、鹿角霜各 30g；肝郁气滞兼有血瘀，症见小腹胀痛拒按、月经错后有瘀块，或腹内有结块者，加土鳖虫、水蛭各 6g；或用少腹逐瘀汤加减（见痛经）。

③痰湿

主症：形体肥胖，带下量多，经行后期，量少甚至闭经，头晕乏力，纳呆口淡，面色苍白，舌淡胖，有齿印，苔白腻，脉沉滑。

治法：燥湿化痰，佐以化瘀。

方药：苍附导痰汤加减。

苍术、香附、茯苓、姜半夏、胆南星、红花、橘红、淫羊藿各 9g，益母草 30g，甘草 4g。

用法：每日 1 剂，水煎服。

加减：经闭者，加茺蔚子 15g；腹冷畏寒者，加紫石英、鹿角霜各 30g；心悸头晕者，加石菖蒲、远志各 15g；内分泌不足者，加巴戟天、枸杞各 15g；多囊卵巢者，加王不留行 30g、皂角刺 5g。

（2）验方

①当归、川芎各 10g，金银花 20g，延胡索 15g，香附 10g，木香 12g，川楝子 10g，川续断 15g，菟丝子 20g，泽泻 5g，枳壳、陈皮各 10g，甘草 5g。每日 1 剂，水煎服。用于补肾助阳，疏肝理气，通经助孕。

②当归 12g，熟地黄 15g，淫羊藿、桑寄生各 12g，白芍 15g，桑葚 12g，阳起石 15g，蛇床子 5g。每日 1 剂，水煎服。用于调补冲任，补肝肾。

3. 药物禁忌

（1）糖皮质激素：长期应用糖皮质激素可使女性出现月经不调、闭经，使受孕机会减少。

（2）镇静安眠药物：长期应用镇静安眠药物或滥用巴比妥类和非巴比妥类镇静安眠药物，可使女性出现月经失调和排卵障碍，使受孕机会减少。

（3）避孕药和性激素：避孕药不仅可抑制排卵，而且可使子宫内膜萎缩。长期应用性激素可影响排卵和导致月经失调。

（4）抗肿瘤药物：抗肿瘤药物可直接损害性腺，从而影响性腺发育和排卵，不利于受孕。

（5）黄体酮

①氨基比林：黄体酮有抑制肝微粒体酶的作用，可减慢氨基比林的代谢灭活，从而增加其作用和毒性。

②巴比妥类、苯妥英钠、痛痉宁：巴比妥类（主要是苯巴比妥）、苯妥英钠、痛痉宁可诱导肝脏微粒体酶，加速黄体酮类化合物的灭活，从而降低其疗效。

③郁金、姜黄：因为郁金、姜黄与黄体酮存在药理性拮抗作用。

（6）己烯雌酚

①氨苄西林：氨苄西林可影响己烯雌酚的吸收而导致己烯雌酚作用降低，疗效减弱。

②利福平：利福平能促进己烯雌酚的代谢灭活，从而减弱己烯雌酚的药效。

（7）甲状腺素

①含钙、磷低的食物：甲状腺素可促进钙、磷的排泄，易致骨质疏松。因此，服药期间宜多食牛奶、乳制品、黑木耳等含钙多的食物及花生、葵花子、核桃仁、水产品等含磷丰富的食物，以预防骨质疏松。

②服甲状腺素期间忌食绿色蔬菜：因绿色蔬菜（如大豆、豌豆、芦笋、卷心菜、菠菜等）中含有致甲状腺肿的物质，可使甲状腺素本来不足的患者病情加重。

③不宜与降血脂药消胆胺合用：因消胆胺为阴离子交换树脂，经静电吸附可形成复合物，妨碍吸收，降低本品疗效。如需合用，二者服药时间应间隔4小时以上。

④不宜与丙米嗪合用：因二药合用可能引起心律失常。

⑤慎与苯妥英钠、阿司匹林合用：因合用可使甲状腺素的作用增强、不良反应加重，故二者合用应慎重。

⑥慎与双香豆素合用：因甲状腺素可与抗凝血药双香豆素竞争与血浆蛋白结合，从而使后者在血浆中游离增加，抗凝作用及其毒性反应均增强，故合用时必须减量。

⑦忌使用抑制甲状腺素合成的药物：高氯酸钾、硫氰酸盐、雷锁辛、对氨基水杨酸钠、保泰松、碘胺类药物、碳酸锂等能阻碍碘化物进入甲状腺，抑制甲状腺素合成，故应慎用。

二、子宫脱垂

【概述】

子宫脱垂是指子宫从正常位置沿阴道下降，宫颈外口达坐骨棘水平以下，甚至子宫全部脱出阴道口以外。

1. 病因

（1）分娩损伤：为子宫脱垂最主要的病因。在分娩过程中，特别是经阴道手术助产或第二产程延长者，盆底肌、筋膜及子宫韧带均过度伸展，张力降低，甚至出现撕裂。当上述各组织在产后尚未恢复正常时，若产妇过早参加体力劳动，特别是重体力劳动，此时过高的腹压可将与子宫轴与阴道轴相一致的未复旧后倾子宫推向阴道以致发生脱垂。子宫脱垂常合并阴道前壁脱垂。多次分娩也是子宫脱垂的病因。

（2）长时间腹压增加：长期慢性咳嗽、直肠狭窄所致排便困难、经常超重负荷（肩挑、举重、蹲位、长期站立）、盆腔内巨大肿瘤或大量腹水等，均可使腹内压力增加，并直接作用于子宫，迫使其向下移位，尤其好发于产褥期。

（3）盆底组织发育不良或退行性变：子宫脱垂偶见于未产妇及未婚女性，其主要原因为先天性盆底组织发育不良导致子宫脱垂。老年妇女盆底组织萎缩退化，也可发生子宫脱垂或使脱垂程度加重。

2. 临床表现

（1）外阴有肿物脱出：轻者仅在劳动时感到有肿物自阴道脱出，卧床休息后多能自动回缩；重者肿物不但容易脱出，而且体积逐渐增大，休息后不能回缩，需用手还纳才能复位，甚至不能复位。查体可在阴道口处触及脱垂的子宫。

（2）下坠感或腰背酸痛：多是由子宫脱垂牵拉韧带、腹膜及盆腔充血所产生的症状，每逢下蹲、站立过久、走路或劳动时加重。

（3）大小便异常：因子宫脱垂常合并阴道前壁膨出，患者可有排尿困难、尿潴留，并常继发泌尿系感染；当合并有直肠膨出时，可发生便秘、排便困难。

（4）白带增多：脱出的子宫颈和阴道由于局部血液循环障碍而充血、水肿，上皮角化、增生，分泌物增多；当发生糜烂、破溃或感染时，可有脓性分泌物和出血。

2. 子宫脱垂分度

我国根据 1981 年 5 月在青岛召开的部分省、市、自治区两病防治协作组第二次扩大会议的意见，以患者平卧用力屏气时子宫下降的程度，将子宫脱垂分为 3 度。

Ⅰ度：轻型为宫颈外口距离处女膜缘 <4cm，但未达处女膜缘；重型为宫颈已达处女膜缘，但未超出该缘，检查时在阴道口可见到宫颈。

Ⅱ度：轻型为宫颈已脱出阴道口，但宫体仍在阴道内；重型为宫颈及部分宫体已脱出阴道口。

Ⅲ度：宫颈及宫体全部脱出至阴道口外。

【饮食宜忌】

1. 饮食宜进

（1）饮食原则

①宜进食高蛋白食物：蛋白质是人体的重要组成成分，也是修复组织的重要材料，故子宫脱垂患者宜进食高蛋白食物，如母鸡、鸡蛋、猪瘦肉、猪肝、鲤鱼、海参、奶类、核桃、莲子、芡实等，以促进组织恢复。为了便于吸收，最好做成羹汤，如母鸡汤、猪肝蛋花汤、鲫鱼汤、海参汤等。

②宜进食富含维生素、无机盐和纤维素的食物：如番茄、豆芽、卷心菜、油菜、

荔枝、龙眼肉、大枣、莲子、薏苡仁等，以利于疾病康复；同时还应注意进食多纤维蔬菜，如韭菜、芹菜等，以防便秘加重子宫脱垂。

③宜进食具有补肾益气作用的食物：中医学认为，子宫脱垂大多是由气虚、肾虚所致。故子宫脱垂患者宜进食具有补肾益气作用的食物，如猪腰子、猪大肠、荔枝、黑芝麻、山药等。

④宜进食具有清热利湿作用的食物：子宫脱垂伴有湿热者，可多进食具有清热利湿作用的新鲜蔬菜，如菊花脑、荠菜、青菜、紫菜等。

（2）饮食搭配

①韭菜与猪腰子：韭菜温中下气、补肾益阳、健胃提神、调和脏腑、理气降逆、暖胃除湿；猪腰子可补肾利尿、壮阳。二者搭配，具有补肾益髓、升提固脱之功效。适于子宫脱垂患者食用。

②人参、大枣与粳米：人参、大枣与粳米搭配煮成米饭，具有补中益气、养血升提之功效。适于子宫脱垂患者食用。

③海鳗与小米：小米具有滋养肾气、健脾胃、补虚损、开胃肠、养心安神、除热解毒、强精壮阳的作用，与海鳗搭配，具有补虚损、清虚热之功效。适于子宫脱垂患者食用。

（3）药膳食疗方

①老丝瓜壳1个，烧灰存性，用白酒（50度以上）送服，每次15g，每日2次，连服7天，间隔7天后再服。适用于子宫脱垂伴局部糜烂、渗液之湿热证。神疲乏力、形寒肢冷者不宜饮服。

②何首乌30g，雄鸡1只（约500g）。将何首乌研成粉，纱布包好；鸡去毛及内脏。将首乌粉放入鸡肚内，加水适量，隔水炖熟，除去首乌粉，加油、盐调味食用。一日内分数次服完，每周2~3剂，连服数周。适用腰膝酸软、手足不温、耳鸣头晕健忘之子宫脱垂者。便溏、纳呆、带多色黄者不宜服食。

③南瓜蒂5个，茄瓜蒂10个，老母鸡1只。将老母鸡去毛及内脏，将瓜蒂放入鸡肚内，加水、酱油、盐各适量，隔水炖熟，除去瓜蒂。1天内分次食完，隔日1次，连食数剂。适用于脾胃气虚见体倦神疲、少气懒言、面色无华者。带多色黄、下腹时痛者不宜多食。

④猪大肠250~300g，黑芝麻100g，升麻9g，盐、味精各适量。猪大肠洗净，升麻用纱布包好，同芝麻一起纳入大肠内，放入砂锅内，加水适量，煮至烂熟，去升麻，调味吃肠饮汤。每周2~3剂，连服3周。适用于各型子宫脱垂者。纳呆、便溏者不宜食用。

⑤芡实30g，核桃仁10g，红枣10g。芡实研粉，核桃仁研碎，红枣捣烂，上3味加水适量煮成粥，加糖少许，食用。每日1剂，连食数日至数周。适用于腰膝酸软、耳鸣头晕、小便清长者。带多色黄、口渴咽干者不宜多食。

⑥猪大肠250g，绿豆、糯米各50g。猪肠洗净，将浸过水的绿豆、糯米放入猪肠内，两端用绳子扎紧，放入砂锅内，加水煮2小时，至烂熟后食用。每日1剂，连服

10~15 剂。升举中气，清热利湿。适用于子宫脱垂伴感染、糜烂溃破、渗出脓液之湿热证。纳呆、便溏、形寒、肢冷者不宜食用。

2. 饮食禁忌

（1）寒性下坠的水产品：蚌肉、田螺、蛏子、海带等水产品性质十分寒凉，食用后会损伤脾气，进一步加重中气下陷，升提无力，使子宫脱垂难以回纳。此外，螃蟹、梭子蟹、蛇、甲鱼等亦具有寒性下坠的作用，可造成子宫虚寒下垂。

（2）性寒滑利食物：冬瓜、黄瓜、丝瓜、苦瓜、茭白、茄子、苋菜、葵菜、白菜、菠菜、刀豆等，性味寒凉而滑利，食用后会造成脾胃虚弱、固摄无力，而使子宫下垂难以回纳。

（3）生冷食物：子宫脱垂患者多为脾胃虚弱、肾阳衰弱。生冷食物和各种冷饮、冰镇食物、生梨、西瓜、柚子、柠檬、甜橙、柑、柿子、香蕉、荸荠、杏、酸枣、山楂、香瓜等寒凉冷利，食用后会进一步损伤脾胃，导致脾胃运化无力、中气下陷，从而加重子宫脱垂。

（4）伤气食物：子宫脱垂是由于虚弱疲劳、营养缺乏所致，而白萝卜、咸菜、竹笋、毛笋、大头菜、蕹菜、茶叶、醋等食物会伤气破气、损耗营养，使原已虚弱的身体因得不到足够的营养而更加虚弱无力，子宫固摄还纳之力更趋减弱，从而加重子宫脱垂。

（5）损伤脾胃的食物：百合、绿豆等虽为消暑解热之常品，但同时又有损伤脾胃的功效，尤其是脾胃虚弱的患者，食用后会导致气虚下陷，出现大便溏薄、子宫脱垂回纳困难等症状。

（6）产气食物：大豆、豆制品、炒蚕豆、白薯等产气食物可致肠道内气体充盈而造成腹内压力增高，从而加重子宫脱垂。

（7）辛辣刺激性食物：如辣椒、胡椒、咖喱、芥末、过浓的香料、酒等，不仅会加重子宫的炎症病变，而且也会导致便秘而使腹内压力增高，从而加重子宫脱垂。

【药物宜忌】

1. 西医治疗

（1）子宫托治疗：适用于Ⅰ度重型、Ⅱ度轻型子宫脱垂者。方法简便、安全、疗效可靠。将子宫托放入阴道内，可以支持盆底组织，阻止子宫脱出。患者还能参加劳动，而且又无不适感觉，取放简单。

①适应证：Ⅰ度、Ⅱ度脱垂无其他禁忌证者，均可使用；经非手术疗法后，为巩固疗效，配合使用；经其他非手术疗法无效或复发者；体质衰弱或因病不适宜手术治疗者。

②禁忌证：阴道口宽敞、阴道或穹隆过于短浅、肛提肌力弱等难以支持子宫托者；会阴Ⅲ度裂伤、重度膀胱膨出或直肠膨出，以及有膀胱或直肠瘘者；生殖器有炎症、肿瘤者。

③子宫托种类及用法

a. 环状子宫托：上托时洗净双手，平卧，两腿屈曲分开，将大、小阴唇分开，一手将托由阴道口斜着放入阴道内侧并逐渐放平，将托环的后端用食指推入后穹隆，前端向内上推送，卡在耻骨弓内侧 1~2cm 处，再用食指在阴道内检查托的大小是否合适、子宫颈是否卡在子宫托中，然后屏住呼吸站起及蹲下，若托环不脱出且无不适感，即可使用。

b. 喇叭花形子宫托：上托时洗手，平卧，屈腿分开，一手持托柄，将其弯曲面向上，然后将托盘后边沿阴道后壁推入阴道，越深越好，直到托盘到达宫颈为止，托盘吸住宫颈，托好后，屏气使子宫下降，同时用手指推住托柄，或将托放入后，缩肛数次亦可；或取侧坐姿势，将一脚搁在凳上，以同法将托放入；还可取蹲位姿势，以同法放托。取托姿势与放托相同，取托时不要用力过猛，可用拇、食、中指捏住托柄，将托上、下、左、右轻轻摇动，感到托盘不再吸住宫颈时即拉出；或先将托柄向下、向后拉，再向上、向前拉出。

④子宫托号码选择：从小号试起，以放入后屏气不脱落且无不适感为宜。

⑤注意事项

a. 使用前要详细检查全身和局部情况，选择质地、大小、形状适合的子宫托。

b. 放托前排净大小便，检查托的边缘是否光滑，涂些润滑剂。

c. 放托后，注意托与阴道壁之间应可通过指尖，以免过紧，引起压迫症状和局部反应。

d. 使用期间保持阴道清洁，经常坐浴，每晚将托取下清洗 1 次，次日白天将托放入阴道内。

e. 月经期和怀孕 3 个月后应停止使用。

f. 塑料子宫托可用 1:5 000 升汞水、1:8000 高锰酸钾溶液浸泡 10 分钟消毒，切勿煮烫，以防变形。

⑥盆底肌肉运动锻炼：在治疗期间可教会患者自行锻炼盆底肌肉。方法：患者坐于凳上，两小腿交叉，两手不扶东西站起，随后坐下。如此反复多次，可使盆底肌肉紧张度增加。

（2）手术治疗：适用于Ⅱ度、Ⅲ度子宫脱垂及非手术治疗无效者。

①阴道前后壁修补术：适用于Ⅰ度子宫脱垂伴有明显阴道前后壁膨出者。

②阴道前后壁修补加切除部分宫颈及缩短主韧带术：适用于阴道前后壁膨出及宫颈较长者。

③阴道子宫全切除加阴道前后壁修补术：适用于Ⅱ度、Ⅲ度子宫脱垂并发阴道壁膨出者。

（4）阴道纵隔成形术：本手术部分封闭阴道，患者术后会失去性交功能。适用于年老体弱或因其他疾病不能耐受复杂手术者。术前应排除子宫恶性肿瘤可能。术后应注意外阴清洁；避免伤口感染；避免便秘、长期站立、下蹲增加腹压，以免影响伤口愈合。

2. 中医治疗

（1）辨证治疗：本病中医称为"阴挺""阴痔"。多为素体不强，产后体虚，胞络松弛，气虚下陷，不能收摄所致。治疗当以补气升提为主。方药为补中益气汤加减。党参、白术、黄芪、当归各 12g，炒枳壳 10g，柴胡、升麻各 6g，炙甘草 3g。每日 1 剂，水煎服。若脱垂部分肿痛，白带多，小便赤涩、热痛，加炒黄柏 10g、龙胆草 6g；并配合服用补中益气丸，每次 6g，每日 2 次。

（2）验方

①黄芪、玉竹、山药各 24g，茯神、白术、巴戟天、杜仲、桑寄生各 12g，当归、陈皮各 9g，五味子、升麻各 6g。每日 1 剂，水煎服。

②炙黄芪、党参、生枳壳各 30g，山茱萸、白术、陈皮各 10g，茯苓、当归各 12g，菟丝子、益母草各 15g，五味子、升麻、炙甘草各 6g，大枣 5 枚。每日 1 剂，水煎服。

③乌梅 60g，五倍子、石榴皮各 10g。水煎后趁热熏洗，每日 2~3 次。

④升麻、当归、枳壳、蛇床子、乳没、赤芍、赤小豆各 24g，五倍子 10g。水煎熏洗。

⑤黄芪、益母草、枳壳各 10g，升麻 6g。水煎熏洗。

⑥生枳壳 60g，防风、艾叶、五倍子各 30g，朴硝、当归、川芎、桑枝、地榆、苍术、白矾各 15g，升麻、甘草各 10g。水煎后，过滤去渣，趁热熏洗。

（3）阴道塞药

①雄黄、铜绿、五味子各 15g，煅白矾 300g，桃仁（去皮）50g，蜂蜜 180g。先将雄黄、铜绿、五味子、煅白矾、桃仁研成粉末（留 5% 雄黄为衣）；蜂蜜在火上熬至滴入水中成珠，再将上药倒入混合，置皿中捣匀，再搓成丸，每丸重 20g，外包雄黄衣。3~4 日塞药 1 粒，4 粒为一疗程，共用 3 个疗程。每疗程完毕后停药 3~5 日，待阴道黏膜肿胀消退，再用第 2 个疗程。如发生溃疡，立即停药。本法不良反应有阴道黏膜肿胀和分泌物增多，局部有烧灼感和疼痛感，下腹坠胀、腰酸、头晕；也可出现胃肠道症状，如腹泻、腹痛等。肠胃道疾病、子宫颈糜烂、阴道溃疡者禁用。

②蓖麻子 500g。将蓖麻子洗净，捣成半碎状，炒成黄色（避免出油过多），再做成圆柱形，每个重 40g，用消毒纱布包好；先将外阴和子宫脱垂部分洗净，送入阴道内，将蓖麻子柱放入阴道，垫上消毒纸垫。每日 1 次，5~7 日为一疗程。

3. 药物禁忌

（1）行气破气类药物：如青皮、厚朴、佛手、木香、乌药、大腹皮、沉香等，可导致气虚而不利于疾病的治疗。

（2）苦寒驱虫药物：如使君子、苦楝根皮、川楝子、雷丸、鹤草芽、槟榔、鹤虱等均有一定的毒性，且性味苦寒，在驱虫的同时也会损伤人体正气，加重子宫脱垂的症状。如必须使用时，可选择外用。

（3）清热泻下药物：如大黄、芒硝、番泻叶、芦荟、甘遂、大戟、芫花、商陆、牵牛子、巴豆、石膏、知母、栀子、黄连、黄柏、黄芩、龙胆草、大青叶、板蓝根、穿心莲、贯众等，均对人体正气有较大的损伤作用，在泻下或热退后，人体正气亦随之大亏，从而使中气下陷而加重子宫脱垂的症状。

三、阴道前、后壁膨出

【概述】

阴道前、后壁膨出是指由于分娩过程中损伤或绝经后盆底肌肉组织松弛，引起直肠及阴道前、后壁（包括尿道及膀胱）向阴道口外突出的疾病。

1. 病因

（1）阴道前壁膨出：膀胱底部和尿道紧贴阴道前壁。阴道前壁主要由耻骨膀胱宫颈筋膜及泌尿生殖膈深筋膜支持，前者起自耻骨联合后方及耻骨弓，沿膀胱底部向前外方伸展，附着于宫颈前方。阴道筋膜向上与围绕宫颈的筋膜连接且与主韧带相会合。宫颈两侧的膀胱宫颈韧带对维持膀胱的正常位置也起重要作用。当分娩时，上述筋膜、韧带过度伸展或撕裂，加之产褥期又过早参加体力劳动，致使阴道支持组织不能恢复正常，膀胱及与其紧邻的阴道前壁上 2/3 段即可向下膨出，形成膀胱膨出。当支持尿道的耻骨膀胱宫颈筋膜前段受损，尿道及与其紧邻的阴道前壁下 1/3 段，以尿道外口为固定点，向后旋转和下降，形成尿道膨出。

（2）阴道后壁膨出：阴道分娩的产妇当第二产程延长时，直肠阴道间筋膜及耻骨尾骨肌纤维长时间受压而过度伸展或撕裂，导致直肠前壁似盲袋凸向阴道后壁，成为伴直肠膨出的阴道后壁脱垂。阴道后壁脱垂较阴道前壁脱垂少见。长期便秘、排便时用力向下屏气，以及年迈体弱可加剧其膨出程度。若损伤发生在较高处的耻骨尾骨肌纤维，可引起直肠子宫陷凹疝，疝囊内往往有肠管，故又称肠膨出。

2. 临床表现

（1）阴道前壁膨出：轻者无明显症状；重者自觉下坠、腰酸，并有块状物自阴道脱出，实为膨出的阴道前壁。长久站立、剧烈活动后或腹压增加时块状物增大，下坠感更明显。若仅有阴道前壁合并膀胱膨出时，尿道膀胱后角变锐，常导致排尿困难而有尿潴留，甚至继发尿路感染；若膀胱膨出合并尿道膨出、阴道前壁完全膨出时，尿道膀胱后角消失，在咳嗽、用力屏气等增加腹压时有尿液溢出，称张力性尿失禁。

阴道前壁膨出分 3 度：膨出的阴道前壁向下突出，但仍位于阴道内称 Ⅰ 度膨出；部分阴道前壁脱出于阴道口外称 Ⅱ 度膨出；阴道前壁完全膨出于阴道口外称 Ⅲ 度膨出。

若支持尿道的耻骨膀胱宫颈筋膜前段受损后，因尿道及与其紧邻的阴道前壁下 1/3 段是以尿道外口为固定点，故在向后旋转和下蹲时，即可导致尿道膨出。阴道前壁 3 度膨出均合并有尿道膨出。

（2）阴道后壁膨出：轻者多无不适；重者自觉阴道下坠、腰痛及排便困难，有时需用手指推压膨出的阴道后壁方能排出粪便。

3. 辅助检查

阴道前壁膨出往往合并尿道感染，尿检镜下可见大量白细胞；阴道前壁膨出原因不明者，可行 B 超检查，以明确诊断。

【饮食宜忌】

1. 饮食宜进

（1）饮食原则

①应多食富含蛋白质的滋补食品，如乌骨鸡、淡菜、黄鳝、鲫鱼、大豆、花生、黄豆、大枣、山药等。

②有湿热带下量多者，需多食水果、蔬菜及水产品，如荠菜、冬瓜、海带等。

（2）药膳食疗方

①猪肾 250g，切腰花；杜仲 15g 加清水 300mL，熬成浓汁 50mL；姜切片；葱切节；用一半杜仲汁加入黄酒 25mL、豆粉 15g 和盐调拌腰花；白糖 5g、醋 5mL、酱油 5mL、豆粉 5g 兑成芡汁。将锅置武火上烧热，将上料倒入混合并加适量油，至八成熟时放入花椒适量，投入腰花、葱、姜、蒜，快速炒散，即沿锅倒入芡汁，翻炒均匀，起锅即成。每日 1 次。适用于阴道前、后壁膨出证属肾阳虚者。

②羊肾 30g 洗净，去内膜后切细；羊肉 60g 洗净后切碎。枸杞叶 250g 煎汁去渣，同羊肾、羊肉、葱白 2 根、大米 150g 一起放入锅中煮粥，粥成后加盐少许，稍煮即成。每日 1 次，宜常服。适用于阴道前、后壁膨出证属肝肾不足者。

③将炒枳壳 60g、升麻 15g、黄芪 130g，加水 800mL，水煎去渣取汁 500mL，加红糖 100g 调匀即可。每次 20mL，每日 3 次，宜常服。适用于气虚型阴道前、后壁膨出者。

④芡实、核桃肉、红枣肉各 20g，煮粥，加糖调味服食。每日 1 次，可常服。适用于气虚型阴道前、后壁膨出者。

⑤鲤鱼 1 尾洗净，在鱼身切"十"字花刀；水发香菇 15g 切开；党参 6g、黄芪 10g 洗净，切片。将锅置旺火上，放入花生油 1000mL，烧至六成熟，下鲤鱼炸成金黄色，捞出沥油。将锅置火上，放入猪油 20g、白糖适量，炒成枣红色时加入清汤 500mL，下炸好的鱼、党参、黄芪，置武火上烧沸后，移文火上煨，待汤汁已浓，将鱼捞出装盘，择去党参、黄芪，再把冬笋片 15g、香菇放入汤内，加黄酒、食盐、酱油、葱丝、蒜片、生姜汁适量，调味烧沸后，加水淀粉适量，淋上猪油适量，浇在鱼面即成。可供佐餐，宜常食。适用于气虚型阴道前、后壁膨出者。

⑥将炙黄芪、党参各 30g 切片，用冷水浸泡半小时，入锅煮沸，后用小火煎成浓汁，取汁后加浸泡液合并，再分 2 份，每日早、晚与大米 100g 加水适量煮粥，粥成后，加入白糖稍煮即成。每日 2 次，宜常服。适用于气虚型阴道前、后壁膨出者。

⑦将猪大肠 250g 翻洗干净，再翻还原；巴戟天 50g 洗净，装入大肠，置锅中，加入葱、姜、水适量，将锅置武火上烧至大肠熟烂即成，食用时，加盐适量。隔日 1 次，常食。适用于气虚型阴道前、后壁膨出者。

⑧将鳝鱼 1000g 剖腹，去内脏后洗净，放入沸水锅稍烫一下，捞出，去头、尾，剁成 6cm 长段；熟火腿 150g 切片；姜切片；葱切段。锅内注入清水，下一半葱、姜、黄酒，待水沸后，把鳝段放沸水锅内烫一下捞出，放在汤碗内，上面放火腿片、党参

10g、当归 5g，加姜片、葱段、黄酒、胡椒粉、盐适量，倒入清鸡汤 200mL，盖好盖子，用湿纸巾封严口，上笼蒸约 1 小时，取出后启封，拣出姜片、葱段，适量调味即成。可供佐餐，宜常服。适用于气虚型阴道前、后壁膨出者。

⑨将鸡蛋 1 个打一小孔，塞入升麻末 5g，搅匀，取卫生纸沾水封口，封口向上，放锅内煮熟，去壳内服。早、晚各服 1 次，每疗程 10 日，停药 2 日后开始第 2 个疗程，连服 3 个疗程。适用于气虚型阴道前、后壁膨出者。

⑩将党参 30g、山药 10g、白莲子 5g、白茯苓 10g、芡实 10g 粉碎后碾细末，加入糯米粉 1000g，白糖、水适量，揉成面团。将面团搓成长条状，切小块制成糕状，上笼用武火蒸 20～30 分钟熟透即成。可作点心，宜常吃。适用于气虚型阴道前、后壁膨出者。

⑪将猪大肠 1 段洗净；把升麻 15g、黑芝麻 50g 装入大肠，放锅中，加入适量姜、葱、绍兴酒、盐、水适量，将锅置武火上烧沸，再用文火炖 3 小时即成。每日 1 次，常食。适用于气虚型阴道前、后壁膨出者。

2. 饮食禁忌

（1）不宜食生冷、寒凉之品，如蚌肉、田螺、螃蟹等不利于阴道壁膨出恢复的食品。百合等水果多食易损伤脾胃阳气，故不宜多食。

（2）忌食伤气之物，如白萝卜、荠菜、竹笋等伤气耗气之品，不利于阴道壁回纳。

【药物宜忌】

1. 西医治疗

根据妇女的生理特点、体质、年龄、工种等具体情况，合理安排和使用女性劳动力。注意保持大便通畅，积极治疗支气管炎、腹泻等可使腹压增高的疾病。无症状的轻度患者不需治疗；有自觉症状但因其他慢性疾病不宜手术者，可置子宫托缓解症状，需日间放置、夜间取出，以免因异物长期压迫引起尿瘘、粪瘘；自觉症状明显的重度患者应行阴道前、后壁及会阴修补术。

2. 中医治疗

（1）辨证治疗：本病属中医学"阴挺""子肠不收"等范畴，多与气虚下陷有关。中医治疗本病主要根据临床证候特点，分别予以补虚、举陷、固脱，或补中气，或补肾气，佐以升提；合并湿热者，宜先清热利湿，热清湿祛后以补气扶正为主。除中药全身治疗外，还要重视局部熏洗、护理及卫生保健。

①气虚

主症：阴道壁松弛膨出，劳则加重，小腹下坠，身倦懒言，面色不华，四肢乏力，小便频数，带下量多，质稀色淡，舌淡苔薄，脉缓弱。

治法：补中益气，升阳举陷。

方药：人参 25g，黄芪 20g，甘草 6g，白术 10g，升麻 6g，柴胡 6g，当归 10g，陈皮 6g，金樱子 10g，杜仲 15g，续断 15g。

用法：每日 1 剂，水煎服。

加减：带下量多清稀者，加茯苓 20g、车前子 15g（包煎）、莲子 20g；小便频数者，加益智仁 15g、乌药 10g、桑螵蛸 20g；腰痛者，加菟丝子 20g、桑寄生 15g；小腹胀痛者，加香附 15g、茴香 6g；阴中痛者，加白芍 15g、郁金 15g、川楝子 10g。

②肾虚

主症：阴道壁膨出，日久不愈，头晕耳鸣，腰膝酸软冷痛，小腹下坠，小便频数，入夜尤甚，带下清稀，舌淡红，脉沉弱。

治法：补肾固脱，益气升提。

方药：熟地黄 20g，当归 10g，山茱萸 10g，枸杞子 15g，杜仲 10g，人参 5g，山药 15g，黄芪 20g，甘草 6g。

用法：每日 1 剂，水煎服。

加减：腰腹冷痛者，加茴香 6g、补骨脂 15g、肉桂 3g；日久气陷者，加升麻 15g、芡实 15g、金樱子 15g；带下量多者，加白芷 15g、牡蛎 30g；小便频数者，加益智仁 15g、桑螵蛸 20g；便溏者，加炒白术 15g、葛根 15g。

（2）验方

①炒枳壳 60g，升麻 15g，黄芪 130g，红糖 100g。炒枳壳、升麻、黄芪加水 800mL，水煎去渣取汁 500mL，加红糖调匀即可。每次 20mL，每日 3 次，宜常服。

②炙黄芪、党参各 30g，粳米 100g，白糖适量。将炙黄芪、党参切片，用冷水浸泡半小时，入锅煮沸，后用小火煎成浓汁，取汁后加浸泡液合并，再分 2 份，每日早、晚与粳米加水适量煮粥，粥成后，加入白糖稍煮即成。每日 2 次，宜常服。

③芡实、核桃肉、大枣肉各 20g，白糖适量。煮粥，加白糖调味服食。每日 1 次，可常服。

3. 药物禁忌

（1）忌行气破气类药物：行气破气类药物如青皮、厚朴、佛手、木香、乌药、大腹皮、沉香等，可引起气虚而不利于疾病的治疗，应慎用。

（2）忌苦寒驱虫、清热泻下药物：因苦寒驱虫药物如使君子、苦楝子、雷丸、槟榔等；清热泻下之品如大黄、芒硝、牵牛子、番泻叶、芦荟、甘遂、大戟、芫花、巴豆、石膏、知母等，对人体正气有较大的损伤作用，用之不当会使脾胃受损而加重症状，故当慎之。

四、骨质疏松症

【概述】

骨质疏松症（primary osteoporosis）是指骨量降低、骨结构失常、骨骼脆性增加，易于发生骨折的全身骨骼疾病，分为 I 型（绝经后骨质疏松症）和 II 型（老年性骨质疏松症）。随着人口的老龄化，原发性骨质疏松症的发病率呈逐年上升趋势，目前全世界大约有 2 亿人患有骨质疏松症，其中大多数为中、老年人，尤以绝经后妇女为常见。原发性骨质疏松症已不仅仅是一个严重威胁人类健康、影响老年人生活质量的医疗问题，更是一个公共卫生和社会问题。

1. 病因

骨质疏松症的具体病因尚未完全明确，一般认为与以下因素有关。

（1）内分泌因素：女性患者由于雌激素缺乏造成骨质疏松；男性则由性功能减退所致的睾酮水平下降引起的。骨质疏松症在绝经后妇女中特别多见，卵巢早衰则使骨质疏松提前出现，因此提示雌激素减少是发生骨质疏松的重要因素。

一般来说，老年人存在肾功能生理性减退，表现为 $1,25-(OH)_2-D_3$ 生成减少，血钙降低，进而刺激甲状旁腺激素分泌，故多数报道血中甲状旁腺激素浓度常随年龄增加而增加，增加幅度可达 30%，甚至更高。一般认为老年人的骨质疏松和甲状旁腺功能亢进有关。

有研究显示各年龄组女性的血降钙素水平较男性低；绝经组妇女的血降钙素水平比绝经期妇女低，因此认为血降钙素水平的降低可能是女性易患骨质疏松的原因之一。

（2）遗传因素：骨质疏松症以白人尤其是北欧人种多见，其次为亚洲人，而黑人少见。骨密度为诊断骨质疏松症的重要指标。骨密度值主要决定于遗传因素；其次受环境因素的影响。

（3）营养因素：已经发现青少年时钙的摄入与成年时的骨量直接相关。钙的缺乏可导致 PTH 分泌和骨吸收增加，低钙饮食者易发生骨质疏松。维生素 D 的缺乏可导致骨基质的矿化受损，出现骨质软化症。长期蛋白质缺乏造成骨基质蛋白的合成不足，导致新骨生成落后，如同时有钙缺乏，则骨质疏松加快出现。维生素 C 是骨基质羟脯氨酸合成中不可缺少的元素，能保持骨基质的正常生长和维持骨细胞产生足量的碱性磷酸酶，如缺乏维生素 C 则可使骨基质合成减少。

（4）废用因素：肌肉对骨组织可产生机械力的影响。肌肉发达、骨骼强壮，则骨密度值高。由于老年人活动减少，使肌肉强度减弱、机械刺激少、骨量减少，同时肌肉强度的减弱和协调障碍使老年人较易摔跤，伴有骨量减少时则易发生骨折。老年人患有脑卒中等疾病后长期卧床，因废用因素导致骨量丢失，容易出现骨质疏松。

（5）药物及疾病：抗惊厥药，如苯妥英钠、苯巴比妥以及卡马西平，可引起维生素 D 缺乏及肠道钙的吸收障碍，并且继发甲状旁腺功能亢进。过度使用包括铝制剂在内的制酸剂，能抑制磷酸盐的吸收并导致骨矿物质的分解。糖皮质激素能直接抑制骨形成，降低肠道对钙的吸收，增加肾脏对钙的排泄，并能引起甲状旁腺功能障碍。长期使用肝素会出现骨质疏松，具体机制未明。化疗药物，如环孢素 A，已证明能增加啮齿类动物的骨更新。

肿瘤，尤其是多发性骨髓瘤的肿瘤细胞产生的细胞因子能激活破骨细胞；儿童或青少年的白血病和淋巴瘤可导致骨质疏松，但其骨质疏松常是局限性的。胃肠道疾病，如炎性肠病导致的吸收不良和进食障碍；神经性厌食症导致快速的体重下降以及营养不良。以上疾病均可导致骨质疏松症。

（6）其他因素：酗酒对骨有直接毒性作用；吸烟能增加肝脏对雌激素的代谢，另外还能造成体重下降并致绝经提前；长期的高强度运动可导致特发性骨质疏松症。

2. 临床表现

本病系逐渐发病，大部分患者往往无症状或临床表现轻微。局限性腰背疼痛是原发性骨质疏松症最常见的临床症状；部分患者也可出现类似肋间神经痛的带状痛或四肢放射痛。身高缩短、驼背是另一类主诉，身高可短缩超过 10cm。骨质疏松程度较轻时常无症状，往往偶由摄 X 线片发现椎体压缩性骨折。

体格检查的重点：①腰背部畸形：胸腰椎不同部位继发疏松性骨折，可出现圆背、凹圆背、驼背、平背、凹背等腰背部畸形。②腰背部叩击痛：原发性骨质疏松症引起的多发性鱼尾状或楔形变，腰背部叩击痛广泛；如合并新鲜压缩性骨折，腰背部叩击痛局限于骨折处；局限于上位胸椎或下位腰椎的叩击痛，多为转移性骨肿瘤或多发性骨髓瘤。③指（趾）甲变脆、变软、易裂：可能是维生素 D 缺乏引起钙肠吸收减少，指（趾）甲脱钙的表现。

3. 辅助检查

（1）骨密度检测：双能 X 线吸收骨密度检测法以其准确度和精确度高、辐射剂量低、检查时间短等优点被广泛应用于临床。DEXA 检测的部位主要是腰段脊柱和髋部。骨密度测定报告包括直接测定 T 值和 Z 值。T 值是指骨密度距离正常青年成人平均峰值的标准差；Z 值是骨密度检测值距离同年龄组均值的标准差。两者是综合分析指标，具有诊断价值。

中国老年医学会骨质疏松委员会骨质疏松诊断标准学组，1999 年制定的中国人原发性骨质疏松症建议诊断标准如下。

①骨质正常：骨密度比同性别正常年轻人的平均值低 1.0 个标准差以内（T 值≥ - 1.0）。

②骨质减少：骨密度比同性别正常年轻人的平均值低 2.0 个标准差以内（ - 1.0 > T 值≥ - 2.0）。

③骨质疏松：骨密度比同性别正常年轻人的平均值低 2.0 个标准差以上（T 值≤ - 2.0）。

④重度骨质疏松：骨密度比同性别正常年轻人的平均值低 2.0 个标准差以内（T 值 ≤ - 2.0），并伴有疏松性骨折。

（2）X 线检查：胸腰椎正侧位 X 线片对骨量减少不敏感，只有骨量丢失超过 30%~50% 时，才能观察到骨质疏松的征象。因而 X 线检查对原发性骨质疏松症的早期诊断帮助不大，但在发现临床症状不典型的椎体骨折及与其他骨病相鉴别仍具有一定的临床价值。

（3）体液生化检查：①与骨矿物质有关的生化检查，如血钙、磷、镁，尿钙、磷、镁；②与骨转换有关的生化检查，骨形成的常用指标是血清总碱性磷酸酶或骨特异性碱性磷酸酶、骨钙素；骨吸收的常用指标是吡啶交联物、羟赖氨酸糖苷。

（4）其他检查：心电图、肝和肾功能、血糖、血脂等项目的检测有利于患者合并疾病的诊断和药物的运用。

【饮食宜忌】

1. 饮食宜进

（1）饮食原则

① 合理营养、科学配餐：在原发性骨质疏松症的治疗方面，合理营养可以作为药物疗法的辅助措施。主食应以米、面、杂粮为主，做到品种多样，粗细搭配。副食应多吃含钙多的食物，如牛奶、奶制品、虾米、虾皮、豆类、海藻类和鸡蛋等。植物类食品，应以绿叶菜、花菜类等为主。每日应进食足够量的奶制品。

② 保证钙的摄入：老年人的消化道对钙的吸收能力下降，血钙水平下降，刺激甲状腺分泌增加，加速骨质丢失，适时补钙有利于减少老年人地骨丢失。充足的钙摄入是一种对抗骨量吸收的因素，每日 1000mg 钙摄入量，可以增加消化道对钙的吸收，减少甲状旁腺的分泌，延缓椎骨和四肢骨的骨量丢失。补充钙量不宜过大，24 小时尿钙应低于 300mg。钙的主要来源为食物，乳制品含钙丰富。食物不够者可适当服用钙剂。

③ 补充维生素 D：维生素 D 是促进钙沉淀骨化的重要物质。服用维生素 D 能增强肠道对钙的吸收，并使之沉积骨化，使骨质坚实。因此，骨质疏松症患者宜常服维生素 D，并晒太阳。

④ 适量补充氟：用氟化物治疗骨科疾病是近 10 年的尝试，美国等一些国家开始探索用氟化物来防治骨质疏松症。饮用水中含微量的氟化物，有助于防治骨质疏松症。饮用一定量含氟水的居民，发生骨盆骨折的数量较对照组居民少一半；饮用含氟水长达 5～10 年的 70 岁以下女性，其骨骼的坚固性较没有饮用含氟水者明显增强。因此，有学者认为，患骨质疏松症的患者宜适量补充氟。

⑤ 含锰的食物：骨质疏松症的原因之一是缺锰。美国一位篮球超级球星患了骨质疏松症，常出现骨折，医生分析这位运动员的血液时发现，血液中没有锰，锌和铜的含量亦不足。这位球星在服用无机盐补充剂并改变饮食 6 周后，又生龙活虎地重返球场了。此后，科学家又对动物和人进行锰剂试验，其结果都说明，锰缺乏是引起骨质疏松症的原因之一。因此，骨质疏松症患者，在补足维生素 D、钙等的同时，也应适当多吃些含锰较高的食物。

（2）饮食搭配

① 蟹粥：鲜湖蟹 2 只，取蟹肉（带黄），待粳米粥熟时，加入蟹肉，再加生姜、醋和酱油。常服。对骨质疏松症早期有一定辅助治疗作用。

② 乌鸡与三七：雄乌鸡 1 只（约 500g），去毛及内脏，洗净；三七 5g，切片，纳入鸡腹中，加少量黄酒，隔水清炖，熟后用酱油蘸食。常食。对骨质疏松症早期有一定辅助治疗作用。

（3）药膳食疗方

① 黄豆猪骨汤：黄豆 250g，猪骨 1000g，加水 5000mL 慢火炖熟，加入姜、盐等调味品，以菜汤食之。本汤猪骨，强筋健胃；黄豆去其黏腻之味。适用于骨质疏松症早期腰背疼痛，缓慢而持久；或作为日常饮食以防治骨质疏松症的发生。

② 羊骨大枣汤：羊骨 500g，大枣 150g。先将骨砸烂，加入水，慢火煮约 1 小时，加入大枣煮约 20 分钟后取出，饮汤，可佐餐。本汤强筋健胃，培补脾胃。用于老年骨质疏松症，见腰膝酸软疼痛、四肢乏力等症。

③ 楂枣莲苡粥：山楂 50g，大枣 50g，莲子 30g，薏苡仁 100g。上 4 味加水煎取浓汁，去渣后加入粳米、冰糖，文火煮粥，可频服或顿服。适用于骨症疏松脾气虚弱者，症见胃脘不适、纳呆、饮食不馨、恶心呕吐等。

④ 何首乌粥：何首乌 30g，加入 1500mL 水，煎取浓汁，加入龙眼肉 10g、粳米 100g、大枣 7 枚、冰糖适量，温火煲咸粥。本方滋肝补肾，益气养血。方中何首乌、龙眼肉补肝肾、益精血；粳米、大枣养胃益气。适用于骨质疏松症后期肝肾亏损，气血亏虚而见腰膝酸软乏力、爪甲不荣等症。

⑤ 海带饮：将海带 9g 洗净，开水冲泡，代茶饮。用于骨质疏松症患者后期出现骨质增生者。

⑥ 黄芪茯苓猪骨汤：黄芪 30g，土茯苓 6g，猪骨 500g。将猪骨洗净、砸碎，与黄芪、土茯苓一起放入砂锅内，加清水适量，先用武火煮沸，再改用文火煲 2 小时，加入调料。本汤具有补肾强腰，健脾益气之功。适于骨质疏松症患者见腰膝疼痛、四肢乏力、纳呆、小便不利，甚至浮肿等。

（4）饮食营养预防：人体需要的营养素与骨质疏松症密切相关的主要是钙、磷、维生素 D_3、蛋白质。营养素与骨质疏松症两者之间通过骨量作为联合点，虽然营养素对骨量的影响低于 10%，但其作为可控因素，通过合理营养可使机体得到最大峰值骨量。峰值骨量对骨密度的影响大于骨丢失的速度。

1）钙对骨质疏松症的预防：①避免高钠、高蛋白饮食。高钠饮食钠重吸收增加，尿钙排出增加，一般膳食需氯化钠 6g/d。②从胎儿、婴儿开始重视钙的摄入。胎儿、婴儿期要保证足够钙摄入，以获得最佳峰值骨量。孕妇、乳母钙摄入 1000～1500mg/d，利于胎儿、婴儿发育。③选择含钙量高的食物，如芝麻酱、虾皮、海米、海带、银耳、牛奶、豆制品和奶酪等。100mL 牛奶含 120mg 左右的钙，如为乳糖不耐受者，可供给豆奶。睡前饮一杯牛奶或酸奶，可减少夜间的骨吸收。④合理的平衡膳食及科学烹调法，可提高钙的利用率。多吃含维生素 D 丰富的食物，如鱼肝油、沙丁鱼罐头、蛋黄、鲮鱼、鲢鱼、鸡肝等。可促进钙吸收。维生素 A 参与骨有机质胶原和黏多糖的合成，有利于骨骼钙化；动物肝脏、蛋黄、鱼肝油、蔬菜含丰富的胡萝卜素，可在肝脏转变为维生素 A。⑤养成良好的生活习惯。足够、适量的运动，多晒太阳，促进皮肤合成维生素 D。每天在柔和阳光下散步 40 分钟就可保证机体所需的维生素 D。避免过度吸烟。避免过度饮用酒类、咖啡、可口可乐等。

2）磷对骨质疏松症的预防：人体内 4/5 的磷储存于骨骼和牙齿中，其余 1/5 以有机磷的形式储存于软组织和体液中。血浆和细胞外液中磷的浓度是骨矿物质形成和吸收的重要因素。磷缺乏，可影响骨矿物质沉积，从而导致骨丢失。但人类膳食中不存在磷供给不足的问题（仅在长期服用不吸收的抗酸制剂，如氧化铝凝胶时才会引起肠道磷吸收的减少）。因此，我国营养素的日推荐量没有规定磷的供给量，实际上膳食中供给的磷往往超标。

高磷摄入虽然能减少尿钙排出，但 Calva 等于 1990 年在人体试验中发现高磷低钙（钙 400mg/d，磷 1700mg/d）可使血清甲状旁腺素（PTH）持续升高。Meta 等对 28 名 24~38 岁妇女桡骨中远端骨无机盐密度（BVD）及骨无机盐含量（BMC）测试表明，桡骨无机盐含量与磷摄入呈显著负相关。此外，磷对 $1-\alpha$ 羟化酶的抑制，可导致血液中活性维生素的降低。

磷酸类软饮料（如可乐）中添加的磷和咖啡因，可能影响骨质。Wyshak 等于 1994 年的调查表明，女性骨折的发生率与可乐饮料的饮用量呈正相关，与钙摄入呈负相关。

过去营养学家很强调钙磷比值在 1:1~1:2，这主要是根据骨骼中钙磷相对原子质量（分子量）比值 1.6:1。近年来国外文献报道，钙磷比值（0.08~2.4）:1，对成人钙吸收和钙平衡没有影响，但鉴于高磷低钙可引起继发性甲状旁腺功能亢进，进而导致钙调节激素的紊乱，可能影响最佳峰值骨量的获得和加速骨丢失，故仍应增加钙摄入，限制高磷摄入，保持适量的钙磷比例，尤其是改善嗜饮磷含量高的碳酸饮料的习惯，对预防骨质疏松是有益的。

3）维生素 D 对骨质疏松的预防：维生素 D 对骨代谢的影响具有双向性，一方面维生素 D 通过促进肠道钙吸收来促进新骨钙化；另一方面，在甲状旁腺素地协同作用下通过启动破骨细胞——酶链使骨吸收作用加强，促进钙盐从骨中游离出来，从而保持骨盐代谢的平衡。但是，上述机制尚未完全清楚。通过增加日照或行日光浴，可促进人体内源性维生素 D 的合成。对 65 岁以上的老年人而言，由于肾功能的减退，血中 $1,25-(OH)_2D_3$ 浓度较年轻人降低 40% 左右。所以，老年人适量补充维生素 D_3 有利于预防骨质疏松。

4）蛋白质对骨质疏松的预防：蛋白质缺乏时骨胶原和骨矿含量减少，骨强度降低。Bonjour 等发现，低蛋白引起的骨量减少可能与肝脏中胰岛素样生长因子（IGF-1）产生不足有关。Orwoll 观察到人血清白蛋白随年龄增长而降低。他认为，蛋白代谢的改变与老年人骨量减少有关。但蛋白质缺乏到何种程度才会影响到骨量还需进一步研究。

蛋白质摄入使尿钙持续增加，最终导致负钙平衡，且不能被增加钙摄入而纠正。Kerstetter 等 1995 年总结了 19 项研究发现，低蛋白（25~74g/d）和钙摄入 500~1 400mL/d 能保持钙平衡；蛋白质摄入 >75g/d，即使钙摄入达 600~1400mg/d，钙仍为负平衡。当蛋白质摄入 >175g/d，尿钙排泄与其成直线相关。这可能与 Wachaman 和 Brtnstem（1968 年）提出的酸性成分假说有关。即高蛋白膳食可能缓慢地增加固定酸的产生，为缓冲固定酸，会产生骨溶解，由此引起骨质疏松性骨量丢失。此外，膳食中含硫氨基酸代谢所产生的硫酸根离子与钙结合，可使肾小管对钙的重吸收减少。Abelow 1992 年报道，16 个国家和地区的 34 个独立研究机构对 50~85 岁妇女累积的髋骨骨折发生率与动物蛋白摄入量进行相关性分析，发现两者呈正相关。

上述结果提示，高蛋白摄入很可能是骨质疏松的危险因素。从预防的角度看，避免蛋白摄入过量是明智的。

5）其他营养素对骨质疏松的预防

① 维生素 K：植物中维生素 K 称叶绿醌，即维生素 K_1；细菌中的维生素 K 称甲萘醌，即维生素 K_2；动物组织中两者均有。骨的有机质中 20% 为骨钙素。骨钙素是由 48~57 个氨基酸残基组成的低相对原子质量（分子量）的蛋白质，其分子中 3 个谷氨酸残基在羧化酶（维生素 K 是其辅酶）的作用下，羧化为 γ-羧化谷氨酸，可与羟磷灰石中的钙离子结合。如缺乏维生素 K 或服用维生素 K 拮抗剂，如华法林时，可影响谷氨酸残基羧化，因而与钙结合力降低，影响骨骼的正常矿化。

老年骨质疏松症患者血中骨钙素水平增高，这是缘于部分谷氨酸残基未羧化，与钙结合力降低，不能沉积在骨组织中之故。给予维生素 K 后，可增加骨钙素合成与分泌，改善这一状态，从而抑制骨吸收，促进骨形成，减少骨丢失。

深绿色蔬菜是维生素 K 的主要食物来源，如菠菜、萝卜缨等。维生素 K 的吸收依赖于胆盐，当患有肝、胆疾病伴脂肪吸收不良时，口服维生素 K 效果不良。每日给维生素 K1~2mg，连用 2~4 周，可使钙、磷由负平衡转向正平衡。美国《食物与营养百科全书》日推荐量中根据维持正常凝血时间，推荐成年男女每日维生素 K 供给量为 80μg 和 65μg，但尚不足以维持骨骼健康。其合理剂量尚待进一步研究。此外，也要防止维生素 K 的毒性反应，如贫血、红细胞增多症、脾肿大和肝肾功能损害等。

② 钠、钾：高钠饮食可使尿钠增加，肾小球对钙的滤过率增加并抑制肾小管对钙的重吸收，导致血钙降低，血甲状旁腺素分泌增加，骨吸收增强，导致骨密度降低。一般每日食盐量以 6g 为宜。钾的作用与钠相反。

③ 铜、锰、锌：铜是骨基质中赖氨酰氧化酶的辅酶；锰是骨基质中硫酸软骨素合成过程中糖基转移酶的辅酶。锰、铜元素缺乏，可使骨结构和功能异常，从而影响骨盐沉积，致骨形成作用减弱，导致骨质疏松。锌是体内许多酶的辅酶。锌缺乏，不但影响成骨细胞增殖、分化，还可使其数量减少，活性降低，而且锌是碱性磷酸酶和碳酸酐酶的辅助因子，当这两种酶活性降低时，可影响骨盐沉积。此外，锌缺乏还使骨质中氨基多糖代谢障碍，进一步使骨矿化受阻，其结果为骨质疏松。适量补充铜、锰、锌对预防骨质疏松大有裨益。

④ 氟：氟通过激活环腺苷酸（cAMP）活性，提高细胞内环腺苷酸水平，增加胞质内钙离子浓度，稳定骨矿系统，降低骨矿溶解度，抑制骨吸收，促进骨细胞增殖。氟缺乏时，成骨细胞活性降低，磷灰石溶解性增强，导致骨质疏松。氟过量时使骨组织中磷灰石结晶结构破坏，力学性能降低，并产生异位钙化。氟化钠治疗骨质疏松症三十余年的历史表明，血氟水平在 95~195μg/mL 范围内对骨质量是有益的。

⑤ 镉、铝、铅：这些有毒重金属通过影响成骨细胞活性、酶的活力、钙吸收及骨矿化等多种方式导致骨质疏松。保护环境，防止食物污染是预防骨质疏松症的又一重要途径。

2. 饮食禁忌

（1）忌食不易消化的食物：骨质疏松症患者脾胃消化功能欠佳。脾气亏虚，胃腐熟水谷的功能下降，故不宜食用高粱面、山芋等不易消化的食物。

（2）忌偏食：各类营养物的供给应平衡，如骨质疏松患者不仅仅缺乏维生素 D，亦有可能缺乏维生素 B_6、维生素 B_{12}、维生素 K 等，而这些物质的缺乏也增加了骨质疏松症发生的危险性。

（3）忌辛辣油腻之品：辛辣之品性热属阳，进入体内易助热生火，耗伤津液，使肾精更亏而加重病情，故当忌食辣椒之品。油腻过重易助长湿热，蕴阻脾胃，而影响运化功能，故应忌肥肉等油腻之品。

（4）忌高盐饮食：饮食过咸，盐的摄入过多，食盐中的某些成分会与钙结合成不溶性化合物，而妨碍钙的吸收；吃盐多也会增加钙的流失，促发或加重本病。

（5）忌过食甜食：过多食用砂糖、糖果、点心、水果等食品，摄入糖分过多，也会影响钙的吸收，使机体缺钙，从而加重本病病情。

（6）忌过食高蛋白食物：多吃瘦肉、鸡蛋、牛奶、豆腐等高蛋白食物，使摄入蛋白质过多，会增加体内钙的流失，促发或加重骨质疏松症。

（7）忌喝咖啡：嗜好喝咖啡者较不喝者易致钙流失。其原因可能是咖啡中所含的咖啡因有利尿作用，能加速钙盐的排泄。故本病患者忌喝咖啡，以利于疾病的治疗。

【药物宜忌】

1. 西医治疗

骨质疏松症的治疗药物，可根据作用机制分为骨吸收抑制剂和骨形成促进剂。前者如雌激素、雌激素受体调节剂、降钙素、异丙氧黄酮、活性维生素 D_3 和二膦酸盐等；后者如甲状旁腺素、氟化物、雄激素及生长激素等。

（1）钙剂：钙为正常骨骼生长发育所必需，钙摄入不足，会降低骨皮质峰值，并使成年人骨丢失增加，补充钙剂能降低骨皮质和骨小梁中骨的丢失。目前，虽无明确证据表明单纯补钙就能降低骨折的发生率，但补钙至少应作为骨质疏松症的辅助疗法。凡骨质疏松症患者均应适当补钙，剂量（按钙元素）1～2g/d，以提高膳食中钙的含量为主。常用的钙剂有乳酸钙、氯化钙、碳酸钙等，其中以碳酸钙最佳，含元素钙最高（约40%），且吸收好（39%）。

（2）维生素 D 类：老年性骨质疏松症往往是由于 $1,25-(OH)_2D_3$ 合成障碍导致维生素 D 缺乏，骨量丢失。维生素 D 能增强肠道对钙和磷的吸收；抑制甲状旁腺素的分泌；促进骨细胞分化，增加骨量。临床常用的有阿法骨化醇和骨化三醇（罗盖全）。由于这两类制剂均可引起高钙血症和高钙尿症，且发生率较高，故需定期监测血清钙和肌酐水平，以防中毒。阿法骨化醇，0.25～1μg/d，服用后经肝羟化酶发挥作用。骨化三醇，0.25～1μg/d，使用后直接发挥作用，适用于肝、肾功能不良者，用药时应摄入足够的元素钙。

（3）雌激素替代治疗：雌激素为防止妇女绝经期后骨丢失的首选药物，主要通过抑制骨吸收及重建骨代谢平衡。单独使用雌激素有可能患乳腺癌或子宫内膜癌，故应使用最低有效剂量并辅以适当的孕激素。常用的方法有：

① 妊马雌酮（结合型雌激素，倍美力）口服 0.3～0.625mg/d，1 个月为一个周

期，最后 10 ~ 14 天连服甲羟孕酮 5mg/d，每 3 ~ 6 个月用 7 ~ 10 天。

②长效雌激素国产尼尔雌醇（戊炔雌三醇，维尼安）1 ~ 2mg/次，每 2 周 1 次，服用 6 次后联合应用甲羟孕酮（安宫黄体酮），6 ~ 10mg/d，每 3 ~ 6 个月用 7 ~ 10 天。如停药后不发生子宫出血，则可延长服至 12 次后（即 6 个月）加服安宫黄体酮。

③替勃龙（7 - 甲基异炔诺酮）具有雌、雄、孕激素作用，口服 1.25 ~ 2.5mg/d。隔天 1 次交替应用炔雌醇（乙炔雌二醇）50μg 和甲羟孕酮 2mg。

④雌二醇贴剂，每 24h 释放雌二醇 50 ~ 100μg 的贴剂贴于臀部或腹部皮肤，每周更换 1 ~ 2 次，使用 3 周后改服安宫黄体酮 10mg/d，连用 10 天，待出血停止后重复用贴剂 17β - 雌二醇 2mg 贴于臀、腹部。

⑤雌二醇胶剂，每 100g 中含雌二醇 60mg，沐浴后（早或晚）取 2.5g 均匀涂于上肢及肩部皮肤，于 2 ~ 3min 后干燥，不留油迹或气味，每月用 25 天，后 12 天加用孕激素。优点是接触皮肤面积大，可避免局部皮肤厚度和附属器官密度的影响，吸收良好。

（4）选择性雌激素受体调节剂：选择性雌激素受体调节剂的应用为治疗骨质疏松症开拓了一条新的有效治疗途径。现已证实，雷洛昔芬对预防和治疗骨质疏松有效。其对骨骼表现为雌激素样作用，而对骨骼外系统如乳房、子宫，则表现为雌激素拮抗作用。一项多中心评价报道，该药能够显著降低骨质疏松症性椎体骨折，并能够显著增加腰椎、股骨和颈骨密度。然而也发现该药对椎体外骨折预防作用与安慰组无显著性差异。该药的骨骼外效应包括降低低密度脂蛋白（LDL）；降低绝经后妇女冠心病危险性；降低雌激素受体阳性乳腺癌的发生率。雷洛昔芬剂量每日 30mg、60mg 或 150mg；他莫昔芬每日 20mg。

（5）降钙素：降钙素是由 32 个氨基酸组成的多肽，通过破骨细胞的受体抑制其活性，使骨中钙的释放减少，同时不断地摄入血浆中的钙，使血钙下降，达到抑制骨自溶的目的。本品有注射剂和鼻用制剂 2 种。

（6）二膦酸盐类：二膦酸盐类是 20 世纪 80 年代开始用于临床的新型骨吸收抑制剂。目前已有羟乙膦酸盐（依替膦酸盐）、氯屈膦酸盐（骨膦）、帕米膦酸盐、阿仑膦酸盐、利塞膦酸盐等。阿仑膦酸盐于 1995 年获美国食品药品监督管理局批准用于绝经期后妇女骨质疏松症及变形性骨炎的治疗，尤其适用于绝经后妇女骨质疏松症。其对骨的增重作用类似于雌激素，优于降钙素，能明显增加骨密度，降低骨折发生率，口服有效，作用持久，具有良好的耐受性和较高的安全性。为了利于药物吸收，并减少其对食管的刺激，应空腹服用，并饮温开水 500 ~ 1000mL，半小时后方可进食。应避免与钙剂同服。

（7）氟化物：氟化物是传统防治骨质疏松症的药物，可直接作用于成骨细胞刺激骨形成。由于氟化钠对胃肠道的不良反应，故临床上极少应用。近年来有报道，用蜡包埋的缓释氟化钠在胃中缓慢释放，限制其转化为氢氟酸，使血清氟化钠浓度维持在有效治疗范围内（95 ~ 190mg/mL），可增加正常骨生成。

（8）异丙氧黄酮：异丙氧黄酮为合成的异黄酮衍生物，通过调节细胞内钙活动、抑制破骨细胞活性，同时对成骨细胞的增生有轻度刺激作用。剂量为每日 600mg，分 3

次口服。有证据表明，其对绝经期后妇女的骨量有益，但其抗骨折的功效尚未得到证实。

（9）类固醇类化合物：此类化合物包括诺龙、司坦唑醇和睾酮，可能有抗骨吸收作用。骨细胞上有雄激素受体，支持此类药物对骨的直接作用。睾酮对治疗男性性功能减退的骨质疏松症有效。另两种则由于其不良反应（包括男性化、钠潴留、水肿以及肝功能障碍）使临床应用受到限制。

（10）甲状旁腺素：甲状旁腺素是由甲状旁腺分泌的含 84 个氨基酸的单链激素，对骨的作用是多方面的：①增加破骨细胞的数目及活力，促进骨吸收，释放 Ca^{2+} 入血；②增加成骨细胞的数目，并促进成骨细胞释放骨生长因子，促进骨形成，被认为是刺激骨形成的有效药物。目前其作用机制、给药方式及药物相互作用正在进一步研究中。

（11）锶盐：最近研究表明，低剂量锶盐可降低骨吸收、维持较高的骨形成率及促进骨的合成和代谢，是一类治疗骨质疏松症有前途的药物。目前国外已经完成的为期 2 年的双盲研究结果显示，该药具有良好的预防骨折和增加骨密度的作用。

2. 中医治疗

（1）辨证治疗

① 肾虚髓亏

主症：腰脊疼痛，酸软乏力，脊背叩击痛或压痛，不能持重，下肢痿软无力，眩晕耳鸣，舌质偏红或淡，脉沉细或细。

治法：益肾填髓，壮骨强筋。

方药：起痿丹加减。

菟丝子 12g，肉苁蓉 12g，川萆薢 12g，补骨脂 12g，胡芦巴 9g，沙蒺藜 9g，川杜仲 9g，防风 6g，枸杞 9g，木瓜 9g。

用法：每日 1 剂，水煎服。

② 脾胃虚弱

主症：腰脊疼痛，肌肉枯萎瘦削，神疲倦怠，肢体痿软无力，食少便溏，或久泻不止，虚浮无华，心悸失眠，甚至肢冷畏寒，舌质淡，脉细弱无力。

治法：补益脾胃。

方药：参苓白术散加减。

党参 12g，茯苓 9g，白术 9g，扁豆 12g，山药 15g，薏苡仁 12g，补骨脂 9g，木香 3g，牛膝 12g，萆薢 9g，杜仲 12g。

用法：每日 1 剂，水煎服。

③气虚血瘀

主症：腰脊疼痛，足跟作痛，神疲倦怠，腰背痛喜揉按，肢体痿软无力，面色虚浮无华，心悸失眠，舌质淡紫，脉细弱无力。

治法：益气活血，化瘀通络。

方药：人参养荣汤加减。

白芍 12g，白术 9g，熟地黄 6g，五味子 6g，云苓 12g，远志 3g，当归 6g，黄芪

12g，党参9g，红花9g，牛膝9g，木香3g。

用法：每日1剂，水煎服。

④肝肾阴虚

主症：腰脊疼痛，酸软乏力，脊背叩痛或压痛，不能持重，下肢痿软无力，五心烦热，口干苦，舌质偏红或淡，脉沉细或细。

治法：益肾填髓，壮骨强筋。

方药：知柏地黄汤加减。

知母12g，黄柏12g，熟地黄9g，山药9g，山茱萸9g，泽泻9g，茯苓9g，川草薢12g，沙苑子9g，川杜仲9g，枸杞9g，木瓜9g。

用法：每日1剂，水煎服。

（2）验方

①骨松热敷方：防风、威灵仙、草乌、透骨草、续断、狗脊各100g，红花、川椒各60g。上药粉碎成细末，每次取50～100g用醋调成稀糊状，放入纱袋中，置于患处皮肤上，再用热水袋在药袋上热敷30分钟，1~2次/日。

②山药枸杞汤：淫阳藿、菟丝子、山药、黄芪、续断、狗脊各30g，枸杞、补骨脂、茯苓各15g，骨碎补10g。水煎，1剂/日，分2次服。

③当归丸：熟地黄、山茱萸、鹿角胶、龟板胶各10g，山药12g，枸杞、菟丝子各15g，川牛膝9g。水煎，1剂/日，分2次服。

④壮骨益髓汤：熟地黄20g，仙灵脾15g，杜仲、黄精、山药、枸杞各12g，菟丝子、骨碎补、牛膝各10g，茯苓、金缨子各10g，芡实8g，生甘草5g。水煎，1剂/日，分2次服。

⑤补肾健脾汤：杜仲、补骨脂、山药、丹参各15g，黄芪、枸杞各20g，黄精12g，牛膝10g。肾阴虚者，加墨旱莲、女贞子各30g；肾阳虚者，加仙灵脾、续断各30g；肾气虚者，加炒白术20g、太子参10g。水煎，1剂/日，分2次服，3个月为一疗程。

3. 药物禁忌

（1）维生素D

①抗惊厥药（苯妥英钠、苯巴比妥、扑痫酮等）：可加速维生素D和钙的代谢，导致骨软化（药酶诱导）；长期应用抗惊厥药患者应适当补充维生素D。

②轻泻剂（矿物油、酚酞等）：可影响维生素D胃肠道吸收。

③新霉素、消胆胺：可减少维生素D肠道吸收。

④抗酸药（氢氧化铝等）：可降低维生素D肠道吸收。

⑤噻嗪类利尿药：与维生素D联用，可致高钙血症。

⑥糖皮质激素：可加速维生素D代谢，降低维生素D血药浓度。

⑦强心苷：维生素D促进钙吸收，可增强心肌对强心苷的敏感性。

（2）补充维生素D应适可而止：长期超量使用维生素D会引起中毒，可表现为食欲不振、消瘦尿频，但尿量不多，甚至可致主动脉软组织钙化、各脏器或软组织钙化；如孕妇过量使用，可以引起胎儿血钙增高、出生后智力障碍、肾肺小动脉狭窄和高血压等。

（3）氯化钙、葡萄糖酸钙

① 强心苷：与钙剂联用可增加不良反应；能兴奋心肌，易引起心律失常，甚至心搏骤停。在血钙较低时缓慢口服补钙，有利于提高强心苷作用，但应慎用。如必须使用，应适当并且减量应用或 2 小时以后应用。

② 罗通定：氯化钙可拮抗罗通定的全身和外周镇痛作用。

③ 心得安（普萘洛尔）：可抑制钙离子增加心肌收缩力的作用。

④ 溴苄胺：可抵制钙离子增加心肌收缩力的作用。

⑤ 异搏定（维拉帕米）：可拮抗钙离子的心肌作用。

⑥ 枸橼酸钠：可与钙离子结合为钙盐，降低或完全消除抗凝作用。

⑦ 汉防己：钙剂可消除汉防己对抗强心苷的毒性作用。

⑧ 铃兰毒苷、北五加皮：均含强心苷，用药期间一般禁忌胃肠道外给予钙剂。

⑨ 不可配伍药物：二性霉素 B，头孢菌素类，扑尔敏，肾上腺素，碳酸氢钠，链霉素，四环素，妥布霉素。

（4）黄体酮：长期应用可引起子宫内膜萎缩、月经减少、乳房肿胀性疼痛。

（5）己烯雌酚

① 氨苄西林：氨苄西林可影响己烯雌酚的吸收而导致己烯雌酚作用降低，故己烯雌酚不宜与氨苄西林合用。

② 利福平：利福平能促进己烯雌酚的代谢灭活，从而减弱己烯雌酚的药效，故己烯雌酚不宜与利福平合用。

（6）骨质疏松症的疼痛以虚痛为主，故当忌用乳香、没药、参三七等活血力较强的止痛药物，当以补为主。使用该类药易耗伤气血，反而会加重病情。

第六章 乳房疾病

一、急性乳腺炎

【概述】

急性乳腺炎是由细菌感染所致的急性乳腺炎症，常在短期内形成脓肿，多由金黄色葡萄球菌或链球菌沿淋巴管入侵所致。多见于产后 2～6 周哺乳期妇女，尤其是初产妇。病菌一般从乳头破口或皲裂处侵入，也可直接侵入引起感染。本病虽然有特效疗法，但发病后痛苦，乳腺组织破坏引起乳房变形，影响哺乳。因此，对本病的预防重于治疗。

1. 病因

（1）乳汁淤积：由于乳头发育不良（过小或内陷），阻碍哺乳；乳汁过多或婴儿吸乳汁较少，不能使乳汁完全排空，乳管不通，影响排乳。

（2）细菌侵入：乳头破裂、乳晕周围皮肤感染引起；婴儿口腔感染，使细菌进入乳腺而感染。

2. 临床表现

（1）有乳头创伤或乳头发育不良史，开始有发冷，而后高热、寒战、头痛、乳房胀痛或搏动性疼痛。

（2）早期乳房肿胀，局部硬结，进而红、肿、热、压痛，形成脓肿则有波动感；感染表浅者可自行破溃，患侧腋窝淋巴结肿大、压痛。

（3）急性乳腺炎并发症

①脓毒血症和菌血症：病程进入急性化脓性乳腺炎阶段，患者可并发脓毒血症和菌血症。此时患者持续高热、面色潮红、谵妄，可出现转移性脓肿。

②乳房瘘管：脓肿形成期，脓肿可向内或向外破溃，形成皮肤破口和乳腺瘘管。如处理不当可形成长期不愈的脓瘘或乳瘘，临床可见从瘘管排出乳汁及脓液。

3. 辅助检查

（1）血常规检验：白细胞总数升高，中性粒细胞亦可增高；病程长者，可出现血红蛋白降低。

（2）B 超检查：乳房有边界不清的包块，化脓后可见液性暗区。

【饮食宜忌】

1. 饮食宜进

（1）饮食原则

①宜进食富有营养、易消化的清淡食物：由于产后胃肠张力及蠕动均较弱，特别

是急性乳腺炎伴有高热时，产妇的胃肠功能更差。此时产妇宜进食富有营养、易消化的清淡饮食，如牛奶、米汤、藕粉、鸡蛋汤、菜汁、水果汁、面条、馄饨、蒸蛋羹等。

②宜进食富含优质蛋白质的食物：蛋白质是人体的重要组成成分，也是修复组织、产生抗体的重要材料。如果蛋白质摄入不足，则会使机体抵抗力降低，不利于感染的控制，同时也不利于子宫损伤组织的修复。因此，急性乳腺炎患者应进食足够的富含优质蛋白质的食物，如鸡肉、猪瘦肉、鸡蛋、牛奶、豆类及其制品等。

③宜进食富含维生素及无机盐的食物：谷类、豆类、新鲜蔬菜、水果及蛋黄中含有丰富的维生素 E、维生素 C、B 族维生素及微量元素锌、锡、铜等，有利于炎症的控制。故急性乳腺炎患者宜多进食富含维生素及无机盐的食物。

④宜进食高热能食物：摄入足量的糖类和脂肪，以供给人体足够的热能，这样就能减少蛋白质为提供热能而分解，有利于炎症的控制和组织的修复。故急性乳腺炎患者恢复期可食用甜薯、芋头、土豆、苹果、马蹄粉、怀山药粉、藕粉等。

⑤肝气郁结宜食萝卜、莱菔子、青皮、陈皮、玫瑰花、绿梅花、佛手、刀豆、金橘饼等疏肝解郁、理气散结之品。

⑥热毒内结饮食宜清淡、富有营养，宜多食新鲜蔬菜、水果，并可选用蒲公英、马兰头、枸杞头、马齿苋、西瓜、绿豆、赤小豆、青萝卜等食物及金银花、连翘、黄芩、露蜂房、鹿角、紫花地丁、大黄、垂盆草等。

⑦溃后气虚宜食乳鸽、牛肉、猪肉、火腿、兔肉、鸡蛋、鹌鹑、黄鳝、黄豆、桂圆肉、红枣、人参、黄芪等食物及药食兼用品。

（2）饮食搭配

①绿豆、粳米与蒲公英：蒲公英含有蛋白质、脂肪、粗纤维及大量的钙、铁和多种维生素，还含有蒲公英甾醇、胆碱、菊糖等成分。蒲公英能清热解毒、利尿散结，若与清热解毒的绿豆以及健脾和胃、补中益气的粳米同食，其功效大增，可清热解毒、泻火利湿、消疮除烦，对急性乳腺炎有一定治疗作用。

②油菜、粳米与虾米：油菜与粳米、虾米等制成油菜粥，有清热解毒、散瘀消肿、调中下气的作用，对急性乳腺炎及产后瘀血腹痛均有辅助治疗作用。

③绿豆与海带：绿豆能清热解毒、生津止渴；海带能软坚散结、清热利水。二者搭配，具有清热解毒、软坚散结的功效，对急性乳腺炎有一定治疗作用。

（3）药膳食疗方

①蒲公英 50g，金银花、紫花地丁各 30g，粳米 100g，白糖 20g。将中药浸泡 1 小时后，煎煮 2 次，2 次的药汁加入粳米中，再加适量水，煮成粥加白糖即可。每日 3 次，温热食用。用于清热解毒。

②蒲公英 10g，绿豆 50g，粳米 100g，白糖适量。将蒲公英洗净，加水煎煮，去渣取汁约 200mL，再加绿豆、粳米及适量的水，煮成粥，加入白糖即可。每日 3 次。用于清热解毒、泻火利湿、消疮除烦。

③金银花、瓜蒌各 15g，天花粉、黄芩、陈皮、青皮、连翘、山栀子、牛蒡子各 10g，柴胡 6g，赤芍 12g。上药加水煎煮，取汁去渣，放入洗净的粳米 100g 煮稀粥，粥

将成时调入白糖适量，稍煮即可。可在每日早、晚空腹温热食用。疏肝清热，通乳消肿。适于急性乳腺炎初期，乳房肿胀疼痛者。

④青黛、樟脑各 10g，冰片少许，醋适量。共调为糊状，可将药膏适量敷于局部患处。清热凉血，解毒消肿。适用于急性乳腺炎，局部红肿热痛者。

⑤新鲜夏枯草 60~90g，洗净捣烂绞汁备用。可在早、晚分 2 次用黄酒适量送服药汁，连食 3 日；药渣敷患处。清肝解毒，散结消痈。用于肝气郁结型早期急性乳腺炎。

⑥金银花 12g，当归、生大黄、天花粉、黄芩、赤芍、皂角刺各 9g，牡蛎 30g。上药加水煎煮，取汁去渣，加入洗净的粳米 100g 煮稀粥，粥成后调入玄明粉 9g、白糖适量，稍煮即成。早、晚温热食。活血化瘀，通络托脓。适于热毒内结型急性乳腺炎酿脓期。

⑦油菜适量洗净，放煲内，加水适量煲汤饮服。每日 3 次，连服 3~5 日。清热解毒，通乳透脓。适用于热毒内结型乳腺炎酿脓期。

⑧将金橘 500g 洗净，晒干，或用微火焙干，与蒲公英 250g 一同研成细末，装瓶，备用。每日 2 次，每次 15g，温开水冲服。疏肝解郁，清热解毒。适于肝气郁结型急性乳腺炎早期。

2. 饮食禁忌

（1）辛辣燥热的食物：如韭菜、辣椒、胡椒、花椒、生姜、葱、蒜、芥末等，食后易生热化火，使本病火热邪毒更炽，病势更甚。初期阶段，会使红肿热痛明显加重；中期阶段，会使脓肿增大，脓血黏稠不易排出；恢复期，易致愈合延缓或初愈热毒未尽，病情反复而加重。

（2）油腻食物：如猪头肉、猪肥肉、猪油、黄油、鸡汤、鸭汤、油炸食物等，易生痰化热，动火耗血，使病情因痰热血燥而加重。此外，由于急性乳腺炎患者有发热、乳房肿胀、胃纳不佳的症状，食用油腻食物后会使食欲减退，导致营养成分摄入不足而影响疾病康复。

（3）热性食物：急性乳腺炎为热毒之证，本病患者若再食用羊肉、狗肉、鹿肉、公鸡肉等热性食物，则会增加内热，使病情加重。

（4）腥膻发物：如黑鱼、鲤鱼、鲫鱼、鳝鱼、海鳗、海虾、梭子蟹、带鱼、淡菜、墨鱼等，易生痰助火、生风动血，风燥散血，使炎症不易控制。

（5）具有催乳作用的食物：如猪蹄、虾、鲫鱼、鲤鱼、骨头汤、金针菇、香菜等具有催乳作用，不宜食用，以免加重乳房红、肿、热、痛等症状。

（6）饮酒：酒精具有助长湿热的作用。急性乳腺炎患者若饮用黄酒、白酒、葡萄酒、啤酒及酒酿等，不利于炎症的控制。

【药物宜忌】

1. 西医治疗

（1）一般治疗：未形成脓肿之前，患乳应暂停哺乳，同时用吸奶器将淤积的乳汁吸出，或用按摩的方法将乳汁挤出。

（2）抗感染治疗

①青霉素不过敏者，可予青霉素 100 万 U，生理盐水 20mL，注射在炎症区周围，同时局部热敷。

②青霉素 400 万 U，生理盐水 250mL，静脉滴注，每日 2 次；或用头孢曲松钠 2g，生理盐水 250mL，静脉滴注，每日 2 次。

（3）切开引流：已形成脓肿后，主要治疗措施是及时切开引流。切开引流时为避免手术损伤乳管而形成乳瘘，切口应循乳管方向做放射状，至乳晕处止。深部脓肿或乳房后脓肿可沿乳房下缘做弧形切口，将乳房与胸大肌筋膜分离后，上翻乳房，切开脓腔。应保持此切口引流通畅，并避免乳管损伤。乳晕下脓肿应做沿乳晕边缘的弧形切口。如炎症明显而波动感不明显时，需用稍粗针头在压痛最明显处试行穿刺，及早发现深部脓肿的隔膜以利引流。为使引流通畅，可在探查脓腔时找到脓肿的最低部位，另做切口做对口引流。

2. 中医治疗

（1）中药治疗：以清热解毒、疏肝清胃为主。

①初期：用瓜蒌牛蒡汤加减。熟牛蒡子、生栀子、金银花、连翘各 9g，全瓜蒌（打碎）、蒲公英各 12g，橘皮、柴胡各 5g，黄芩 9g。每日 1 剂，水煎服。

②中期：用瓜蒌牛蒡汤，加穿山甲 15g、皂角刺 10g、当归尾 15g、赤芍 10g。每日 1 剂，水煎服。

③后期：用四妙汤加减。黄芪、金银花、当归各 20g，炙甘草 10g，蒲公英 15g。每日 1 剂，水煎服。

（2）验方

①熟牛蒡子、生栀子各 10g，金银花 20g，连翘 10g，瓜蒌 15g，蒲公英 20g，柴胡 10g，黄芩 12g，陈皮、甘草各 10g。每日 1 剂，水煎服。清热解毒，通乳。

②金银花、连翘各 20g，柴胡 19g，白芷 10g，蒲公英 30g，赤芍、青皮各 10g，瓜蒌 15g，陈皮、甘草各 10g。每日 1 剂，水煎服。清热解毒，消肿止痛。

3. 药物禁忌

（1）青霉素

①慎与磺胺类药物同用：青霉素为杀菌药，仅对繁殖期细菌有效，而磺胺为抑菌药，能抑制细菌的生长和繁殖，因而可使青霉素的杀菌作用不能充分发挥，故二者联用时应慎重。但在治疗流行性脑膜炎时，本品与磺胺嘧啶合用有协同作用。

②忌与四环素类药物联用：四环素类包括四环素、强力霉素、金霉素等。因细菌接触青霉素后，需先形成球形体后才能溶解，而四环素类抑菌药可抑制球形体的形成，所以二者忌联用。据报道，金霉素和青霉素 G 联合应用时，二重感染、继发感染及病死率均增加。

③忌与红霉素联用：因红霉素通过抑制细菌蛋白质和酶的合成而影响细胞质的形成，从而发挥抑菌作用。此种作用使细菌细胞质生长减慢，并使之对青霉素类杀菌药的细胞溶解作用敏感性降低，故二者一般不宜联用。如需联用，青霉素应在服红霉素

前 2～3 小时给药。

④不宜与新霉素联用：因后者可使青霉素的血药浓度降低 50%。一般停用新霉素 6 天以后，青霉素的血药浓度才能恢复。

⑤不宜与氯霉素联用：因为青霉素仅对繁殖期细菌有效，对静止期细菌无效，而氯霉素能使正在活跃生长的菌落成为静止状态，因而使青霉素的疗效降低，故一般两药应避免联合应用。若必须联用（如在治疗敏感细菌所致的化脓性脑膜炎和流行性脑膜炎时），应先用杀菌药青霉素，2～3 小时后再用抑菌药氯霉素。

（2）头孢菌素类

①忌以果汁或清凉饮料服头孢菌素类抗生素：果汁或清凉饮料的果酸容易导致头孢菌素类药物提前分解或溶化，不利于药物在小肠内的吸收，而大大降低药效。

②头孢克洛忌与食物同服：头孢克洛与食物同服，血药峰浓度仅为空腹服用时的 50%～75%，故本品宜空腹给药。

③服用头孢菌素类药物时禁饮酒：因为酒中含有乙醇，服用头孢菌素类药物后饮酒可出现面部潮红、心动过速、支气管痉挛、出汗、恶心及呕吐等毒性反应。

（3）激素：急性乳腺炎患者往往出现发热等中毒症状，在没有应用足量抗生素时，应忌用糖皮质激素，如醋酸可的松、氢化可的松、地塞米松等，以免使炎症进一步扩散而加重病情。

（4）补药：急性乳腺炎大多属于气滞热郁型，多发于产后体虚者。虽然产后妇女体虚，但不可滥用人参、鹿茸、阿胶、枸杞、海马、肉桂等补药，以免助火生毒，加重病情。

（5）收涩药物：急性乳腺炎多因肝郁热毒或吮乳吹风而致乳络不通，乳汁淤积、湿热郁结而发病。治疗时若用五味子、五倍子、石榴皮、乌梅、山茱萸、酸枣仁、煅龙骨、煅牡蛎等收涩药物，可导致气血壅滞，阻塞乳络，而使病情缠绵。

二、乳腺增生病

【概述】

乳腺增生的病理改变主要有小叶增生、腺病、囊性增生 3 种。表现为小叶和腺泡数量的增多，周围淋巴细胞浸润和小叶间水肿，末梢导管扩张及纤维结缔组织增生，囊肿形成，囊内分泌物沉积，3 种类型可混合出现或以某一种为主出现，我国的乳腺增生病患者主要表现为小叶增生和腺病，而囊性增生在导管上皮增生活跃的基础上可发生恶变。

1. 病因

本病发病原因主要是由于内分泌失调所致，尤其是雌、孕激素比例失调，使乳腺实质增生过度、复旧不全和（或）部分乳腺实质成分中女性激素受体的质和量异常，使乳房各部分的增生程度参差不齐。近年许多学者认为，催乳素升高也是引起乳腺增生病的一个重要因素。

2. 临床表现

乳腺增生病主要表现有乳房胀痛和乳内肿块。

（1）乳房胀痛：常见为单侧或双侧乳房胀痛或触痛。病程为 2 个月至数年不等。大多数患者具有周期性疼痛的特点，月经前期发生或加重，月经后减轻或消失。必须注意的是，乳痛的周期性虽是本病的典型表现，但缺乏此特征者并不能否定病变的存在。

（2）乳房肿块：常为多发性，单侧或双侧，以外上象限多见；且大小、质地亦常随月经呈周期性变化，月经前期肿块增大，质地较硬，月经后期肿块缩小，质韧而不硬。扪诊时可触及肿块呈结节状，大小不一，与周围组织界限不清，多有触痛，与皮肤和深部组织无粘连，可被推动，腋窝淋巴结不肿大。

（3）月经失调：本病患者可兼见月经前后无定期，量少或色淡，可伴痛经。

（4）情志改变：患者常情志不畅或心烦易怒，每遇生气、精神紧张或劳累后加重。

此外，本病病程长、发展缓慢，有时可有乳头溢液等表现。乳房内大小不等的结节实质上是一些囊状扩张的大、小乳管；乳头溢液即来自这些囊肿，呈黄绿色、棕色或血性，偶为无色浆液性。

3. 辅助检查

可行钼靶 X 线检查、超声检查、活组织病理检查等以明确诊断。

【饮食宜忌】

1. 饮食宜进

（1）饮食原则

①宜进食富有营养、低脂肪、易消化的食物：因为乳腺增生病患者多有乳房胀痛、胃纳不佳的症状，食用高脂肪食物后会损伤脾胃，使食欲减退，营养成分摄入不足而影响疾病康复。故乳腺增生病患者宜进食富有营养、低脂肪、易消化的食物，如牛奶、米汤、藕粉、鸡蛋汤、菜汁、水果汁、面条、馄饨、蒸蛋羹等。

②宜进食富含维生素、无机盐和纤维素的食物：谷类、豆类、新鲜蔬菜、水果及蛋黄、小麦胚芽油中含有丰富的维生素 E、维生素 C、B 族维生素及微量元素锌、锡、铜等，可提高机体免疫力，增强抗病能力，保护乳房组织，加强乳房细胞的正常代谢，有利于疾病的康复，故乳腺增生病患者宜多进食富含维生素及无机盐的食物。此外，乳腺增生病患者还应多食富含纤维素的食物，如菠菜、芹菜、韭菜、青菜、白菜及香蕉、梨、桃、番木瓜等调节内分泌、保持大便通畅以减轻乳房胀痛。

③宜进食豆类及其制品：因为豆类（如黑豆、黄豆）及其制品、核桃、黑芝麻、黑木耳、蘑菇等含有的植物雌激素进入人体内可抑制人体雌激素的分泌，对乳腺的组织有一定的保护作用，并可防止乳腺癌的发生，故乳腺增生病患者宜多食豆类及其制品。

④宜进食具有疏肝理气、化痰散结作用的食物：中医学认为，肝郁气滞、情志内伤在乳腺增生病的发病过程中有重要影响。平素情志抑郁，气滞不舒，气血周流失度，

蕴结于乳房胃络，乳络经脉阻塞不通，不通则痛而引起乳房疼痛；肝气横逆犯胃，脾失健运，痰浊内生，血瘀夹痰结聚为核，循经留聚乳中，故乳中结块。因此，乳腺增生病患者宜多食具有疏肝理气、化痰散结作用的食物，如橘叶、橘核、橘络、橘饼、丝瓜、桃、鲜藕、陈皮、青皮、海带、紫菜、海藻、牡蛎、贝母、全瓜蒌、佛手、玫瑰花、绿梅花、代代花等。

⑤宜进食具有调理冲任作用的食物：中医学认为，冲任失调则气郁血滞，积瘀聚于乳房，乳房疼痛而结块，故乳腺增生患者宜进食具有调理冲任作用的食物，如鹿肉、肉苁蓉、巴戟天、当归、赤芍、金橘叶等。

⑥宜多吃具有抗乳腺增生和腺瘤作用的食物，如芦笋、南瓜、榧子、丝瓜、橘饼、青箬叶、鳝鱼皮、蟹、蝼蛄虾、针鱼、海带、白菜、豆制品、酸奶、红薯、玉米、食用菌类、海藻类、大蒜、西红柿和浆果类水果等。

⑦乳房疼痛宜吃鲨鱼肉、蛇肉、獐肉、鹿肉、穿山甲、丝瓜、海参、榧子、茄子等。

⑧月经不调宜食芹菜、田鸡、丝瓜、鲫鱼、甜杏仁、核桃、山楂、赤小豆、甜菜、桃子、乌贼等。

⑨乳房溢液宜食苦瓜、无花果、苦菜、萝卜叶、玫瑰花等。

（2）饮食搭配

①萝卜与海蜇皮：萝卜与海蜇皮搭配，具有疏肝理气、解郁散结的功效。对乳腺囊性增生病有一定辅助治疗作用。

②青皮、山楂与粳米：青皮、山楂与粳米搭配煮粥食用，具有疏肝理气、解郁散结的功效。对乳腺囊性增生病有一定辅助治疗作用。

（3）药膳食疗方

①鹿角、蒲公英、昆布、天花粉、鸡血藤、三七、赤芍、海藻、漏芦、木香、玄参、牡丹皮、夏枯草、连翘、红花各10g，粳米100g，白糖适量。将诸药择净，放入锅中，加清水适量，浸泡5~10分钟，水煎取汁，加粳米煮粥，待熟时，调入白糖，再煮一二沸即成。每日2剂，7天为一疗程，连服2~3疗程。活血化瘀，行气止痛，散结通络。适用于乳腺小叶增生。

②柴胡、当归、黄芪、郁金、光慈菇、漏芦、昆布、海藻、淫羊藿、鹿衔草各10g，粳米100g，白糖适量。将诸药择净，放入锅中，加清水适量，浸泡5~10分钟，水煎取汁，加粳米煮粥，待熟时，调入白糖，再煮一二沸即成。每日2剂，7天为一疗程，连续2~3疗程。活血化瘀，行气止痛，散结通络。适用于乳腺小叶增生。

③艾叶、淫羊藿、天冬、柴胡、川楝子、小茴香、红花各10g，粳米100g，白糖适量。将诸药择净，放入锅中，加清水适量，浸泡5~10分钟，水煎取汁，加粳米煮粥，待熟时，调入白糖，再煮一二沸即成。每日2剂，7天为一疗程，连续2~3疗程。活血化瘀，行气止痛，散结通络。适用于乳腺小叶增生。

④橘核、荔枝核、小茴香、佛手、青皮、大贝、法半夏、瓦楞子各10g，粳米100g，白糖适量。将诸药择净，放入锅中，加清水适量，浸泡5~10分钟，水煎取汁，

加粳米煮粥，待熟时，调入白糖，再煮一二沸即成。每日 2 剂，7 天为一疗程，连续 2 ~ 3 疗程。活血化瘀，行气止痛，散结通络。适用于乳腺小叶增生。

2. 饮食禁忌

（1）辛辣刺激性食物：如韭菜、辣椒、胡椒、花椒、生姜、葱、蒜、芥末等，可使内分泌功能失调，从而诱发或加重乳腺增生病。

（2）油腻食物：如猪头肉、猪肥肉、猪油、黄油、奶油、鸡汤、鸭汤及油炸食物如炸羊排、炸鸡、炸油饼等，易损伤脾胃，使脾胃受纳、运化功能失常，从而引起湿痰凝聚，加重乳腺增生病的病情。

（3）生冷、寒凉食物：中医学认为，乳腺增生病多为肝郁气滞、情志内伤所致。冷饮、各种冰镇饮料、冰镇酒类和生拌黄瓜、拌海蜇皮、拌凉粉、拌萝卜等生冷食物，以及螃蟹、田螺、河蚌、蛏子、海蜇、梨、柿子、西瓜、黄瓜、柚子、橙子、雪梨、马蹄、石耳、石花、地耳、油菜、茭白、苋菜、荸荠、海带等寒凉食物，均可导致肝郁气滞、情志内伤，从而加重病情。

（4）高雌激素污染的食物：由于乳腺增生病与女性体内雌性激素过高或雌激素、孕激素比例失调有关。因此，乳腺增生病患者不宜食用高雌激素污染的食物，如用含激素饲料喂养的鸡、鸭、鱼、兽类，以及使用生长激素的蔬菜等。

（5）富含黄嘌呤的食物：咖啡、可可、巧克力等食物中含有大量的黄嘌呤，可导致乳腺增生病的发生与发展，而且随着黄嘌呤的大量摄入，乳腺癌发生的危险性也会大大增加。

（6）高糖饮食：如巧克力、糖果、甜点心等，不仅可因摄入能量太多而产生饱腹感，影响对其他富含蛋白质、维生素、无机盐和膳食纤维食品的摄入，不利于疾病的康复，而且还会使胰岛素分泌过多、糖类和脂肪代谢紊乱，引起人体内环境失调，促发乳腺癌。

（7）饮酒：酒精可刺激脑垂体前叶分泌催乳素，而催乳素又与乳腺增生病和乳癌的发生有关。

【药物禁忌】

1. 西医治疗

（1）三苯氧胺（他莫昔酚）：每次 10mg，每日 2 次，月经后 3 ~ 5 天开始，口服，服用 15 ~ 20 天，连服 2 ~ 3 个月经周期。治疗乳腺增生病近期疗效好，但复发率高。

（2）碘制剂

①5% 碘化钾：每次 10mL，每日 3 次，饭后口服。

②碘化钾片：每次 0.5g，每日 3 次，饭后口服。

③复方碘溶液：常用量每次 0.1 ~ 0.5mL（3 ~ 5 滴），每日 3 次，口服。因本品直接服用对口腔有刺激作用，故可将药液滴在食品上服用。

（3）黄体酮

①胶囊剂：每日 5 ~ 10mg，月经前 2 周开始服用，连服 7 ~ 8 天。

②注射液：每次 5mg，每周 2 次，肌内注射，总量 20~40mg。

（4）雌激素

①己烯雌酚：在月经间期每周口服 2 次，每次 1mg，共服 3 周。在第 2 次月经间期，可根据症状好转情况适当减量，每周给药 1 次，用量 1mg。第 3 次月经间期仅给药 1 次，用量 1mg（或每日给药 0.2mg，共 5 日）。共需服用 6~8 个月。

②己烯雌酚油膏：0.5% 己烯雌酚油膏，每夜擦抹乳腺皮肤，共需 6~8 个月。

（5）溴隐亭：每次 1.25~5mg，每日 2 次，3 个月为一疗程。

（6）雄激素

①甲基睾酮（甲基睾丸酮）：每次 5mg，口含，每日 3 次。

②丙酸睾酮（丙酸睾丸酮）：每次 25mg，肌注，每日 1 次，至月经来潮时暂停，3 个月经周期为一疗程。

③睾酮：停经后第 10 天开始用药，每日 5~15mg，来潮时停药，每个月经期间不得超过 100mg。

（7）丹那唑：每日可用 100~400mg，2 次分服，持续 2~6 个月。

（8）维生素类

①维生素 A：每次 2 万~5 万 IU，每日 3 次，月经后连服 2 周。

②维生素 B_6，每次 20mg，每日 3 次，月经后连服 2 周。

③维生素 B_1，每次 20mg，每日 3 次，口服。

④维生素 E：每次 100mg，每日 1~2 次，月经后连服 2 周，连服 3 个月经周期。

2. 中医治疗

（1）辨证治疗

①冲任失调

主症：多见于中年妇女，乳腺肿块为本型特征，乳痛症状相对较轻，乳腺肿块和疼痛与月经周期的变化也无气滞型明显，多伴月经不调，经期紊乱，月经提前，月经量少，淋沥不尽，同时尚见面色少华，腰膝酸软，耳鸣，视物模糊，精神倦怠，失眠多梦，舌苔薄白，脉濡细。

治法：补益肝肾，调摄冲任。

方药：四物汤合二仙汤加减。

仙茅 10g，仙灵脾 10g，肉苁蓉 10g，制首乌 15g，柴胡 9g，当归 10g，白芍 12g，鹿角胶 10g，熟地黄 12g，炮山甲 10g，香附 10g，青皮、陈皮各 6g。

用法：每日 1 剂，水煎分 2 次服。

②肝气郁结

主症：多见于青年女性，病程较短，平素性情抑郁或烦躁易怒，乳房结块疼痛月经前加重，月经后明显减轻，乳房可触及片状肥厚乳腺小叶，乳房肿块表面结节呈颗粒感，触痛明显，月经经期紊乱，痛经，兼有胸闷胁胀、失眠多梦，舌质淡红或紫，舌胖边有齿痕，苔薄白，脉弦细。

治法：疏肝理气，化痰通络。

方药：加味逍遥散合桃红四物汤加减。

柴胡 9g，香附 9g，青、陈皮各 6g，当归 12g，白芍 12g，川芎 12g，延胡索 10g，莪术 15g，郁金 10g，桃仁 10g，红花 10g，橘叶、橘络各 5g。

用法：每日 1 剂，水煎分 2 次服。

④肝郁化火

主症：多见于更年期妇女，或素体阴虚火旺者。症见形体消瘦，午后潮热，精神不振，虚烦不寐，多梦或有头晕，易于激怒，口干，月经周期紊乱，乳房结块胀痛而感灼热，舌边尖红，苔少或薄黄，脉弦细数。

治法：理气清肝，化痰软坚。

方药：丹栀逍遥散合消瘰丸化裁。

丹皮、栀子、柴胡、川贝母、全瓜蒌、白芍各 10g，夏枯草 8g，青皮、陈皮各 6g，牡蛎（先煎）、海藻、昆布各 15g，玄参、当归各 12g。

用法：每日 1 剂，水煎分 2 次服。

④气滞痰凝

主症：多见于未婚青年妇女，也可见于中年妇女。乳房肿块可以单发，也可多发，肿块形如丸卵，大小不一，小者如弹丸，大者如桂圆、鸡卵，肿块皮色不变，质地坚实、表面光滑、边界清楚、活动度大、与皮肤不相粘连，也可包埋在增生的乳腺组织之中、按之不痛，少数有轻度胀痛，肿块大少不随月经周期或情绪的变化而改变，也可在月经后肿块略有缩小，部分患者可见痛经或月经延期，一般无全身虚损症状，舌质淡紫，苔薄白，脉弦滑。

治法：行气化痰，软坚散结。

方药：逍遥蒌贝散加减。

柴胡 10g，当归 6g，白芍 12g，茯苓 15g，白术 10g，瓜蒌 15g，贝母 12g，半夏 10g，南星 10g，生牡蛎 30g（先煎），山慈菇 10g。

用法：每日 1 剂，水煎分 2 次服。

⑤气滞血瘀

主症：两侧乳房刺痛或胀痛，乳房疼痛常涉及胸胁及肩背，口干不欲饮，月经可有血块，经行腹痛，舌质紫暗或边有瘀斑，脉细涩。

治法：疏肝理气，活血止痛。

方药：桃红四物合失笑散加减。

熟地黄 15g，川芎 10g，白芍 10g，当归 15g，桃仁 10g，红花 10g，五灵脂 10g，蒲黄 10g，牡蛎 20g，海藻 15g，昆布 15g。

用法：每日 1 剂，水煎分 2 次服。

加减：自觉发热者，可加栀子 10g、丹皮 10g、三七 10g。

⑥阳虚寒凝

主症：乳癖之肿块不红、不肿，发展缓慢，乳房胀痛亦以经前期明显，经后则减轻或消失，可伴月经不调、经少而淡或闭经，患者腰酸乏力，精神不振，面色少华或畏寒肢冷，大便溏泄，小便清长，舌淡胖、边有齿痕，脉沉或沉细。

治法：温阳散寒。

方药：阳和汤化裁。

鹿角霜 20g，黄芪 30g，肉桂 10g，炒白芥子 15g，姜半夏 15g，麻黄 3g，细辛 3g，川楝子 10g，皂角刺 10g，瓜蒌 30g。

用法：每日 1 剂，水煎分 2 次服。

（2）中成药

①逍遥丸：每服 6～9g，每日 3 次，开水送服。

②乳块消胶囊（片），口服，胶囊剂每次 4～6 粒，每日 3 次；片剂每次 4～6 片，每日 3 次。

③乳康片：饭后温开水送服，每次 5～8 片，每日 2 次，20 天为一疗程。间隔 5～7 天，继续第 2 个疗程，亦可连续服药。

3. 药物禁忌

（1）雄激素用量过大：如甲基睾酮、丙酸睾酮可抑制雌激素，使乳腺腺叶增生减少，但其副作用较大，可引起头晕、恶心等，也可损害肝脏，出现黄疸。大剂量使用时，可使女性患者发生男性化现象，故乳腺囊性增生病患者不宜过量应用雄激素，每月用药总量不宜超过 300mg。

（2）具有收涩作用的中药：中医学认为，乳腺囊性增生病多因情志内伤，肝郁痰凝；或思虑伤脾，气滞痰凝所致。而五味子、五倍子、石榴皮、乌梅等具有收涩作用的中药可加重患者气血痰湿瘀滞，加速乳腺腺叶的增生。

（3）黄嘌呤及其他结构相似的药物：黄嘌呤可导致乳腺囊性增生病的发生与发展，而且随着黄嘌呤的大量摄入，乳腺癌发生的危险性也会大大增加。

（4）口服避孕药：有学者认为，口服避孕药可能会诱发或加重乳腺囊性增生病。

（5）含有雌激素的药物：乳腺囊性增生病与女性体内雌性激素过高或雌激素、孕激素比例失调有关。有的妇女为了减肥，长期使用含有雌激素的药物，致使体内雌激素水平相对增高或雌激素、孕激素比例失调，久之可诱发乳腺囊性增生病。

三、乳腺癌

【概述】

乳腺癌是乳腺小叶和导管上皮细胞在各种内外致癌因素的作用下，细胞失去正常特性而异常增生，以致超过自我修复的限度而发生癌变的疾病。乳腺癌是女性最常见的恶性肿瘤之一，也是危害妇女健康的主要恶性肿瘤。我国虽然是乳腺癌的低发地区，但其患病率正逐年上升，尤以沪、京、津及沿海地区是我国乳腺癌的高发地区，其中上海为最高。

1. 病因

病因目前尚未完全明确，可能与遗传易感性、内分泌失调、机体免疫功能低下、病毒感染、电离辐射、饮食结构不合理及肥胖等因素有关。当今女性新的生理现象，如月经初潮提前、绝经推迟、不育、晚育等大大增加了乳腺癌的患病率。此外，独身、婚姻持续时间短、性伴侣多、初产年龄大于 30 岁及女性乳腺增生病患者增多等，也可能是乳腺癌患病率增高的原因。

2. 临床表现

乳腺癌的发病有时病程很长，潜伏时间也很长，所以平时就要经常去捕捉发病的可疑征象，以便能尽快去医院就诊。

（1）肿块：患者主诉乳房上长一肿块，且没有疼痛。查体时发现乳房肿块多位于乳房外上象限，也有位于其他部位的。肿块大多为单发，较大肿块可以隆出皮肤表面，质地十分坚硬。肿块有时呈不规则状，表面有凸凹不平的感觉，周边界线不清晰，有牵扯感，活动度小，基底部推不动，表面皮肤与肿块有粘连。肿块可大可小，触之没有明显痛感。

（2）皮肤改变：如果肿块与某一部分皮肤粘连十分紧密，使皮肤因牵拉而凹陷，可形成"酒窝征"；如果皮肤有水肿，皮肤粗大毛孔很明显，又可形成"橘皮样"改变。

（3）晚期乳腺癌破溃：破溃的乳腺癌可流出脓血水样液体，或伴有新鲜血液溢出；周围皮肤形成溃疡，溢出血水样液体，有难闻的臭味。

（4）乳头增大或回缩：如果癌生长在乳晕周围，尚可见乳头增大或有回缩现象，或因乳头回缩有方向性改变。

（5）乳头溢液或溢血：有的乳腺癌可出现乳头浆液性溢液或溢血现象，往往提示乳腺管内早期癌。

（6）乳痛：典型的乳腺癌触之无疼痛，如果乳腺癌合并有坏死、液化或合并有感染时，可有触痛或自发性乳痛。

（7）同侧腋窝淋巴结肿大：乳腺癌中晚期，同侧腋窝可扪及肿大淋巴结，质地较硬，有时可多个融合在一起，边界一般清晰，活动度较小。

（8）全身脏器广泛转移：根据国内外文献报道，晚期乳腺癌可以转移到人体许多重要脏器，如骨骼、脑、肺、肝、卵巢、子宫等。

（9）乳房原发癌灶大：乳房原发病灶直径可达 10cm 左右，局部皮肤红肿，肿瘤可以破溃，有脓样血水溢出，并有难闻的气味。

3. 辅助检查

行乳腺钼靶 X 线摄影检查、乳腺导管造影、超声检查及细胞学、病理检查可明确诊断。

【饮食宜忌】

1. 饮食宜进

（1）饮食原则

①宜进食多样化平衡饮食：恶性肿瘤患者，尤其是晚期患者大多数出现食欲缺乏、饮食无味、食量下降，但肿瘤又过度消耗人体能量，甚至出现恶病质，如果此时营养

摄入不足，则机体抗病力减弱，不利于疾病恢复。平衡膳食是恶性肿瘤患者保持正常体重、提高机体抗病能力的最好办法。平衡膳食包括细粮与杂粮搭配，富含热能及适量蛋白，富含维生素 A、维生素 C、维生素 E、维生素 K、叶酸等易于消化吸收的食物。例如，玉米、糙米、全麦面、植物油、蜂蜜、蔗糖、蜂王浆、瘦肉、蛋类、豆类、鲜奶、菌类、胡萝卜、竹笋、南瓜、黄瓜、菜花、菠菜、白菜、芹菜、黄花菜、西红柿、蒜、海带、紫菜、海鱼、动物肝脏及肾脏，以及中药人参、枸杞子、山药、灵芝、冬虫夏草等。

②宜进食具有抗乳腺癌作用的食物：如海马、眼镜蛇肉、抹香鲸油、蟾蜍肉、蟹、文蛤、牡蛎、玳瑁肉、海带、芦笋、石花菜等具有抗乳腺癌作用。乳腺癌患者宜多进食此类食物。

③宜进食具有增强免疫力、防止复发作用的食物：桑葚、猕猴桃、芦笋、南瓜、大枣、洋葱、韭菜、薏苡仁、山药、香菇、虾皮、蟹、青鱼、对虾、蛇等具有增强免疫力、防止复发的作用。乳腺癌患者宜多进食此类食物。

④宜进食白菜和豆制品：白菜中含有一种化合物，约占白菜重量的 1%，能帮助分解雌激素；豆类及其制品中含有异黄酮，能有效抑制乳腺癌的发生。乳腺癌患者宜多进食白菜和豆制品。

⑤宜多食鱼类：鱼类中含有的一种脂肪酸，具有抑制癌细胞增殖的作用，经常适当地多吃些鱼，对防治乳腺癌十分有益。

⑥宜进食具有化痰、软坚、散结功能的食物：中医学认为，乳腺癌多由情志失调，肝气郁结；或因冲任失调，气滞血瘀，凝聚乳房成块所致。故乳腺癌患者宜多进食具有化痰、软坚、散结功能的食物，如海带、海蜇、海藻、紫菜、海参、淡菜、牡蛎、芋艿、芦笋、荸荠、茭白、冬瓜、蘑菇、香菇、猴头菇、番茄、橘子、苹果、山楂、猕猴桃、甲鱼、墨鱼、薏苡仁、木耳等。

⑦宜进食具有益气养血、理气散结作用的食物：乳腺癌患者手术后，可给予益气养血、理气散结之品，巩固疗效，以利康复，如山药粉、糯米、菠菜、丝瓜、海带、鲫鱼、泥鳅、大枣、橘子、山楂、玫瑰花等。

⑧宜进食具有甘凉滋润功效的食物：乳腺癌放疗时易耗伤阴津，故宜服甘凉滋润的食品，如杏仁、枇杷、梨、乌梅、莲藕、香蕉、胡萝卜、苏子、橄榄等。

⑨宜进食具有和胃降逆、益气养血作用的食物：乳腺癌化疗时，若出现消化道反应及骨髓抑制现象，可食和胃降逆、益气养血之品，如鲜姜汁、甘蔗汁、鲜果汁、佛手、番茄、生薏苡仁、粳米、白扁豆、灵芝、黑木耳、葵花籽等。

（2）饮食搭配

①芦笋与百合：芦笋营养丰富，是理想的保健食品，能有效地抑制癌细胞的生长、繁殖，并能降血压、降血脂；若再配以能润肺止咳、清热解毒的百合，则能清热除烦、镇静安神。适于乳腺癌的辅助治疗。

②芦笋与海参：芦笋有明显的抗癌效果；海参亦有抑癌作用。二者搭配，适用于乳腺癌等各种癌症患者的辅助治疗。

③红薯与莲子：红薯所含的脱氢异雄酮（DHEA）对乳腺癌、结肠癌有预防作用。红薯、莲子搭配做成粥，适于乳腺癌等癌症患者食用。

④白菜与豆腐：白菜所含的硒、钼和维生素 C 能增强机体的免疫功能，有防癌抗癌功效；豆腐中则含有异黄酮，能有效抑制乳腺癌的发生。二者搭配食用，对乳腺癌患者有一定疗效。

⑤胡萝卜与牛肉：牛肉能补中益气、滋养脾胃、强筋健骨、化痰息风，与胡萝卜同食，可防病抗癌、强身健体。

⑥香菇与毛豆：香菇有益气补虚、健脾和胃等功效；毛豆含有优质蛋白和多种无机盐，营养价值高。二者搭配适于癌症患者食用。

（3）药膳食疗方

①海带 50g，萝卜 250g。海带浸泡，洗净，切菱形片；萝卜洗净，切条。同放砂锅中，加水适量，煮沸后小火煨至萝卜酥烂，加精盐、味精、蒜末适量拌匀，淋上麻油，佐餐食用。每日 1 剂，时时服食。适于各期乳腺癌。形寒便溏者不宜多食。

②芋头 250g，凉水浸泡片刻，洗净外皮，放饭上或隔水蒸熟。每日分早、晚 2 次食用，时时服食。适于各期乳腺癌。纳呆脘痛者不宜多食。

③菱角 50g，薏苡仁 5g，绿茶 2g。菱角、薏苡仁洗净，加水适量，煮 30 分钟，加入绿茶即成。分 3 次饮服，每日 1 剂，连饮数周。适于乳腺癌乳胀时痛、脘闷、苔腻属湿阻气郁型。阴液亏虚、舌光红者不宜多饮。

④黑豆 50g，黑木耳 100g。共研细末，每服 3g，每日 1～2 次，连续服完。适于乳腺癌神疲乏力、心悸气短、面无华色及术后、化疗后气血两虚者。胸脘胀痛、纳呆者不宜多食。

⑤青橘皮 20g，水煎饮服。每日 1 剂，连饮数日。适于乳癌初起见乳胀胁痛，属肝气郁滞者。热毒盛、口燥渴、心烦易怒、面赤、便艰者不宜饮用。

⑥螃蟹壳 250g。蟹壳洗净，晒干，焙黄后研细末。每日 2 次，每次 6g，温开水冲服，连服数剂。适于各期乳腺癌，以未溃者尤为适宜。

2. 饮食禁忌

（1）刺激性食物：如辛辣之品（辣椒、辣酱、辣油、咖喱粉、芥末等）、助阳发物（母猪肉、羊肉、驴肉、鹿肉、狗肉、公鸡肉等）、不易消化的蔬菜（韭菜、蒜苗、韭黄、芹菜、竹笋、毛笋、冬笋等）及油煎油炸之品等，均对乳腺癌患者有一定的不良刺激作用，可使病情恶化。

（2）饮酒：酒中所含的酒精可以刺激垂体前叶分泌催乳素，而催乳素又与乳腺癌的发生有关，从而影响乳腺癌的易感性。

（3）咖啡、可可、巧克力：咖啡、可可、巧克力中含有大量的咖啡因、黄嘌呤，可促使乳腺增生，而乳腺增生又与乳腺癌的发生有关。女性特别是绝经前妇女，如果过多地摄取这类食物，其乳腺癌发生的危险性就会大大地增加。此外，咖啡中的咖啡因可使体内 B 族维生素被破坏，而缺乏 B 族维生素与癌症的发生密切相关。

（4）糖：食糖过多还会对机体的免疫系统产生直接的有害影响，会使白细胞的吞噬能力降低，使机体难以消灭癌细胞。此外，癌症患者的血液中含有相当多的乳酸，乳酸是糖酵解作用的产物，癌细胞的生存是靠糖酵解作用维持的，故乳腺癌患者应少吃糖，以免给癌细胞的生存创造条件。

（5）高脂肪食物：研究发现，癌细胞最初处于"起始"状态，只有当其受到"刺激"之后，才能迅速增殖而发病。高脂肪饮食是乳腺癌促发的"刺激"剂。长期大量摄取脂肪，可使机体产生大量类雌激素及前列腺素样物质，这类物质过量可刺激癌组织的增长。此外，大量摄取脂肪，还可使机体发胖和免疫功能降低，限制机体免疫监视的功能，就使癌症有了可乘之机。因此，乳腺癌患者不宜过食高脂肪食物，如猪肥肉、黄油、奶油等。

（6）高雌激素污染的食物：由于乳腺癌的发生、发展与雌激素有关，雌激素水平越高越易患乳腺癌。研究也表明，长期服用雌激素补充剂的妇女，乳腺癌的发病危险会增大。因此，乳腺癌患者不宜食用高雌激素污染的食物，如用含激素饲料喂养的鸡、鸭、鱼、兽肉及使用生长激素的蔬菜等。

【药物禁忌】

1. 西医治疗

（1）激素疗法：目前临床应用最多的激素疗法药物有抗雌激素类、孕激素类、芳香化酶抑制药和促黄体素释放素类似物。

①抗雌激素类：他莫昔芬是目前最常用的抗雌激素药，主要用于乳腺癌复发转移，对雌激素受体阳性的患者可有 50%～60% 的疗效，雌激素受体阴性的患者可有 5%～10% 的疗效；乳腺癌术后辅助治疗，特别是雌激素受体阳性的绝经后患者疗效优于化疗；乳腺癌术后，服用他莫昔芬可降低对侧乳腺癌的发病率；对乳腺癌高风险妇女，服用他莫昔芬可以预防乳腺癌的发生。他莫昔芬一般每次 10mg，每日 2 次，口服。

②孕激素类（甲羟孕酮、甲地孕酮）：改变体内内分泌环境，通过负反馈作用抑制垂体产生黄体生成素和促肾上腺皮质激素；还可以通过孕激素受体作用于乳腺癌细胞。在乳腺癌的治疗中大剂量孕激素用于复发转移乳腺癌的解救治疗；与化疗合用以提高疗效，减轻化疗不良反应；改善一般状况，治疗恶病质。甲羟孕酮对治疗复发转移乳腺癌疗效肯定，当他莫昔芬治疗失败时改用甲羟孕酮仍有较高的有效率，对软组织和骨转移者效果较好，对内脏转移者效果较差。雌激素受体和孕激素受体均阳性者有效率可达 50%；雌激素受体阴性者也有 20%～30% 的有效率。

③芳香化酶抑制药：通过抑制绝经后妇女芳香化酶的活性，阻断雌激素的合成，达到抑制乳腺癌细胞生长的目的。

a. 氨鲁米特（氨基导眠能）：是最传统的芳香化酶抑制药。有进一步研究发现氨鲁米特能抑制肾上腺所有类固醇激素的合成，起到药物性肾上腺切除的作用，对绝经后转移性乳腺癌的有效率为 53%。但由于氨鲁米特非特异性阻断肾上腺功能，导致出现较多的不良反应（如头晕、嗜睡、疲倦、恶心、皮疹等），为此研究者开发研制了新一代高选择性的芳香化酶抑制药，成为近几年乳腺癌激素疗法的研究热点。

b. 兰他隆：是第二代选择性芳香化酶抑制药，不影响体内黄体生成素、卵泡刺激素和甲状腺激素，所以使用时不需加用氢化可的松。经386例患者的Ⅱ期临床研究表明，兰他隆的全身不良反应很低，最常见的有恶心、皮疹、头痛、头晕和嗜睡。按世界卫生组织的标准划分，大多数为1、2级反应，未观察到严重的不良反应。

c. 弗隆：是第三代芳香化酶抑制药，国际临床显示其疗效优于他莫昔芬。

④促黄体素释放素类似物：卵巢产生的雌激素受垂体产生的卵泡刺激素和黄体生成素调控，后者的产生又受下丘脑的促黄体素释放素控制。人工合成的促黄体素释放素激动药或拮抗药通过与黄体生成素受体结合，经负反馈作用抑制垂体，从而抑制卵泡刺激素和黄体生成素的产生。这类产品的优势是可用于绝经前妇女乳腺癌的治疗，其代表药有诺雷德。研究结果表明，诺雷德治疗复发转移乳腺癌的疗效与卵巢切除术相当，患者易于接受，所以绝经前患者可以用诺雷德暂时阻断，绝经后加用芳香化酶抑制药。

（2）化学药物疗法

1）乳腺癌一线化疗方案

①CMF方案（乳腺癌化疗的经典方案）

a. 环磷酰胺（CTX），$400mg/m^2$，静脉注射，第1日和第8日。

b. 甲氨蝶呤（MTX），$200mg/m^2$，肌内注射，第1日和第8日。

c. 氟尿嘧啶（5-FU），$400mg/m^2$，静脉滴注，第1~5日。

每3周重复1次。

②CAF方案

a. 环磷酰胺，$400mg/m^2$，静脉注射，第1日和第8日。

b. 多柔比星（ADM），$300mg/m^2$，静脉注射，第1日。

c. 氟尿嘧啶，$400mg/m^2$，静脉滴注，第1~5日。

每3周重复1次。

③Cooper方案

a. 环磷酰胺，$2.5mg/（kg·d）$，口服。

b. 甲氨蝶呤，$0.7mg/（kg·w）$，静脉注射，连用8周。

c. 氟尿嘧啶，$12mg/（kg·w）$，静脉注射，隔周1次。

d. 长春新碱，$34mg/（kg·w）$，连用4~5周。

e. 泼尼松，$0.75mg/（kg·d）$，1/2量连用10日，每日5mg连用3周。

2）乳腺癌二线化疗方案

① CEF方案

a. 环磷酰胺，$500mg/m^2$，静脉注射，第1日和第8日。

b. 多柔比星，$300mg/m^2$，静脉注射第1日。

c. 氟尿嘧啶，$500mg/m^2$，静脉注射，第1~3日。

② DCF方案

a. 米托蒽醌，$10mg/m^2$，静脉注射，第1日。

b. 环磷酰胺，500mg/m²，静脉注射，第 1 日。

c. 氟尿嘧啶，800mg/m²，静脉注射，第 1 日。

2. 中医治疗

辨证治疗

①肝郁痰凝

主症：乳房肿块，质地坚硬，表面凹凸不平，皮色正常，伴性情忧郁、多愁善感，胸闷不舒，舌淡，苔白，脉弦滑。

治法：疏肝化痰，软坚散结。

方药：神效瓜蒌散合开郁散。

瓜蒌 15g，乳香 10g，没药 10g，柴胡 15g，当归 15g，白芍 15g，白术 15g，茯苓 15g，香附 12g，郁金 12g，紫背天葵 12g，全蝎 9g，白芥子 10g，炙甘草 10g。

用法：每日 1 剂，水煎分 2 次服。

②气滞血瘀

主症：乳房肿块，质地坚硬，皮色不变，伴行经不规律，或有不孕史，或有多次人工流产史，舌质偏暗红，脉弦。

治法：行气活血，软坚散结。

方药：血府逐瘀汤。

当归 12g，生地黄 12g，桃仁 10g，红花 10g，枳壳 10g，赤芍 12g，柴胡 10g，甘草 10g，桔梗 10g，川芎 15g，川牛膝 15g。

用法：每日 1 剂，水煎分 2 次服。

③热毒壅盛

主症：肿块青筋显露，有溃破，渗血水或黄滋水，口干苦，大便干结，舌紫暗，苔黄，脉弦数。

治法：清热解毒。

方药：五味消毒饮。

金银花 30g，野菊花 10g，蒲公英 30g，紫花地丁 30g，紫背天葵 15g。

加减：大便干结者，加玄参、大黄；伤阴明显者，加太子参、麦冬、五味子；疼痛明显者，加乳香、没药；出血者，加阿胶、地榆炭、生蒲黄。

用法：每日 1 剂，水煎分 2 次服。

④正虚邪实

主症：多见于中后期，形体消瘦，面色无华，纳呆，大便溏薄，心悸气短，舌质淡边有齿印，脉沉细无力。

治法：益气养血，解毒逐瘀。

方药：香贝养荣汤。

香附 10g，贝母 12g，白术 12g，党参 15g，茯苓 12g，陈皮 10g，川芎 10g，熟地黄 10g，当归 10g，桔梗 10g，生姜 3 片，大枣 5 枚，甘草 10g。

加减：气虚明显者，加黄芪，重用党参；热毒重者，加白花舌蛇草、半枝莲。

用法：每日 1 剂，水煎分 2 次服。

3. 药物禁忌

（1）激素类避孕药：目前大多数避孕药都是雌激素和孕激素的合成药物，乳腺癌细胞容易在激素类避孕药的作用下加速转移。

（2）丹参：动物实验证明，丹参制剂无论以何种途径给药均能促进恶性肿瘤的转移。

（3）含有雌激素的面霜和药物：由于乳腺癌的发生、发展与雌激素有关，雌激素水平越高越易患乳腺癌。研究也表明，长期服用雌激素补充剂的妇女，乳腺癌的发病危险会增大。因此，患者不宜长期应用含有雌激素的面霜和药物，以免促进乳腺癌的转移和复发。

（4）噻替派与氯霉素、磺胺类药：噻替派与氯霉素、磺胺类药合用可加重骨髓抑制。

（5）氨鲁米特

①抗凝药、降糖药及地塞米松：香豆类抗凝药（如双香豆素、新抗凝）、口服降糖药（如甲苯磺丁脲、格列本脲）及地塞米松可加快氨鲁米特的代谢，使其血药浓度降低，疗效减弱。

②他莫昔芬：氨鲁米特与抗雌激素药他莫昔芬合用可增加毒副作用。